AF607550

CON LA SALUD PÚBLICA NO SE JUEGA

CON LA SALUD PÚBLICA NO SE JUEGA

Ética y política de la salud colectiva

Ramón Ortega Lozano y Àngel Puyol González (eds.)

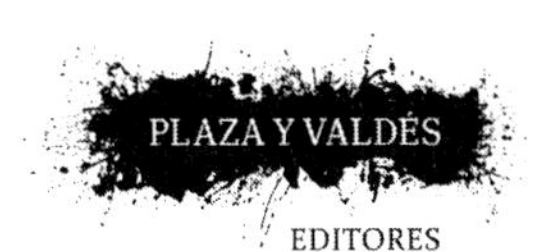

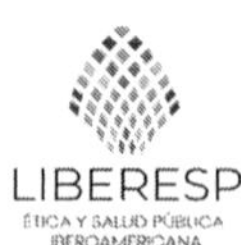

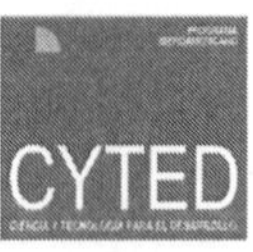

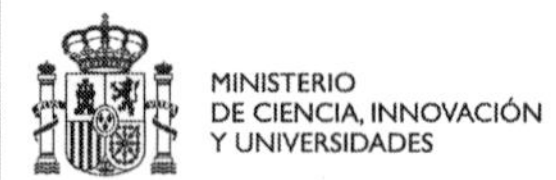

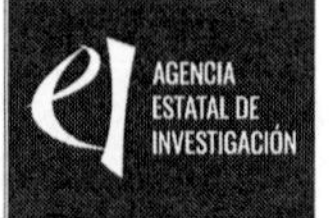

Este libro ha sido parcialmente apoyado por el Programa Iberoamericano de Ciencia y Tecnología para el Desarrollo (CYTED) a través de la Red Temática Laboratorio Iberoamericano de Ética y Salud Publica LIBERESP (Red: 623RT0148) y del proyecto de I+D+i PID2023-148517NB-I00, financiado por MCIN/AEI/10.13039/501100011033.

Primera edición: 2025

Colección Dilemata. Ética, filosofía y asuntos públicos
Directores de la colección: Txetxu Ausin y Marcos de Miguel

Plaza y Valdés, S. L.
Paseo del Rey, 4
28008 Madrid (España)
Tel.: (34) 918126315
madrid@plazayvaldes.es
www.plazayvaldes.es

Materia Thema: PSAD
IBIC: MBDC, MBN

ISBN: 978-84-17121-97-6
D. L.: GR 1568-2025

Diseño de portada: María Rosa Encinas

Impresión: Copias Centro
Impreso en España - *Printed in Spain*

Papel 100 % procedente de bosques gestionados de acuerdo con criterios de sostenibilidad.

Índice

Introducción

Ramón Ortega Lozano y Àngel Puyol

Según la Organización Mundial de la Salud (OMS) (1998), la salud pública es «la ciencia y el arte de promover la salud, prevenir la enfermedad y prolongar la vida mediante esfuerzos organizados de la sociedad» (p. 12). Una definición que es ratificada, unos años más adelante, por el Consejo de Bioética de Nuffield en su texto sobre aspectos éticos en salud pública (Nuffield Council of Bioethics, 2007). Dicho en otras palabras, la salud pública es todo aquello que, como sociedad, realizamos colectivamente para asegurar las condiciones en las que las personas pueden estar sanas (Institute of Medicine, 1988).

El concepto de salud pública va muy ligado al de determinantes sociales de la salud, es decir, a las circunstancias en que las personas nacen, crecen, viven, trabajan y envejecen influyendo directamente en su salud (OMS, 2008). Esas circunstancias son el resultado de la distribución del dinero, el poder y los recursos a nivel mundial, nacional y local y dependen de forma directa de las políticas adoptadas (De la Guardia Gutiérrez & Ruvalcaba Ledezma, 2020). Como advirtió Michael

Marmot, el código postal pesa más que el código genético en esto de enfermar y morir. No es de extrañar, por tanto, que los esfuerzos de salud pública se deberían centrar en la lucha contra las desigualdades injustas de salud, es decir, aquellas que son evitables y no tienen una explicación únicamente en la biología y en los estilos de vida voluntarios (Whitehead, 1992).

Así entendida, la salud pública está ligada a valores y principios éticos y políticos como la justicia y la equidad, y sus recomendaciones y políticas, pese a tener una indudable base científica y médica, están fuertemente atravesadas de cuestiones y conflictos éticos y políticos que tienen que ver con los valores de las personas y las comunidades y las diferentes perspectivas sobre el bien común.

Aunque los problemas éticos y políticos de salud pública han estado siempre presentes, es verdad que la reciente pandemia por COVID-19 ha permitido visibilizar de forma más clara su grado de complejidad. Por ejemplo, se ha presenciado cómo la decisión sobre distribución de recursos, cuando son limitados, requiere considerar los principios de justicia y equidad, y que las políticas coercitivas de salud pública provocan tensión entre el bien común y los derechos y las libertades individuales. Al mismo tiempo, se ha podido observar cómo criterios aparentemente sencillos como la equidad y la salud para todas las personas exigen análisis complejos sobre las ideas de justicia, libertad y el bien común que se deberían proteger, y sobre su concreción en criterios adaptados a la realidad social y a la viabilidad de las acciones exigidas al optar por una u otra visión.

En este libro, los problemas de salud pública se entienden de forma amplia y compleja, rompiendo con acercamientos reduccionistas centrados exclusivamente en lo biomédico y en visiones de la ciencia moralmente neutras. Además, no solo se habla de aspectos de la salud de las personas, sino que se parte del paradigma One Health que extiende el horizonte para incluir también la salud de los animales y de los ecosistemas, subrayando la interdependencia entre todas las formas de vida. Por ello, dentro de los contenidos del libro se abordarán fenómenos como las zoonosis, la pérdida de biodiversidad o el impacto del cambio climático desde una perspectiva ética y global, que reconoce la necesidad de decisiones justas en contextos de escasez y triaje ecológico.

A su vez, no solo se analiza el impacto de patógenos en la salud poblacional —como es el caso de las pandemias—, sino que incorpora una reflexión crítica sobre desastres y catástrofes, tanto naturales como sociales, entendidos como expresiones de vulnerabilidad estructural. Se examinan así los determinantes sociales que agravan sus efectos y las responsabilidades colectivas en la prevención, anticipación y respuesta ante ellos.

El enfoque adoptado de este monográfico es profundamente inclusivo. Se analizan los problemas sanitarios desde una perspectiva de género y se adopta una postura feminista que permite visibilizar experiencias históricamente silenciadas, como las de las mujeres en los contextos de violencia obstétrica o de salud mental perinatal. Asimismo, se abordan de manera específica las situaciones de discriminación y estigmatización que afectan a colectivos vulnerables (y vulnerabilizados) —personas con VIH, migrantes, personas con problemas de salud mental—, proponiendo estrategias éticas para contrarrestar dichas injusticias.

En conjunto, el libro defiende una ética de la salud pública interseccional, atendiendo al ecosistema como un todo y comprometida con una dimensión social inclusiva, capaz de orientar políticas justas y sostenibles en un mundo cada vez más interconectado y desafiante. A continuación, se expondrá un resumen de los contenidos de los capítulos que se pueden encontrar en este libro.

La primera sección del libro está dedicada a uno de los ejes centrales de la ética en salud pública: la equidad y la justicia.

Àngel Puyol abre esta sección examinando el papel del utilitarismo como marco normativo habitual en políticas sanitarias. Si bien reconoce sus ventajas prácticas —especialmente en contextos de escasez o emergencia, como pueden ser pandemias o catástrofes—, advierte sobre los límites de una ética centrada exclusivamente en la maximización de beneficios agregados. Apostar por el utilitarismo como única guía puede suponer sacrificar la equidad y la dignidad individual. En el segundo capítulo, M.ª Teresa López de la Vieja de la Torre profundiza en la noción de solidaridad organizada como principio ético y político que puede —y debe— guiar la acción pública en salud, especialmente cuando se trata de poblaciones vulnerables (como pueden ser las afectadas por contextos migratorios). La autora propone un análisis de los límites y posibilidades de la solidaridad, argumentando que, aunque no siempre es exigible, esta representa un horizonte ético deseable para las políticas sanitarias. El último capítulo de esta sección está dedicado a la estigmatización de algunas enfermedades y su relación con la salud pública. Joaquín Hortal-Carmona analiza el estigma como efecto colateral —o incluso herramienta deliberada— de algunas políticas sanitarias. Se presentan los mecanismos sociales por los que se construye el estigma, con ejemplos como el VIH o el tabaquismo, y sus consecuencias en términos de discriminación, exclusión y pérdida de estatus. Asimismo, el capítulo ofrece recomendaciones para prevenir y mitigar el estigma en salud pública mediante políticas sensibles y respetuosas con la dignidad humana.

La segunda sección se adentra en la intersección entre gobernanza, políticas públicas y derechos humanos. El primer capítulo aborda la propuesta de creación de un observatorio nacional sobre el final de la vida, resaltando la urgencia de contar con datos fiables y éticamente recogidos sobre las prácticas clínicas del final de la vida (limitación del tratamiento de soporte vital, rechazo a un tratamiento de soporte vital, eutanasia, suicidio médicamente asistido, etc.). En este capítulo, Berta Lorenzana y sus colaboradores defienden que conocer y evaluar estas prácticas desde una perspectiva ética y epidemiológica permitiría desarrollar políticas más justas, centradas en la dignidad del paciente y en una gobernanza sanitaria más transparente y participativa. El siguiente capítulo lo escribe Francisco Javier Gil Martín, quien incorpora el análisis de los desastres como escenario ineludible de reflexión ética y política. Señala que los determinantes sociales inciden en la creación y el agravamiento de las consecuencias de los desastres, reproduciendo desigualdades. El autor propone que la ética de la salud pública incorpore principios de justicia y responsabilidad colectiva para prevenir y gestionar los riesgos, e insiste en la necesidad de una gobernanza ética intersectorial que incluya a todos los actores implicados en la protección del bienestar común. El siguiente capítulo, cuya autora es Maite Cruz Piqueras, analiza la reticencia vacunal desde una perspectiva que problematiza los límites de la autonomía individual en contextos donde las decisiones personales tienen impacto colectivo. La autora desgrana las razones detrás de la reticencia (desconfianza, ideología, percepción de riesgo, influencia de redes sociales), subrayando que no siempre responden a ignorancia. Propone un enfoque ético que combine educación, diálogo y respeto a la diversidad cultural, evitando respuestas coercitivas que podrían erosionar la confianza pública. Esta sección se cierra con la aportación de Liliana Mondragón Barrios y Fernando Lolas Stepke, que exploran la complejidad de la aplicación de voluntades anticipadas en pacientes de salud mental; un tema que debe abordarse desde la ética de la salud pública y el respeto a los derechos individuales. En el capítulo se discuten las barreras legales, institucionales y culturales que dificultan su implementación, incluyendo el estigma, el desconocimiento profesional y la persistencia de un paradigma paternalista.

La tercera parte se ocupa de los desafíos de la salud global y el medioambiente, incorporando marcos conceptuales como el enfoque One Health («Una salud»). Esta sección se abre con la colaboración de Cristian Moyano Fernández, quien examina la relación entre la conservación de especies, el enfoque One Health y la ciencia del triaje. Frente a la actual crisis de biodiversidad, se plantea la necesidad de priorizar qué especies conservar, dada la escasez de recursos. Para resolver esta problemática propone una clasificación de especies (las clave, las emblemáticas y las vulnerables) que oriente esta priorización. Por su parte, María Graciela de Ortúzar analiza las implicaciones del concepto «Una salud» desde la perspectiva de la equidad global, subrayando las asimetrías de poder que atraviesan los sistemas sanitarios y ecológicos. Mediante el método del «equilibrio reflexivo», se proponen análisis normativos que conectan el enfoque One Health con los objetivos de desarrollo sostenible, subrayando la necesidad de asumir responsabilidades diferenciadas según contextos geopolíticos desiguales. Finalmente, Weronika Lucrecia Weil Parodi introduce un ángulo poco habitual pero esencial: el de la experiencia estética como componente del bienestar y su importancia en la salud pública. Weil defiende que reducir la salud pública a lo biomédico invisibiliza dimensiones culturales y existenciales del bienestar. La autora reivindica el papel que desempeña el contacto con la belleza natural en la vida buena, así como la necesidad de construir comunidades más armónicas, fomentar la resiliencia y promover una ética del cuidado sensible al entorno natural.

La cuarta sección, centrada en el feminismo y la salud pública, reúne aportaciones que cuestionan el sesgo androcéntrico de muchas políticas sanitarias. El capítulo de María Fernanda González, Lucía Angélica Brienza, Ester Massó Guijarro y Pilar Jubany-Roig analiza la violencia obstétrica como una forma estructural de maltrato que repercute en la salud mental perinatal, proponiendo un enfoque feminista que visibilice las voces silenciadas de las mujeres. El texto propone integrar marcos críticos, ético-políticos y experienciales en la atención obstétrica, promoviendo una transformación estructural que reconozca las necesidades y derechos de las mujeres. El siguiente capítulo, escrito por Irene Gómez-Franco y Magdalena Caccia, aborda los dilemas éticos de la gestación subrogada, con especial atención al caso de Uruguay, planteando un diálogo entre el feminismo, la bioética y la antropología. En su texto se aborda el problema de expansión global que ha tenido esta práctica, impulsada por el desarrollo de las técnicas de reproducción humana asistida y la demanda en países del norte global; una situación que acrecienta las desigualdades estructurales que subyacen en la gestación subrogada. En otro capítulo, Iris Parra Jounou reflexiona sobre el morir y la muerte, proponiendo una ética feminista del final de la vida que aborde tanto las desigualdades estructurales como las prácticas de cuidado. Para cumplir su objetivo, examina tanto muertes en contextos de violencia estructural —como feminicidios, suicidios por desahucio o migraciones forzadas— como los procesos institucionalizados del morir, como la eutanasia o los cuidados paliativos. El último capítulo de esta sección lo escribe Susana Rostagnol, quien traza un mapa de las prácticas éticas en salud pública desde una perspectiva feminista, destacando el valor de una epistemología situada que dé cuenta de las jerarquías de género, clase y etnia. Cuestiona el universalismo abstracto de las teorías deontológicas y utilitaristas tradicionales, proponiendo en su lugar una ética situada, plural y sensible a las relaciones de poder. Finalmente, subraya cómo los feminismos han visibilizado problemáticas ignoradas, ampliando el alcance ético y político de la salud pública.

La última sección del libro se dedica a uno de los temas más candentes de la actualidad: la relación entre inteligencia artificial (IA) y salud pública. Marcos Alonso Fernández, Ramón Ortega Lozano y Aníbal M. Astobiza analizan el problema de la confianza en los sistemas de IA como requisito ético indispensable para su legitimidad en políticas sanitarias. En este capítulo se argumenta que, sin una base sólida de confianza, ya sea porque sea una confianza ciega o porque haya una desconfianza total, la implementación de estas tecnologías en el ámbito de la salud puede resultar contraproducente. El siguiente capítulo corresponde a Mar Díaz-Millón y Gonzalo Díaz-Cobacho, quienes estudian el impacto de las barreras lingüísticas en el acceso a la atención sanitaria de poblaciones migrantes, explorando si las tecnologías de traducción automática podrían ser una solución ética y viable. Su estudio propone un marco ético para evaluar estas herramientas, enfatizando la importancia del consentimiento informado, la privacidad y la equidad en el acceso lingüístico a la salud. A continuación, Nerea M. Molina, Mar Vallès Poch, José Antonio Castillo Parrilla, Janet Delgado, Gonzalo Díaz-Cobacho, Jon Rueda, Irene Sánchez Frías y David Rodríguez-Arias discuten los retos éticos del proyecto PROTECT-CHILD, que busca integrar datos genómicos y clínicos en trasplantes pediátricos mediante IA. Hacen un análisis ético de problemas como la obtención de consentimiento informado válido, los derechos de los menores, los riesgos de sesgos algorítmicos, la transparencia de los sistemas de IA y la sostenibilidad de estas tecnologías. Por último, el libro se cierra con la reflexión de Antonio Letelier Soto. En su texto plantea un tema emergente: los desafíos que suponen las TIC para la integridad psíquica y la privacidad mental, alertando sobre la necesidad de nuevas herramientas normativas ante la posibilidad de que se vulneren derechos subjetivos fundamentales. El autor subraya la necesidad de repensar marcos regulatorios para proteger la autonomía y dignidad mental, sin renunciar a las oportunidades que las TIC ofrecen para mejorar políticas públicas en salud mental.

Este monográfico es fruto del trabajo colectivo y del diálogo sostenido entre investigadoras e investigadores que forman parte de la red Laboratorio Iberoamericano de Ética y Salud Pública (LIBERESP), financiada por el Programa Iberoamericano de Ciencia y Tecnología para el Desarrollo (CYTED)[1], así como del proyecto de I+D+i PID2023-148517NB-100, financiado por MCIN/AEI/10.13039/501100011033.

Agradecemos profundamente el compromiso de los grupos de investigación que integran la red LIBERESP que, en la actualidad, pertenecen a siete países (Argentina, Chile, Costa Rica, Ecuador, España, México y Uruguay). Su esfuerzo colaborativo ha hecho posible reunir una pluralidad de voces, enfoques y experiencias en torno a los desafíos éticos de la salud pública contemporánea. Parte importante de los textos aquí reunidos se gestaron o discutieron en el marco del Primer Congreso Ibero-Latinoamericano de Ética de la Salud Pública y Cuarto Congreso Internacional de Filosofía de la Salud Pública, celebrado en la Universidad de Costa Rica, en la ciudad de San José, en noviembre de 2024. A todas las personas que participaron en ese espacio de encuentro y reflexión compartida queremos dar nuestro reconocimiento más sincero.

Bibliografía

De la Guardia Gutiérrez, M. A., & Ruvalcaba Ledezma, J. C. (2020). La salud y sus determinantes, promoción de la salud y educación sanitaria. *Journal of Negative and No Positive Results*, 5(1), 81-90.

Institute of Medicine. (1988). *The future of public health*. National Academy Press.

Nuffield Council of Bioethics. (2007). *Public health: ethical issues*. Cambridge Publishers.

Organización Mundial de la Salud. (1998). *Promoción de la salud. Glosario.* https://iris.who.int/bitstream/handle/10665/67246/WHO_HPR_HEP_98.1_spa.pdf.

[1] Sitio web del programa: https://www.cyted.org/LIBERESP.

— (2008). *Subsanar las desigualdades en una generación.* https://iris.who.int/bitstream/handle/10665/69830/WHO_IER_CSDH_08.1_spa.pdf?sequence=1.

Whitehead, M. (1992). *The concepts and principles of equity and health. International of Health Services,* 22, 429-445.

PARTE I

Equidad y justicia en salud pública

1. El rol del utilitarismo en la salud pública[1]

Àngel Puyol

El utilitarismo es un criterio habitual en los esquemas de la salud pública, ya que ambos parecen compartir un objetivo similar. Si la salud pública se refiere a «los esfuerzos del conjunto de la sociedad para mejorar la salud de la población y prevenir las enfermedades» (Nuffield Council of Bioethics, 2007), el utilitarismo proporciona un criterio acorde con esa finalidad siguiendo la consigna de Jeremy Bentham (2010 [1776]): «La máxima felicidad del mayor número es la medida de lo bueno y lo malo» (p. 4). Si sustituimos la felicidad por la salud, tenemos servida la fórmula utilitarista de la salud: lo bueno es la maximización de la salud, es decir, la obtención de la mayor salud agregada para el mayor número de personas. Además, el utilitarismo resulta coherente con el primer deber de la ética médica, el de beneficiar al enfermo o principio de beneficencia, y lo hace colectivizándolo, es

1 Este capítulo se enmarca en el proyecto POyÉTICAS: Política y Ética de la Salud Pública, PID2023-148517NB-I00, financiado por el Ministerio de Ciencia, Innovación y Universidades de España.

decir, aspirando a la máxima beneficencia posible para el conjunto de la población. Al fin y al cabo, la salud pública es la salud colectiva.

Por otra parte, el utilitarismo se muestra especialmente ventajoso en los escenarios de priorización de recursos, tan frecuentes en salud pública, como las emergencias y las catástrofes, donde nos vemos obligados a elegir entre enfermos o servicios médicos. En esas situaciones éticamente incómodas (a menudo llamadas trágicas), en las que no hay recursos suficientes para atender a todos los que los necesitan y donde los criterios éticos igualitaristas basados en la igual dignidad de todos los enfermos o la prioridad de los más graves[2] parecen fallar[3], el utilitarismo propone objetivos moralmente intuitivos como salvar el mayor número de vidas posible o anteponer los enfermos con mejor pronóstico. No hay que extrañarse, pues, de que numerosos autores (Buchanan *et al.,* 2000; Bayer & Fairchild, 2004; Royo-Bordonada & Román-Maestre, 2015; Greenacre & Fleshner, 2017) y no pocas guías y protocolos de actuación profesional en el ámbito salubrista (OMS, 2009; Rubio *et al.,* 2020; Vergano *et al.,* 2020) acepten esa comunión aparentemente natural entre la salud pública y el utilitarismo.

---

[2] A menudo se asocia la gravedad a la necesidad médica, de modo que los enfermos que más necesitan atención sanitaria son los más graves. Sin embargo, el utilitarismo ofrece una concepción alternativa de necesidad médica asociándola a la capacidad de beneficiarse de los recursos disponibles, de modo que los enfermos que más necesitan los recursos disponibles serían ahora los que tienen mejor pronóstico, puesto que son los que poseen más beneficio sanitario esperable de dichos recursos. La razón es que un enfermo no *necesita* más que otro los recursos disponibles si estos van a causar al primero un beneficio menor.

[3] Las teorías deontológicas basadas en la igual dignidad de todos los enfermos se muestran inoperantes si tenemos que elegir entre enfermos cuya vida está en riesgo. Además, caen en lo que se conoce como la «regla de rescate»: tienden a priorizar a enfermos muy graves con poca o escasa esperanza de mejora frente a enfermos menos graves con más probabilidades de mejorar, lo que resulta moralmente contraintuitivo.

Sin embargo, el utilitarismo tiene diferentes problemas éticos que nos deberían hacer dudar de su idoneidad como procedimiento de decisión moral ideal en salud pública. En lo que sigue, voy a exponer virtudes y defectos de la ética utilitarista aplicada a la salud pública. No voy a concluir que debamos renunciar a la ética utilitarista en el ámbito de la salud pública, pero sí que deberíamos reservarla para los escenarios específicos donde las éticas igualitaristas de corte deontológico se muestran inoperantes. Como veremos, tales escenarios son menos de lo que a menudo se cree.

El utilitarismo tiene ventajas indiscutibles en el ámbito de la salud pública. Para empezar, maximiza el bien moral en juego. Por ejemplo, si lo que está en juego son las vidas humanas, para el utilitarismo, en un escenario de inevitable elección trágica como una catástrofe, la mejor política posible de salud pública será aquella que maximice el número de vidas salvadas. En la práctica, si los recursos son escasos (personal sanitario, tiempo, ventiladores mecánicos, ambulancias...), estos deberían ir destinados a las personas con mejor pronóstico vital. En caso de que lo que esté en juego sea solamente la salud, pero no la vida, es decir, si podemos mejorar la salud de las personas sin que nadie tema por su vida (al menos a corto plazo), el utilitarismo también aconseja priorizar a los enfermos con mejor pronóstico o las personas que más salud pueden obtener (al menos *a priori*) de los recursos disponibles. En este sentido, el utilitarismo prioriza a las personas (pueden ser enfermos o personas que podrían enfermar de no poner en práctica medidas preventivas de salud pública) que más años y calidad de vida pueden ganar con esas políticas. Esa medida de la salud se traduce en AVAC (años de vida ajustados por calidad de vida) y convierte al utilitarismo en un criterio eficiente en la provisión del bien, ya que maximiza la salud agregada (medida en AVAC) de la población[4]. Eso lo vuelve especialmente ventajoso en salud pública, que trata con poblaciones y no con individuos. A la eficiencia, el utilitarismo le suma la facilidad de cálculo para establecer un orden de priorización, algo que agradecen los profesionales sanitarios al enfrentarse a decisiones moralmente difíciles y complejas. Así pues, una vez identificados los AVAC a partir de los años que puede llegar a vivir una persona con el tratamiento disponible, teniendo en cuenta su edad y el pronóstico vital, así como la calidad de vida esperada medida con escalas estandarizadas[5], solo queda sumar los AVAC y ordenarlos cardinal u ordinalmente para establecer la priorización.

Además, puesto que el objetivo es la maximización de la salud, el utilitarismo se muestra como un criterio ético imparcial (con la ventaja que eso representa para la justicia), ya que el único criterio de priorización es la salud, sin importar los lazos de parentesco o los privilegios sociales, políticos o económicos de las personas. La salud de todas y cada una de las personas cuenta por igual en el cálculo utilitarista del bien común[6]. Algunas consecuencias éticas y políticas de esa estricta imparcialidad son poco conocidas, pero deben resaltarse.

---

4 La medición de la salud con los AVAC también es utilizada por los economistas de la salud para diseñar políticas eficientes de priorización sanitaria: solo hay que añadirle el coste económico. Así, una política es económica y sanitariamente más eficiente si produce más AVAC a un coste económico menor (Williams, 1985). Para una perspectiva crítica con el uso de la eficiencia como criterio de priorización en salud pública, ver Hortal *et al.,* 2021.

5 Existen diferentes escalas de calidad de vida aplicables a la salud. Las más utilizadas son las escalas EQ-5D y SF-6D (Devlin *et al.,* 2017; Brazier *et al.,* 2019).

6 El utilitarismo de Bentham surgió como una teoría ética y política progresista al considerar que la felicidad de todas las personas cuenta por igual en la obligación política de alcanzar la mayor felicidad del mayor número.

Por ejemplo, el utilitarismo no distingue entre personas conocidas y desconocidas, de modo que opta por priorizar a las segundas si es una indicación de la maximización de la salud. El beneficio esperado para una mayoría de desconocidos es un criterio moralmente superior a la empatía, el parentesco o cualquier otro vínculo personal que establezcamos con una minoría de conocidos[7]. El utilitarismo, por tanto, tampoco debería tener en cuenta si las personas son nacionales o viven en el otro extremo del mundo. Y tampoco es presentista, es decir, no debería dar más importancia al deseo de evitar muertes o una mala salud ahora que al deseo de evitar muertes o una mala salud en el futuro. Por ejemplo, si una medida como el confinamiento evita graves problemas de salud a corto plazo (al frenar la propagación de un virus malévolo en una epidemia), pero provoca más problemas graves de salud en el futuro (derivadas, por ejemplo, de una pésima salud mental y/o de una mala salud asociada a la pobreza, etc.), entonces el utilitarismo se decantaría por eludir el confinamiento ahora (Savulescu *et al.*, 2020) en favor de una futura mejor salud comunitaria. Dicho de otro modo, es preferible menos muertos (o más salud agregada) en el futuro que ahora. De igual modo, el utilitarismo, interpretado de un modo amplio a partir del concepto de bienestar, se puede extender a todos los seres sintientes (animales, plantas...) presentes y futuros sin establecer una prioridad generacional y antropocéntrica. En definitiva, el utilitarismo incorpora una perspectiva imparcial

---

[7] Esta conclusión puede parecer moralmente contraintuitiva para la experiencia moral habitual, pero es moralmente racional también para una ética deontológica en la que todas las vidas valen lo mismo con independencia de si son vidas conocidas o desconocidas, cercanas o lejanas. No obstante, puede resultar difícil priorizar éticamente a las personas que se esconden tras una estadística respecto a las personas conocidas, a pesar de que sea moralmente más racional hacerlo tanto para el utilitarismo como para una ética deontológica como la kantiana (Moore, 1996).

de la salud pública que puede ser vista como igualitarista o más justa que otras que se dejan llevar por favoritismos injustificados o discriminadores desde el punto de vista del bien moral al proteger la salud. Si lo que importa es la salud, el utilitarismo ofrece una perspectiva médica, ética y política que maximiza la salud de la población respetando la imparcialidad de las decisiones.

Ahora bien, a pesar de esa imparcialidad inicial y de las otras ventajas mencionadas, el utilitarismo aplicado a la salud pública contiene algunos problemas éticos que deseo analizar[8]. Los voy a agrupar en cuatro: el problema de la igualdad, el problema de la libertad, el problema de la información y el problema de la superioridad de los AVAC sobre la vida misma.

Empecemos por los problemas que el utilitarismo tiene con la igualdad. A pesar de su imparcialidad inicial, acaba promoviendo la tiranía de la mayoría y no evita la discriminación injusta de las personas. La tiranía de la mayoría es una de las consecuencias del utilitarismo que más enfatizan sus críticos, ya que al buscar la mayor felicidad para el mayor número acaba priorizando la felicidad de la mayoría a la de las minorías. Aplicado a la salud pública, se pueden comprobar sus efectos moralmente contraintuitivos. Por ejemplo, el utilitarismo de la salud está obligado a admitir que es preferible

---

[8] El utilitarismo tiene diferentes problemas éticos que no voy a exponer aquí, como el problema de las preferencias adaptativas, el problema de los gustos caros, el problema de las preferencias egoístas, el problema de las preferencias iliberales, la violación de los derechos, las lealtades y los compromisos, los problemas del utilitarismo de la regla que a veces se invoca para solventar los problemas anteriores, los problemas éticos derivados de la definición de la utilidad, el problema de la conclusión repugnante, el problema de la exigencia moral excesiva (deberes supererogatorios), la no separabilidad moral de las personas, y otros. Para una revisión de algunas de estas críticas: Smart & Williams (1981), Scheffler (1982), Parfit (1984) y Rawls (1978). En el presente texto, me centro en algunos problemas éticos del utilitarismo aplicado a la salud pública.

invertir en aliviar la jaqueca de miles de personas que han pasado una noche de borrachera que en trasplantes de corazón a pocos enfermos si resulta que la salud agregada obtenida de la primera medida es mayor (Bellefleur & Keeling, 2016, pp. 5-6)[9]. El utilitarismo incurre en la tiranía de la mayoría por la misma razón que busca, junto con la salud pública, la mayor salud para el mayor número. La cuestión, entonces, es si existe una teoría ética alternativa al utilitarismo que, priorizando la salud comunitaria a la individual, no caiga en contraintuiciones morales como las del ejemplo.

Por otra parte, el utilitarismo discrimina indirectamente a las personas precisamente por no tener en cuenta que las políticas que promueve pueden perjudicar sistemáticamente a colectivos socialmente desfavorecidos. Aunque no es una discriminación directa, se muestra indiferente a los privilegios sociales que hacen que unas personas sean mejores o peores convertidores de recursos en salud. Por ejemplo, si una persona pobre tiene menos probabilidades de beneficiarse de un trasplante de corazón porque vive en un entorno menos salubre que otras y con peor acceso a cuidados y recuperación tras la intervención, el utilitarismo la pondrá en la cola de la lista de espera (Puyol, 1999, pp. 138-139; Puyol, 2000, pp. 54-59). Esta es una crítica habitual al utilitarismo de la que este se suele defender aduciendo que, si el derecho a no ser discriminado produce mayor felicidad global que la discriminación, entonces el utilitarismo avala ese derecho en las políticas públicas, incluida la salud pública. Ahora bien, ese argumento adolece de lo siguiente: no considera a la discriminación como

---

9 Podría ser que, en este ejemplo, los enfermos de jaqueca fuesen responsables de su dolencia a diferencia de los enfermos que necesitan un trasplante para sobrevivir. No obstante, eso no altera el resultado utilitarista, puesto que el criterio de la maximización de la salud agregada es indiferente a la responsabilidad individual por la salud (Savulescu *et al.*, 2020, p. 625).

moralmente mala por sí misma, como injusta *per se,* sino por la infelicidad social que *eventualmente* pueda producir[10].

Si el utilitarismo entra en conflicto con la igualdad moral, también lo hace con la libertad individual. Sabemos que el utilitarismo prioriza la salud poblacional por encima de la salud individual, lo que lo vuelve atractivo para la ética de la salud pública. Sin embargo, con ello entra en conflicto directo con dos principios de la ética médica: la autonomía del paciente y el deber fiduciario de los sanitarios con sus enfermos (Greenacre & Fleshner, 2017). El principio bioético de autonomía permite a los pacientes rechazar un tratamiento indicado, algo que en salud pública no siempre se puede garantizar a causa de su propia naturaleza. Así, muchas de las medidas de salud pública se imponen al conjunto de la población o a una parte de ella sin la posibilidad de recoger el consentimiento informado de todos los individuos afectados. Habitualmente, por ejemplo, no se pregunta a todos y cada uno de los damnificados si aceptan medidas de salud pública destinadas a la prevención de la obesidad infantil, el control de un brote de sarampión, la contaminación del aire o la disminución de las desigualdades en salud. Naturalmente, ese paternalismo puede estar éticamente justificado en escenarios en que ni siquiera es posible obtener el consentimiento informado. Lo que el utilitarismo sostiene, no obstante, es una cuestión conceptualmente distinta: no tiene necesidad de justificar el paternalismo porque su objetivo no es respetar la libertad de los afectados de rechazar las medidas de salud pública que les conciernen, sino únicamente legitimar dichas medidas por sus efectos en la suma total de la salud de la población.

---

10 El utilitarismo también tiene problemas con uno de los objetivos igualitaristas de la salud pública, como es la disminución de las desigualdades injustas en salud, lo que a menudo nos obliga a elegir entre la utilidad y la igualdad (MacKay, 2017). Este es un problema añadido del utilitarismo en salud pública que ahora no tengo espacio para desarrollar.

Para el utilitarismo de la salud, el consentimiento informado no tiene valor por sí mismo, sino en función de su contribución a la salud comunitaria. Si el consentimiento del enfermo representa un obstáculo para la salud comunitaria, debe ser ignorado, a menos que el consentimiento y la autonomía del enfermo contribuyan a la utilidad general más que la maximización de la salud. Para que esto último sea así, o bien debemos entender la salud como parte del bienestar y este incluir el respeto a la autonomía de los enfermos, o bien debemos abrazar un utilitarismo de la regla que considere que la libertad individual produce más bienestar al «mayor número» de personas que la propia salud. Ahora bien, en el primer caso, aunque incluyamos el respeto a la autonomía de los enfermos como parte del bienestar de la población, siempre cabe la posibilidad de que, en competencia o conflicto con la maximización de la salud, esta última resulte triunfadora en el cálculo eventual del bienestar de la comunidad. Por ejemplo, esto ocurre si la mayoría de las personas estiman su salud por encima de su libertad. El utilitarismo no concibe la libertad individual como un derecho independiente o un principio ético blindado que deba ser garantizado contra el bienestar colectivo, sino como subordinado a este. Así, si la mayoría de la población prefiere violar las libertades individuales en nombre de la salud, el utilitarismo le proporciona una cobertura normativa ideal.

En el segundo caso, el utilitarismo de la regla tiene un doble problema en salud pública. Por un lado, una vez determinada la regla que maximiza el bienestar colectivo, esta se impone a todas las personas, violando la libertad individual de considerar si es más valiosa la libertad o la salud, lo que claramente incurre en una contradicción. Y, por otro lado, con el utilitarismo de la regla se pierde el atractivo inicial del utilitarismo en salud pública. Si la libertad individual es más importante que la salud, la mayoría de las políticas de salud pública no se podrían poner en práctica en caso de ser vetadas por cualquier individuo afectado por esas políticas y cuya contribución a la eficacia sanitaria es fundamental. Pensemos, por ejemplo, en medidas como el confinamiento o las cuarentenas. Si se decreta un confinamiento o una cuarentena, pero cada individuo es libre (en el sentido normativo de que se debe respetar su libertad) de saltárselos, esas medidas dejan de tener sentido: desaparece su eficacia en términos de salud pública.

Por su parte, el deber fiduciario de los profesionales sanitarios hacia sus enfermos también pierde valor con el utilitarismo. Como ya se ha dicho, el utilitarismo diluye todo tipo de lealtades y vínculos especiales bajo el deber de maximización de la salud comunitaria. En el utilitarismo, los AVAC de enfermos desconocidos, o incluso de personas que, no estando enfermas, podrían estarlo de no implementar determinadas medidas de salud pública, son moralmente prioritarios a las necesidades de los enfermos a cargo del cuidado de los profesionales sanitarios. En consecuencia, los médicos deben priorizar en todo momento la salud de la población a la de sus enfermos. Bajo el utilitarismo, la principal lealtad de los médicos es con la maximización de la salud de la población, no con los enfermos que están tratando en cada momento.

Un tercer problema del utilitarismo relevante para la salud pública es que requiere de toda la información necesaria para calcular la decisión correcta, lo que contrasta con la incertidumbre que a veces rodea a la salud pública. Pensemos, por ejemplo, en las medidas que se tomaron al comienzo de la pandemia del COVID-19, en 2020, cuando se desconocían las principales formas de transmisión del virus. Con el fin de conocer los AVAC y establecer comparaciones intersubjetivas de salud o bienestar a partir de esa información, habría que saber con detalle todos los estados de salud presentes y futuros de cada persona, lo que a todas luces resulta imposible, incluso en contextos de poca incertidumbre científica. Para suplir esa falta de información, se utilizan estadísticas basadas en la edad[11], los pronósticos históricos de enfermos similares[12], las escalas supuestamente objetivas de calidad de vida construidas también con datos estadísticos y las escalas subjetivas que, como es fácil de suponer, resultan problemáticas para establecer comparaciones intersubjetivas de bienestar o salud sobre las que fundamentar decisiones de salud pública. Se puede replicar que el utilitarismo permite tomar decisiones con la información disponible, por limitada que esta sea. Sin embargo, el utilitarismo también exige que produzcamos el conocimiento posible que mejore nuestras decisiones, lo que conduce a la paradoja de que nos invita a decidir con la información disponible y al mismo tiempo nos obliga a obtener más conocimiento con el fin de mejorar la decisión. La existencia de esa paradoja contrasta, por ejemplo, con su ausencia en teorías éticas mejor preparadas que el utilitarismo para decidir en medio de la incertidumbre, como las éticas de virtudes de corte aristotélico, diseñadas para recomendar decisiones *prudentes*[13] cuando no disponemos de toda la información relevante. Para la ética aristotélica, la mejor decisión posible siempre es la más prudente o sabia[14] dentro de un

11 Eso fácilmente provoca la discriminación por edad o edadismo, pero no tengo espacio aquí para desarrollar este tipo de discriminación del utilitarismo en la salud pública (Puyol, 1999, pp. 137-139).

12 A menudo aparecen sesgos de género, etnia, edad y otros factores sociales si la información utilizada proviene de poblaciones y muestras estadísticas poco representativas en esos datos; este es un problema ético complementario al problema de la información que estoy describiendo aquí.

13 La prudencia aristotélica o frónesis (la decisión más sabia posible en un contexto de incertidumbre) no equivale sin más a nuestro significado habitual de prudencia, derivado de la *prudentia* romana, o sea, la cautela o moderación. Una decisión basada en la frónesis aristotélica puede ser atrevida o arriesgada y, aun así, ser la mejor posible.

14 Para la ética aristotélica, la mejor decisión posible siempre es la más sabia *(sophia),* pero la sabiduría solo es posible si disponemos de toda la información y el conocimiento, algo reservado únicamente a los dioses.

contexto particular. Para el utilitarismo, en cambio, la mejor decisión es la óptima desde el punto de vista de la maximización. La diferencia es que, en un escenario de incertidumbre, siempre podemos tomar la decisión más prudente posible, pero nunca podemos tomar la óptima en términos utilitaristas sin caer en la paradoja antes mencionada.

El cuarto problema ético del utilitarismo en salud pública que quiero mostrar aquí tiene que ver con los AVAC como medida de salud. El utilitarismo maximiza la utilidad que, para Bentham, era equivalente a la felicidad. Aplicado a la salud pública, y teniendo en cuenta que cada persona tiene una concepción diferente de su propia felicidad, resulta operativo que lo que maximicemos sea la salud agregada de la población. Ya hemos visto que la salud, también por razones operativas y de simplificación objetiva, se reduce en el utilitarismo a los años de vida más calidad de vida (podemos añadir: ajustados por discapacidad) ganados con las medidas sanitarias. Ahora bien, tendemos a pensar que el utilitarismo maximiza el número de vidas salvadas, pero en realidad no es así. Lo que el utilitarismo maximiza es el número de AVAC ganados, lo que puede llevar a resultados moralmente contraintuitivos. Supongamos que tras un accidente cinco personas necesitan una transfusión de sangre urgente para sobrevivir. Una de ellas es una joven de veinte años y las otras cuatro son personas de setenta años. Por las necesidades médicas de cada una de ellas, la joven necesita toda la sangre disponible para salvar su vida, mientras que las otras cuatro podrían repartirse la sangre disponible para sobrevivir. Es posible que la joven sume más AVAC que las otras cuatro personas en conjunto, dada la edad y la calidad de vida esperada de todas ellas. En este escenario, el utilitarismo salvaría la vida de la joven y dejaría morir a las otras cuatro personas, contravi-

---

A los seres humanos, carentes de omnisciencia, solo les es posible tomar decisiones prudentes (frónesis).

niendo la idea intuitiva de «salvar al mayor número de personas posibles» que a menudo asociamos al utilitarismo y por la que muchas personas consideran que es un criterio moralmente preferible a éticas como las deontológicas.

Las preguntas ahora son las siguientes. Si el utilitarismo cae en la tiranía de la mayoría, discrimina a las personas, viola la libertad de los enfermos, contraviene los deberes fiduciarios de los sanitarios con sus enfermos, tiene problemas de información para tomar decisiones correctas y está dispuesto a dejar morir a más personas que a menos, ¿por qué sigue teniendo tanto predicamento en la salud pública? ¿Por qué las personas con responsabilidad en salud pública recurren casi unánimemente a él para justificar prioridades sanitarias como vimos, por ejemplo, durante la pandemia por COVID-19? (Rubio *et al.,* 2020). ¿Qué rol debería tener el utilitarismo en salud pública?

No dispongo de espacio para desarrollar la respuesta, de modo que solo la apunto. En determinados escenarios, cuando las teorías deontológicas son inoperantes, pero solo en tales casos y por esa razón, el utilitarismo ofrece más ventajas que inconvenientes. Un ejemplo de escenario donde eso ocurre es en las catástrofes. Estas aparecen cuando estamos ante una emergencia y los recursos disponibles son limitados[15], lo que nos obliga a racionarlos. Ante el racionamiento, y con la posibilidad (a veces, la certeza) de que no podemos salvar la vida de todas las personas afectadas, el mejor modo de interpretar el criterio de la igual dignidad de todos los individuos consiste en priorizar o bien el mayor número de vidas salvadas, o bien el mayor número de AVAC. Esa situación enfrenta a la

---

15 Una emergencia sucede cuando la vida de las personas está en riesgo, tenemos algo de tiempo para tomar decisiones planificadas (a diferencia de una urgencia) y disponemos de recursos para atender todas las necesidades. En las emergencias, tal vez tenemos que priorizar (por ejemplo, estableciendo listas de espera), pero, a diferencia de las catástrofes, no es necesario racionar (Gracia, 2016).

teoría utilitarista con las éticas deontológicas y nos obliga a elegir entre ellas sin un árbitro moralmente superior, excepto porque pueden intervenir otros valores que ayuden a decantar la decisión moral. Por ejemplo, no es lo mismo salvar la vida de una niña sacrificando a cuatro ancianos que priorizar a cuatro personas de cincuenta años gravemente enfermas, pero cuyas vidas no corren peligro, por encima de un anciano cuya expectativa de vida es de un par de años con una calidad muy pobre. En los casos intermedios que podamos imaginar aumenta la dificultad de saber qué es moralmente preferible y entonces no habría que descartar que la decisión la tomen personas moralmente prudentes en el sentido aristotélico de la frónesis o, alternativamente, a través de algún procedimiento democrático.

A menudo, se plantea un conflicto entre el utilitarismo y la igualdad, y en los escenarios de catástrofes sin duda es así, pero no debemos olvidar que el utilitarismo contiene una base fuertemente igualitarista (la felicidad, el bienestar o la salud de todas las personas cuenta por igual) sin la cual no nos parecería una teoría ética atractiva o justa. Lo que hay que hacer es aplicarlo cuando otras teorías igualitaristas con menos problemas éticos fracasan debido a las circunstancias especiales del contexto, pero sin convertir acríticamente al utilitarismo en el método adecuado de decisión moral por defecto en la salud pública.

Bibliografía

Bayer, R., & Fairchild, A. (2004). The genesis of public health ethics. *Bioethics,* 18(6).

Bellefleur, O., & Keeling, M. (2016). *Utilitarianism in public health.* National Collaborating Centre for Healthy Public Policy.

Bentham, J. (2010 [1776]). *Un fragmento sobre el gobierno.* Tecnos.

Brazier, J., Ara, R., Azzabi, I., Busschbach, J., Chevrou-Séverac, H., Crawford, B., Cruz, L., Karnon, J., Lloyd, A., Pasley, S.,

& Simon Pickard, A. (2019). Identification, review, and use of health state utilities in cost-effectiveness models: an ISPOR good practices for outcomes research task force report. *Value in Health,* 22(3).

Buchanan, A., Brock, D., Daniels, N., & Wikler, D. (2000). *From chance to choice: Genetics and justice.* Cambridge University Press.

Devlin, N., Shah, K., Feng, Y., Mulhern, B., & van Hout, B. (2018). Valuing health-related quality of life: an EQ-5D-5L value set for England. *Health Economics,* 27(1).

Gracia, D. (2016). La ética en las situaciones trágicas. *Eidon,* 46.

Greenacre, M., & Fleshner, K. (2017). Distributive justice in disaster triage. *UWOMJ,* 86(1).

Hortal-Carmona, J., Padilla-Bernáldez, J., Melguizo-Jiménez, M., Ausin, T., Cruz-Piqueras, M., López De La Vieja, M. T., Puyol, À., Rodríguez-Arias, D., Tamayo-Velázquez, M. I., Triviño, R. (2021). La eficiencia no basta. Análisis ético y recomendaciones para la distribución de recursos escasos en situación de pandemia. *Gaceta Sanitaria,* 35(6).

MacKay, K. (2017). Utility and justice in public health. *Journal of Public Health,* 40(3).

Moore, R. F. (1996). Caring for identified versus statistical lives: an evolutionary view of medical distributive justice. *Ethology and Sociobiology,* 17.

Nuffield Council of Bioethics. (2007). *Public health: ethical issues.* Nuffield Council on Bioethics.

Organización Mundial de la Salud. (2009). *Consideraciones éticas en el desarrollo de una respuesta de salud pública a la gripe pandémica.* WHO Press.

Parfit, D. (1984). *Reasons and persons.* Clarendon Press.

Puyol, À. (1999). *Justícia i salut.* Universitat Autònoma de Barcelona.

— (2000). ¿A quién debemos dejar morir? *Claves de Razón Práctica,* 103.

Rawls, J. (1978). *Teoría de la justicia.* Fondo de Cultura Económica.

Royo-Bordonada, M. A., & Román-Mestre, B. (2015). Towards public health ethics. *Public Health Reviews,* 36(3).

Rubio, O., Estella, A., Cabré, L., Saralegui-Reta, I., Martín, M.C., Zapata, L., Esquerda, M., Ferrer, R., Castellanos, A.,

Trenado, J., & Amblas, I. (2020). Recomendaciones éticas para la toma de decisiones difíciles en las unidades de cuidados intensivos ante la situación excepcional de crisis por la pandemia por COVID-19: revisión rápida y consenso de expertos. *Medicina Intensiva,* 44(7).

Savulescu, J., Persson, I., & Wilkinson, D. (2020). Utilitarianism and the pandemic. *Bioethics,* 34.

Scheffler, S. (1982). *The rejection of consequentialism.* Oxford University Press.

Smart, J. J. C., & Williams, B. (1981). *Utilitarismo, pro y contra.* Tecnos.

Vergano, M., Bertolini, G., Ginannini, A., Gristina, G., Livigni, S., Mistraletti, G., Petrini, F. (2020). *Raccomandazioni di etica clinica per l'ammissione a trattamento intensivi e per la loro sospensione in condizioni eccezionali di squilibrio tra necessità e risorse disponibili.* SIAARTI.

Williams, A. (1985). Economics of coronary artery bypass grafting. *BMJ,* 291.

2. Ética de la salud pública: solidaridad organizada

M.ª Teresa López de la Vieja de la Torre

1. Introducción

> «La búsqueda de la salud debe ser una tarea solidaria y compartida que no reconozca fronteras».
>
> Ley 33/2011, «Preámbulo»

El principio de equidad ha de guiar las actuaciones e informes sobre la salud pública, a fin de lograr los mejores resultados para la población; así lo reconoce la legislación nacional sobre salud pública. La norma se refiere también a la cooperación y la solidaridad en la prevención de enfermedades y la mejora de la salud (Ley 33/2011, «Preámbulo»). En todos los planes y actividades, el equilibrio entre la equidad y otros principios será clave para la protección efectiva de la salud individual y colectiva.

Desde hace algunos años, la solidaridad forma parte de los valores fundamentales en ética de la salud pública (American

Public Health Association [APHA], 2019); los argumentos en favor de su papel constructivo se encuentran también en la literatura especializada sobre la salud de la población (Prainsack, Buyx, Dawson, Jennings, Puyol, Farrés, Ter Meulen, etc.). Al mismo tiempo, otros argumentos se centran en la aplicabilidad de este principio y sus límites: las acciones solidarias van más allá del deber, mostrando el valor —moral y social— de lo «supererogatorio» o las virtudes (Brunkhorst, Steinvorth, Feinberg, Heyd, Heller, etc.). Pero no son exigibles.

El objetivo de «no dejar a nadie atrás», acabando con las inequidades, significa atender las necesidades de toda la población, incluida la población migrante. En 2019 así lo defendía la Declaración de Marsella. Ahora bien, ¿quiénes han de asumir ese compromiso? El objetivo de las siguientes páginas es analizar los siguientes puntos: 1) distintos argumentos sobre la solidaridad como *principio normativo* y su aplicabilidad, 2) la solidaridad como *práctica social organizada* desde las instituciones y con la ciudadanía, 3) el deseable equilibrio entre los principios éticos y su *papel constructivo,* tanto en la interacción social, como en la política sanitaria.

2. Un principio de ética

> «La comunidad de salud pública:
> 1) asume su responsabilidad en apoyo de las políticas migratorias
> 2) se compromete a promover la solidaridad y las políticas de acceso a la sanidad para todos
> 3) llama a actuar contra la falta de igualdad en materia de salud».
>
> European Public Health Association (EUPHA), (2019, p. 1)

En 2019, la Declaración de Marsella de la EUPHA llamaba a tender puentes, impulsando la solidaridad mediante el acceso a la sanidad para todas las personas, también para el colectivo de inmigrantes, actuando contra las desigualdades en materia de salud. «Círculo virtuoso» llamaba la Unión Europea a la solidaridad entre generaciones y entre países, ya que la puesta en práctica del principio favorecerá la confianza de la ciudadanía, también la rendición de cuentas en las instituciones (European Commission, 2021b, pp. 1-2). En 2021, el informe del Panel de Expertos sobre Emergencias en Salud insistía en ello, el papel de la solidaridad y la cooperación entre países. Son aún más necesarias, si cabe, en situaciones de riesgo para la salud pública, tal como se demostró a raíz de la pandemia de COVID-19 (Expert Panel on Effective Ways of Investing in Health [EXPH], 2021, pp. 17-21).

Por tanto, en la agenda política la salud ha de ser un asunto prioritario, lo es para la ciudadanía (European Commission Speech, 2025). Como política pública, estará basada en la equidad, la solidaridad y el respeto por los derechos humanos (European Commission, 2024, pp. 17-20). Sin embargo, el apoyo a la Unión Europea de la Salud, con centros y agencias creadas a tal efecto (ECDC, HERA, EHDS, EMA), debería incrementarse para atender las necesidades de la población desde los sistemas nacionales de salud (Vandenbroucke, 2024). La solidaridad, ¿funciona a escala nacional, entre los Estados o de forma trasnacional? (Sangiovanni, 2013). Cabe recordar que, en este y otros casos, su aplicación dependerá en gran medida de cómo se entienda este principio y sus usos.

Para empezar, la solidaridad forma parte de una familia de conceptos —responsabilidad, fraternidad, compromiso, generosidad, hacer «algo por nada», etc.—, siendo un principio normativo y, además, una práctica social bien valorada. Es decir, se trata de un «deber ser» para la interacción entre agentes en distintos ámbitos (social, económico, político y sanitario); su aplicación efectiva suele tener beneficios para el bienestar individual o colectivo. Las acciones solidarias son meritorias, sin duda, y como tales han de ser reconocidas y valoradas en todos esos ámbitos, pero ¿son obligatorias?

¿Quiénes asumen la responsabilidad de actuar de forma solidaria? ¿Es un «deber ser» universal?

2.1. *Argumentos*

Solidaridad es la adhesión circunstancial a la causa o a la empresa de otros. Modo de derecho u obligación *in solidum*. En el diccionario de la Real Academia, las definiciones sitúan el término en el ámbito de las relaciones, haciéndose eco de una obligación contemplada en el derecho romano (Real Academia Española, s. f). ¿Qué tipo de responsabilidad o compromiso firme con los demás se tiene de forma circunstancial? La pertenencia a una comunidad lo favorece (Derpman, 2014), solo que ese tipo de vínculo puede derivar en parcialidad y conflictos. Por eso es importante distinguir entre lo privado y lo público, entre uso legítimo e ilegítimo de la solidaridad (Bayertz, 1998). El enfoque relacional del principio es adecuado para la salud pública —de toda la población—, aunque resulte problemático en algunos casos (Baylis *et al.,* 2008; Ter Meulen, 2016). Por ejemplo, cuando la solidaridad se solapa con otros conceptos (responsabilidad, cuidado, fraternidad, reconocimiento, etc.) o cuando su significado depende del contexto (moral, jurídico, social o político).

Hay, pues, argumentos a favor y otros que señalan los límites de la solidaridad, ¿por qué? Varias objeciones sobre su aplicación se basan en la *voluntariedad* del compromiso adquirido con los demás. Implica hacer algo en favor de otros solo por convicción, sin presiones externas (Forst, 2022, pp. 141-155). Ese compromiso será tan firme como circunstancial, así lo recoge el diccionario. ¿Existe el derecho a reclamar solidaridad y no el deber correspondiente? Las relaciones asimétricas, ¿son el marco propicio para las actuaciones solidarias? En el ámbito de la salud, el uso de este principio demuestra que los pros y contras para tener en cuenta van más allá del ámbito teórico.

1) A su favor están experiencias muy semejantes en los seres humanos, como la vulnerabilidad. Quien padezca alguna enfermedad o necesite cuidados mirará a su alrededor en busca de apoyo, ¿quiénes se harán cargo sin pedir nada a cambio? No puede haber reciprocidad en tales situaciones, con costes (tiempo, recursos, esfuerzos o la propia salud) para quien asuma el compromiso. Puede ser una opción personal, de grupo o de tipo institucional. En los últimos años, el papel de la solidaridad ha suscitado interés en las ciencias de la salud, en bioética y, sobre todo, en ética de la salud pública, más enfocada al bienestar y la salud de la población que a la autonomía individual (Prainsack & Buyx, 2017, pp. 52-62, 6-10; 2011, pp. 23-38). La solidaridad con los demás es un valor sustantivo, sobre todo en un marco de relaciones que promueva el respeto y el reconocimiento mutuo. No impone obligaciones directas (como, por ejemplo, la beneficencia), sino que, así entendida, la solidaridad forma parte de un enfoque social de la ética y, por ende, de la salud pública (Dawson & Jennings, 2012). En la interacción con otros y al constatar la interdependencia, las actuaciones solidarias están a menudo asociadas a una especial forma de relación: el cuidado de quienes tienen necesidades o son vulnerables (Jennings, 2019; Ausin, 2019). En esa relación de ayuda convergen solidaridad y fraternidad. La diferencia estaría en que la relación fraternal se da entre iguales —así ha de ser entre hermanos y hermanas—, sin asimetría ni tutela por parte de otros. De ahí la interesante dimensión social y política de la fraternidad. En el ámbito sanitario, el principio de solidaridad refuerza la visión de la salud como un asunto comunitario (Puyol,

2019, pp. 8-58, 94-122; 2017). Es más, concierne a toda la ciudadanía (Farrés, 2023).

2) Otros argumentos reconocen el alto valor moral y social de las acciones solidarias y de los vínculos que las propician (Sangiovanni, 2015). No obstante, el compromiso —voluntario— con otros o con sus causas tiene limitaciones. No se trata de la distancia entre el principio normativo y las prácticas reales (el «deber ser» y el «es»), sino de que las acciones solidarias —conductas, no solo actitudes— *no son exigibles*. De serlo, entrarían en la esfera de otro principio, la justicia (Steinvorth, 1998). Las *obligaciones morales* son razones para actuar, no prescriben en términos absolutos y pueden valer *prima facie* (Zimmerman, 2007, pp. 1-20). Quiere decir que su fuerza vinculante será distinta —mayor o menor, según los casos— a la de las obligaciones de tipo legal. Cierto que los llamados «deberes de caridad» suelen ser firmes, no opcionales en algunas situaciones; aun así, no son considerados «deberes de justicia», obligatorios y con respaldo institucional (Goodin, 2017). No cabe duda de que se ha de reconocer el valor moral y el mérito de los *actos supererogatorios,* de personas o de grupos, pues van más allá del deber. La cuestión es que no son obligatorios (Heyd, 2023, pp. 1-15; Feinberg, 1961). Según esto, apelar a la solidaridad se asemeja a una *demanda* o solicitud (Feinberg, 1966), más que a derechos con los correspondientes deberes. Sería una *virtud cívica,* más allá de la justicia, aunque la complemente, haciendo posible que la realidad social y política sea algo mejor (Heller, 1987, pp. 267-272).

Según lo anterior, ¿cómo extender el compromiso firme con personas o grupos más allá del propio entorno? El reto está en la *universalización* del principio, máxime en un contexto cada vez más global y complejo. Habría que promover otro tipo de relaciones, más inclusivas (y democráticas) o solidaridad abstracta, «entre extraños» a la propia comunidad, país o cultura (Brunkhorst, 2002, pp. 9-20; 1997, pp. 40-56; Habermas, 2004). Es más, en un mundo globalizado comprender mejor la interdependencia y extender la solidaridad pueden ser clave para la salud (Illingworth & Parmet, 2012). En 2019, la Declaración de Marsella ejemplificaba esa demanda o aspiración: el compromiso con la salud debe llegar a toda la población, en pie de igualdad, empezando por el acceso universal a la asistencia sanitaria.

3. Una práctica social organizada

> «La pandemia y posteriores crisis han transformado el panorama de la equidad en salud. Las respuestas a tales crisis no han abordado de forma adecuada las vulnerabilidades, dando lugar a oleadas de inequidad. No solo amplían la brecha en salud, sino que son también una amenaza para la solidaridad, la paz y la justicia social».
>
> World Health Organization (WHO), (2023, p. 38)

En su análisis de las crisis sanitarias, la Organización Mundial de la Salud relacionaba la falta de equidad con el aumento de los riesgos para la salud, la solidaridad e incluso para la paz. El argumento contra la inequidad se centraba en los efectos disruptivos que tiene la quiebra del capital social o red de relaciones entre personas o entre estas y las instituciones. De ahí la necesidad de reforzar las medidas inclusivas de protección sanitaria y social, también la recuperación económica, pues la distribución equitativa de los recursos tiene consecuencias para la salud (WHO, 2023, pp. 24-29, 36).

Como la equidad y otros principios, la solidaridad tiene carácter normativo («debe»), su traslación a la práctica («es») dependerá de aquellas condiciones que la hagan posible («puede»). Son tres niveles, por eso interesa recordar que la solidaridad es también una *práctica social,* una forma de acción conjunta antes que una serie de reglas (Sangiovanni, 2024). Así entendida, permite un enfoque distinto —aunque complementario— y el uso de metodología empírica. Además, todo lo relacionado con la salud de la población demuestra que la perspectiva del yo autónomo nunca es suficiente, tampoco la medicina personalizada. Convendrá, entonces, apelar a la solidaridad —perspectiva del «nosotros»— a fin de atender las necesidades colectivas (Prainsack, 2018). Un enfoque más social, cívico y global es, en fin, necesario en el ámbito de la salud pública (Bellefleur & Keeling, 2015, pp. 3-7).

En 2021, cooperación, transparencia y solidaridad internacional para el acceso a las vacunas estaban en la estrategia de la Comisión Europea frente a la emergencia global, causada por la pandemia de COVID-19 (European Commission, 2021a, pp. 9-11). En 2023, la Organización Mundial de la Salud advertía sobre los riesgos de la falta de equidad, con impacto en la salud, la solidaridad y la paz. Sin embargo, la apuesta decidida por actuaciones solidarias no es tan solo un asunto de cooperación entre países ni de derechos (aunque también), sino de estructuras sociales y políticas (Wildt, 2007).

¿Cómo están organizadas? ¿Son respetuosas con la pluralidad de formas de vida? Del grado de cohesión que mantengan las sociedades contemporáneas dependerá, entonces, que la solidaridad —como la equidad— sea algo más que una obligación moral y nunca una imposición externa.

3.1. Solidaridad organizada

La dimensión social tendría que estar incluida en la ética de la salud pública, pues el valor de la comunidad es básico para el compromiso y la solidaridad —o la fraternidad— en la interacción con los demás. El reto está en la solidaridad global (Nuffield Council on Bioethics, 2007, pp. 23, 75). Tampoco es sencillo trasladar los principios y códigos de ética a las prácticas sociales, ¿son justas, equitativas, solidarias? Al estar en juego la salud de la población, la *solidaridad social* tiene que ser un compromiso firme, amplio e imparcial, más allá del propio grupo (López Frías & Thompson, 2022). Ahora bien, las buenas prácticas sociales no siempre se generalizan ni se traducen en buenas políticas públicas. Muchas veces ni siquiera llegan a la agenda política, a pesar de eso o por eso mismo es necesario organizar ese compromiso social, firme y solidario. Otro tema es su integración en el marco del Estado del bienestar, ya que suscita dudas (su equidad, eficiencia, etc.) (Strasser, 1986).

¿Hay ejemplos de buenas prácticas organizadas? La donación altruista de órganos para trasplantes es una muestra significativa. Lo indican las cifras de los últimos años sobre donaciones en España, por encima de las de otros países (Organización Nacional de Trasplantes [ONT], 2025, pp. 3-12). El trasplante renal con donante vivo ejemplifica el tipo de conducta altruista, generosa, solidaria («algo por nada», «buen samaritano»). Habrá riesgos para la salud de quien así, de forma desinteresada, contribuya a salvar la vida de alguien en la lista de espera o en el programa de trasplante cruzado. La decisión corresponde, sin duda, a quienes donan; en cambio el protocolo y la organización del proceso —evaluación de donantes, hospitales autorizados, seguimiento, informes, etc.— han sido diseñados desde la Organización Nacional de Trasplantes (ONT, 2011, pp. 3-10). En general, el avance en la donación de órganos confirma que la intervención desde organismos e instituciones tiene resultados (Steinmaier, 2012).

Se trata, en fin, de otro nivel de solidaridad o de altruismo (Saunders, 2012). Por eso habría que prestar más atención a los condicionantes sociales y cómo influyen en la decisión de ser donante de órganos para trasplantes. El sexo es uno de esos determinantes: en la donación renal en vivo hay más mujeres que hombres (López de la Vieja, 2017). Así consta en los datos reunidos a lo largo de diez años (ONT, 2023, p. 11). Existen, claro, otros ejemplos de buenas prácticas en la esfera pública, diseñadas e implementadas desde asociaciones e instituciones y con participación de la ciudadanía. En tales casos, la organización de prácticas valiosas contribuirá a extender más allá del entorno el compromiso firme —y circunstancial— con los otros. Hay también un límite: el respeto por el pluralismo ético, social y político.

3.2. Pluralismo

La «solidaridad mecánica» requiere un grado de integración social diferente al de la «solidaridad orgánica», también difieren los resultados. La primera consiste en una fuerte vinculación del agente con el grupo, predominando la conciencia colectiva sobre la individual. El carácter represivo del derecho refleja el peso de una sociedad uniforme. En la segunda queda margen para la conciencia y la iniciativa individual, lo favorecen las sociedades más evolucionadas, con división del trabajo social y derecho cooperativo. No son las sociedades más débiles, al contrario (Durkheim, 1991, pp. 74-78, 100-102, 123-124). ¿Por qué recordar la tipología de E. Durkheim? Explica cómo y dónde aparece la solidaridad más consistente, orgánica. El pluralismo de las sociedades contemporáneas es un reto importante, sin lugar a dudas; es también el marco de compromisos no impuestos y, por tanto, más conscientes y firmes.

Hace falta que las instituciones intervengan a fin de asegurar que las buenas prácticas sociales, individuales o de grupo, lleguen a toda la población, dejando siempre margen para distintas formas y niveles de solidaridad (moral, social o política). Además, la solidaridad nacional, internacional o global requiere un grado de organización que no está al alcance de la iniciativa personal ni en el ámbito local. De ahí que las prácticas solidarias tengan dos dimensiones: vertical (las instituciones) y horizontal (ciudadanía, asociaciones, el tercer sector (López de la Vieja, 2015)). La esfera de los derechos y obligaciones se amplía también con los «deberes mediados»; corresponden, en principio, a los agentes, solo pueden ser garantizados desde las instituciones (Shue, 1988). El límite estaría, de nuevo en el respeto por el pluralismo.

Esa doble perspectiva lleva a veces a distinguir entre solidaridad social y responsabilidad personal en las cuestiones de salud (Sass, 1988). Sea cual sea el enfoque, la práctica social de la solidaridad ha de estar definida y organizada de modo que los derechos y la salud de la población sean, en efecto, cuestiones prioritarias en la política institucional, no un obstáculo para las iniciativas ciudadanas.

4. ALGUNAS CONCLUSIONES. PRINCIPIOS DE ÉTICA EN LA POLÍTICA SANITARIA

> «1. Los ciudadanos, directamente o a través de las organizaciones en que se agrupen o que los representen, tienen derecho a la participación efectiva en las actuaciones de salud pública».
>
> LEY 2011: ART. 5.1

La participación de la ciudadanía y las entidades que la representen en la toma de decisiones sobre la salud de la población está reconocida en la Ley General de Salud Pública. La norma recoge también el papel de los determinantes sociales.

Y la Estrategia de Salud Pública 2022 se refería a equidad, participación de la sociedad civil e instituciones inclusivas, no al principio de solidaridad (Ministerio de Sanidad, 2022, pp. 15, 78, 100-103). Sería, pues, deseable el equilibrio entre los principios, por su *papel constructivo* en la interacción de los agentes sociales y en la orientación de la política sanitaria. Lo mismo puede decirse sobre equilibrio en el itinerario desde lo normativo a lo fáctico, entre «debe», «es» y «puede».

Definir el significado y los usos de la solidaridad sería, entonces, el punto de partida. Forma parte del giro hacia la dimensión social de la salud. Como práctica social, requiere un diseño previo y cierto grado de organización, ya que las buenas prácticas solidarias son resultado de la interacción entre agentes, entidades de la sociedad civil e instituciones. Son algo personal y un asunto político. La salud pública es la salud de toda la población, se debe contar, entonces, con la ciudadanía en la toma de decisiones. De ello dependerá que las actuaciones solidarias sean entendidas como «deber de justicia» y no como «deber de caridad».

En conclusión, el lenguaje de derechos y deberes puede resultar insuficiente para abordar todas las dimensiones de la salud pública. Eso no significa que ese lenguaje sea prescindible, al contrario; hay argumentos suficientes en favor del equilibrio entre derechos reconocidos (con deberes) y, por otro lado, el compromiso firme (voluntario), individual o colectivo. En los últimos cinco años, los datos disponibles en todos los países y organizaciones han mostrado hasta dónde puede llegar el impacto de las emergencias para la salud y la vida; ha sido especialmente severo para la mitad de la población, las mujeres (López de la Vieja, 2025, pp. 239-252). En situaciones análogas, el compromiso voluntario con los demás, aun siendo firme, resultará insuficiente para hacerse cargo de las necesidades de la población, a escala local, nacional o global. Desde 2020, la Organización Mundial de la Salud y otras entidades insisten en la necesidad de intervenir y cooperar. En la Unión Europea se ha comprobado que en el ámbito sanitario hacen falta respuestas comunes y coordinadas.

Desde la ética de la salud pública se puede explicar por qué y para qué son necesarias tanto la equidad como las buenas prácticas solidarias. Contribuyen a ensanchar el marco teórico, diversificando la metodología de trabajo sobre cuestiones vitales para la población. Al mismo tiempo, hay que seguir reclamando justicia e igualdad en las políticas públicas, también en la política sanitaria. En este sentido, los principios éticos tienen un papel constructivo y formativo, nada más, pero nada menos. De forma indirecta, amplían el enfoque de los problemas, con vistas a organizar mejor —con equidad, participación y transparencia— el marco social e institucional. Ahí están o deben estar quienes tienen responsabilidades políticas, directas e indirectas, en materia de salud. Esta ha de ser considerada un bien público y, por tanto, un asunto prioritario. Ya lo es para la ciudadanía.

Bibliografía

American Public Health Association. (2019). *Public health code of ethics.* https://www.apha.org/-/media/files/pdf/membergroups/ethics/code_of_ethics.ashx.

Ausin, T. (2019). The public dimension of care. En J. Vallverdú, À. Puyol, & A. Estany (eds.), *Philosophical and methodological debates in public health* (pp. 137-148). Springer.

Bayertz, K. (1998). Begriff und Problem der Solidarität. En K. Bayertz (Hrsg), *Solidarität: Begriff und Problem* (pp. 11-52). Suhrkamp.

Baylis, F., Kenny, N., & Sherwin, S. (2008). A relational account of public health ethics. *Public Health Ethics,* 1(3), 196-209. https://doi.org/10.1093/phe/phn025.

Bellefleur, O., & Keeling, M. (2015). *Solidarity in public health ethics and practice: its conceptions, uses and implications.* National Collaborating Centre for Healthy Public Policy. https://www.ncchpp.ca/docs/2015_Ethics_Solidarity_En.pdf.

Brunkhorst, H. (1997). *Solidarität unter Fremden.* Fischer.
— (2002). *Solidarität.* Suhrkamp.
Dawson, A., & Jennings, B. (2012). The place of solidarity in public health ethics. *Public Health Reviews,* 34, 65-79. https://link.springer.com/content/pdf/10.1007/BF03391656.pdf.
Derpmann, S. (2014). Solidarity, moral recognition, and communality. En A. Laitinen & A. B. Pessi (eds.), *Solidarity: Theory and practice* (pp. 106-124). Lexington Books.
Durkheim, É. (1991). *De la division du travail social.* PUF. https://monoskop.org/images/9/97/Durkheim_%C3%89mile_De_la_division_du_travail_social_1991.pdf.
European Commission. (2021a). *A united front to beat COVID-19.* Communication from the Commission to the European Parliament, the European Council and the Council. https://eur-lex.europa.eu/legal-content/EN/TXT/PDF/?uri=CELEX:52021DC0035.
— (2021b). *European solidarity in public health emergencies.* Fact sheet accompanying the opinion by the Expert Panel on Effective Ways of Investing in Health (EXPH). https://health.ec.europa.eu/system/files/2021-12/solidarity-public-health-emergencies_factsheet_en.pdf.
— (2024). *The European Health Union: Acting together for people's health.* Communication from the Commission to the European Parliament, the Council, the European Economic and Social Commitee and the Committee of the Regions. https://eur-lex.europa.eu/resource.html?uri=cellar:a7dabbf0-9781-11ef-a130-01aa75ed71a1.0003.02/DOC_1&format=PDF.
— (2025). *Speech by Commissioner Várhelyi at the 4th EU Health Summit, Brussels, 28 January.* https://ec.europa.eu/commission/presscorner/detail/en/speech_25_361.
European Public Health Association. (2019). *La déclaration de Marseille: construire des ponts pour une solidarité en santé publique.* https://ephconference.eu/repository/conference/2019/Press_release_Marseille_Statement_Francais20191120_1.pdf.
Expert Panel on Effective Ways of Investing in Health. (2021). *European solidarity in public health emergencies.* Publications Office of the European Union. https://health.ec.europa.eu/publications/european-solidarity-public-health-emergencies-0_en.

Farrès, O. (2023). Civic solidarity and public health ethics. *Philosophies,* 8(1), 11. https://doi.org/10.3390/philosophies8010011.

Feinberg, J. (1961). Supererogation and rules. *Ethics,* 71(4), 276-288. http://www.jstor.org/stable/2379643.

— (1966). Duties, claims, and rights. *American Philosophical Quarterly,* 3(2), 137-144. https://www.jstor.org/stable/20009200.

Forst, R. (2022). Solidarität: Konzept und Konzeptionen. En M. Nonhoff, S. Haunss, T. Klenk, & T. Pritzlaff-Scheele (eds.), *Gesellschaft und Politik verstehen* (pp. 141-155). Campus.

Goodin, R. (2017). Duties of charity, duties of justice. *Political Studies,* 65(2), 268-283. https://doi.org/10.1177/0032321716647402.

Habermas, J. (2004). Solidarität jenseits des Nationalstaats. Notizen zu einer Diskussion. En J. Beckert, J. Eckert, M. Kohli, & W. Streek, W. (Hrsg.), *Transnationale Solidarität. Chancen und Grenzen* (pp. 225-235). Campus.

Heller, A. (1987). *Beyond justice.* Blackwell.

Heyd, D. (ed.). (2023). *Handbook of supererogation.* Springer.

Illingworth, P., & Parmet, W. (2012). Solidarity for global health. *Bioethics,* 26(7), I-IV. https://doi.org/10.1111/j.1467-8519.2012.01993.x.

Jennings, B. (2019). Relational ethics for public health: interpreting solidarity and care. *Health Care Analysis,* 27, 4-12. https://doi.org/10.1007/s10728-018-0363-0.

Ley 33/2011, de 4 de octubre, General de Salud Pública. https://www.boe.es/eli/es/l/2011/10/04/33/con.

López de la Vieja, M.ª T. (2015). Igualdad en el Tercer Sector. *Revista Española del Tercer Sector,* 30, 129-142. https://accioncontraelhambre.org/sites/default/files/documents/30.pdf.

— (2017). Before consent. Living donors and gender roles. *Dilemata, 23,* 39-56. https://dialnet.unirioja.es/descarga/articulo/5836130.pdf.

— (2025). *Dominio o ciudadanía.* Plaza y Valdés.

López Frías, F. J., & Thompson, D. (2022). Solidarity and public health. *Medicine, Health Care and Philosophy,* 25, 71-382. https://doi.org/10.1007/s11019-022-10084-1.

Ministerio de Sanidad. (2022). *Estrategia de Salud Pública. ESP 2022. Mejorando la salud y el bienestar de la población.* https://

www.sanidad.gob.es/ciudadanos/pdf/Estrategia_de_Salud_Publica_2022___Pendiente_de_NIPO.pdf.

Nuffield Council on Bioethics. (2007). *Public health: ethical issues.* Nuffield Council on Bioethics. https://cdn.nuffieldbioethics.org/wp-content/uploads/Public-health-ethical-issues.pdf.

Organización Nacional de Trasplantes. (2011). *Protocolo de donación renal altruista.* Ministerio de Sanidad, Política Social e Igualdad. https://www.ont.es/wp-content/uploads/2023/06/Prococolode-Donacion-Renal-Altruista.-Marzo-2011.pdf.

— (2023). *Informe donante renal vivo. España 2010-2020.* https://www.ont.es/wp-content/uploads/2024/03/DONACION-Y-TRASPLANTE-RENAL-2023.pdf.

— (2025). *Actividad de donación y trasplante. España 2024.* https://www.ont.es/wp-content/uploads/2025/03/ACTIVIDAD-DE-DONACION-Y-TRASPLANTE-ESPANA-2024.pdf.

Prainsack, B. (2018). The «we» in the «me»: solidarity and health care in the era of personalized medicine. *Science, Technology, & Human Values,* 43(1), 21-44. https://doi.org/10.1177/0162243917736139.

Prainsack, B., & Buyx, A. (2011). *Solidarity: reflections on an emerging concept in bioethics.* Nuffield Council on Bioethics. https://cdn.nuffieldbioethics.org/wp-content/uploads/Solidarity-report.pdf.

— (2017) *Solidarity in medicine and beyond.* Cambridge University Press.

Puyol, À. (2017). La idea de solidaridad en la ética de la salud pública. *Revista de Bioética y Derecho,* 40, 33-47. https://scielo.isciii.es/pdf/bioetica/n40/1886-5887-bioetica-40-00033.pdf.

— (2019). *Political fraternity.* Routledge.

Real Academia Española. (s. f.). Solidaridad. En *Diccionario de la lengua española,* 23.ª ed., [versión 23.8 en línea]. Recuperado el 18 de enero de 2025, de https://dle.rae.es/solidaridad?m=form.

Sangiovanni, A. (2013). Solidarity in the European Union. *Oxford Journal of Legal Studies,* 1-29. https://doi.org/10.1093/ojls/gqs033.

— (2015). Solidarity as joint action. *Journal of Applied Philosophy,* 340-359. https://onlinelibrary.wiley.com/doi/full/10.1111/japp.12130.

— (2024). Solidarity as a social kind. *Political Philosophy, 1*(2), 33-61. https://doi.org/10.16995/pp.16976.

Saunders, B. (2012). Altruism or solidarity? The motives for organ donation and two proposals. *Bioethics,* 26(7), 376-381. https://doi.org/10.1111/j.1467-8519.2012.01989.x.

Sass, H. M. (1988). Persönliche Verantwortung und gesellschaftliche Solidarität. En H. M. Sass (Hrsg.), *Ethik und Öffentliches Gesundheitswesen* (pp. 93-112). Springer.

Shue, H. (1988). Mediating duties. *Ethics, 98,* 687-704. https://doi.org/10.1086/292999.

Steinmaier, F. W. (2012). Organ donation is true solidarity. *European Journal of Cardio-Thoracic Surgery,* 41, 240-241. https://doi.org/10.1093/ejcts/ezr157.

Steinvorth, U. (1998). Kann Solidarität erzwingbar sein? En K. Bayertz (Hrsg.), *Solidarität: Begriff und Problem* (pp. 54-85). Suhrkamp.

Strasser, J. (1986). Organised solidarity between social Darwinism and the over-protective state: towards a modern concept of the welfare state. *Praxis International,* 6(1), 32-42. https://www.ceeol.com/search/article-detail?id=133540.

Ter Meulen, R. (2016). Solidarity, justice, and recognition of the other. *Theoretical Medicine and Bioethics,* 37, 517-529. https://doi.org/10.1007/s11017-016-9387-3.

Vandenbroucke, F. (2024). A health union in support of European and national health solidarity. *The Lancet*, 1-2. https://www.thelancet.com/pdfs/journals/lanepe/PIIS2666-7762(24)00218-7.pdf.

Wildt, A. (2007). Solidarität als Strukturbegriff politisch-sozialer Gerechtigkeit. *Jahrbuch für Christliche Sozialwissenschaften,* 65, 39-60. https://d-nb.info/1212467523/34.

World Health Organization. (2023). *Transforming the health and social equity landscape: promoting socially just and inclusive growth to improve resilience, solidarity and peace.* WHO Regional Office for Europe. https://iris.who.int/bitstream/handle/10665/ 370945/WHO-EURO-2023-7761-47529-69924-eng.pdf?sequence=2.

Zimmerman, M. (2007). *The concept of moral obligation.* Cambridge University Press.

3. La estigmatización en salud pública

Joaquín Hortal-Carmona

1. Introducción

«¿Tiene alguna lesión en una parte de su cuerpo en este momento que se parezca a las lesiones que tenía en su cara en la etapa en que fue despedido?». Andrew Beckett (interpretado por Tom Hanks) se abre la camisa sobre su cuerpo enmagrecido y muestra a su abogado, Joe Miller (Denzel Washington), y a los asistentes al juicio una mancha del sarcoma de Kaposi en su torso, enfermedad vinculada a la infección por el virus de la inmunodeficiencia humana (VIH). Andrew, protagonista de la película *Philadelphia* (1994), mostraba la marca de su enfermedad por la que sus jefes habían deducido que padecía SIDA. La marca por la que lo habían despedido del bufete en el que era un brillante abogado.

Que la epidemia de VIH se concentrase inicialmente (la década de los ochenta y los primeros años de la década de los noventa) en hombres que tenían sexo con hombres, en personas adictas a drogas por vía parenteral y en mujeres prostituidas, algunos de los colectivos más desfavorecidos y discriminados en aquel momento, dio pie a la generación de uno de los estigmas más pegajosos y perdurables de la historia de la salud pública. La asociación de la homosexualidad masculina o de la adicción a drogas al VIH estableció un nexo entre conductas ya previamente denigradas por la sociedad y una enfermedad de transmisión sexual que suponía una condena a muerte. Las personas pertenecientes a estos colectivos fueron estigmatizadas, es decir, reducidas a una sola conducta, homosexuales o adictas, y señaladas como culpables de su propio padecimiento cuando no justamente castigadas por su inmoralidad (Cruz Piqueras & Hortal-Carmona, 2022).

La estigmatización consiste en vincular a una persona o un colectivo con una etiqueta socialmente indeseable, lo que conlleva un conjunto de consecuencias que incluyen la devaluación social (Courtwright, 2013). Implica la condición de persistencia en el tiempo y, aunque parte de una característica aislada y juzgada por las normas sociales como inapropiada, se extiende a toda la identidad de la persona. Por ejemplo, la persona con sobrepeso o con adicción al tabaco pasa a ser, antes que nada, obesa o fumadora (Bayer, 2008; Courtwright, 2013). El estigma crea una brecha entre lo que la persona considera que es y cómo lo ven los demás y funciona provocando desagrado en la gente que no tiene estigma y vergüenza en la estigmatizada (Goffman, 1963; Burris, 2008).

Deacon (2006) establece cinco componentes en el proceso de estigmatización: 1) el problema de salud estigmatizado es visto como prevenible y controlable por las personas afectadas, 2) la conducta que se asocia con el problema de salud es percibida como inmoral o reprobable, 3) las personas afectadas pertenecen a un colectivo que ha sido etiquetado en función de las construcciones sociales preexistentes, 4) a estas personas se las culpa por su enfermedad y 5) estas personas experimentan, entre otras desventajas, una pérdida de estatus social.

En este capítulo se va a analizar el papel de la estigmatización en la salud pública, como efecto indeseable y también como herramienta. Así mismo, se abordarán las consecuencias de la estigmatización y los problemas éticos que la delimitan. Finalmente, se darán recomendaciones para la prevención del estigma en salud pública.

2. El estigma como efecto indeseado de las políticas de salud pública

En la última década UNICEF ha desarrollado en Latinoamérica una campaña continua de promoción de la lactancia materna. Dentro de ella, para Ecuador, en 2016, difundieron un vídeo de animación en el que se exponían las bondades de la alimentación con leche materna los dos primeros años de vida del bebé. La primera parte del vídeo se centraba en describir la vida de un niño, Leo, de seis años, que adolecía de ser bajito, no hablar bien, tener dificultades para aprender en la escuela, enfermar con facilidad, ser inseguro, débil, triste y estar falto de fuerzas para jugar. Y concluía que todo este padecimiento se debía a que no recibió lactancia materna. Pasaba el vídeo entonces a glosar todas las ventajas para el bebé y para la madre de esta primera alimentación. Este mismo vídeo se editó también para la campaña en México un tiempo después, pero se eliminó la primera parte que hace incidencia en la triste vida de Leo. ¿Qué puede pensar una madre que no ha lactado, por la razón que sea, al ver el sufrimiento de Leo? ¿Puede creer que ha maltratado a su hijo y que los demás la ven como tal maltratadora?

El VIH fue una situación paradigmática de la estigmatización en salud pública por aunar una enfermedad grave y emergente con su concentración en colectivos desfavorecidos y ya previamente discriminados. Pero el estigma en salud pública no nace con el VIH, sino que es tan antiguo como la propia disciplina. Con el establecimiento del paradigma de las enfermedades infecciosas y el auge del higienismo a finales del siglo XIX fue constante asociar las epidemias a determinadas etnias y clases sociales desfavorecidas: los brotes de tifus o viruela se vincularon a migrantes chinos o mexicanos o la tuberculosis se asoció a la pobreza y la precariedad. En todos estos casos el proceso era el mismo que con el VIH: la construcción social de la enfermedad incorporó juicios morales sobre las circunstancias en las que se contrajo y además existía una hostilidad previa hacia los grupos más afectados por ella (Bayer, 2008). Y no es algo enterrado en el pasado, pues se ha vuelto a ver recientemente en la pandemia de COVID-19 en la que se culpó de la extensión de la enfermedad a la población de origen chino o a los jornaleros migrantes hacinados por condiciones de vivienda precaria (Cruz-Piqueras & Hortal-Carmona, 2022).

Tampoco el estigma es solo cuestión de enfermedades infecciosas. Cuando se dan estadísticas de consumo de alcohol en determinados colectivos desfavorecidos (por ejemplo, migrantes) o cifras de suicidio en determinadas áreas empobrecidas, cuando se desarrollan programas contra la comida basura dirigidos a colegios de determinados barrios o cuando se realizan intervenciones contras las infecciones de transmisión sexual en grupos sociales específicos, se está señalando, de forma pública e inevitable, a estos grupos por prácticas de salud inapropiadas, es decir, se les está estigmatizando (Désy, 2018).

3. El estigma como herramienta de salud pública

Cuando las campañas contra el tabaquismo comenzaron a describir a los fumadores como personas sucias y despreocupadas por los demás, el estigma del descuido y la irresponsabilidad no fue un efecto indeseado, sino la intención buscada de las autoridades de salud pública: avergonzar al fumador para forzarlo a abandonar el hábito. Realizaron, de hecho, una contraprogramación de lo que en las décadas precedentes había hecho la industria tabacalera mediante la generación de un atractivo social en torno al tabaco.

La lucha contra el tabaquismo ha seguido una evolución en varias etapas. Las campañas iniciales informaban de los efectos nocivos a nivel individual. A partir de aquí, las intervenciones de salud pública se dirigieron a desnormalizar el hábito: primero restándole atractivo para después mostrarlo como una conducta desagradable, irresponsable e irrespetuosa por cuanto podía generar daños a terceros. Es decir, la desnormalización se valió de la estigmatización del hábito hasta el punto de generar por ley una segregación de espacios entre fumadores y no fumadores. El tabaquismo pasó a ser visto como un comportamiento desviado de la norma social y los fumadores como inadaptados (Bayer, 2008).

No solo el tabaco se ha atacado mediante el estigma. Las ya mencionadas «malas» madres que no lactan, las personas obesas por pereza y abandono o las madres y padres irresponsables (con la salud de su prole y la de los demás) que evitan la vacunación son algunas de las etiquetas con las que se construyen campañas más o menos explícitas de salud pública. La estigmatización de conductas o hábitos de riesgo, a través de la capacidad persuasiva de la vergüenza y la culpa, se muestra así como una poderosa herramienta de salud pública (Cruz-Piqueras & Hortal-Carmona, 2022).

La pandemia de COVID-19 nos da los ejemplos más recientes de este uso de la estigmatización. Aquellas personas que contradecían la norma salubrista fueron señaladas con una nueva etiqueta: negacionista. Quienes contravinieron el confinamiento o se negaron a usar mascarillas o quienes rehuyeron la vacunación, muchas veces sin hacer gala de un posicionamiento ideológico, fueron señalados como malos ciudadanos, irresponsables y, en última instancia, negacionistas. En este contexto, el pasaporte inmunitario, que condicionaba el disfrute de determinados derechos, sirvió tanto de garante normativo como para señalar la conducta incívica de las personas no vacunadas y fijar la etiqueta negacionista (De Miguel Beriain & Rueda, 2020; Cruz-Piqueras & Hortal-Carmona, 2022).

4. Consecuencias de la estigmatización

La autonomía desde una perspectiva relacional atañe a tres esferas de la persona: una externa, definida por las oportunidades que se abren a las decisiones del individuo; una interna, que tiene que ver con las capacidades para aprovechar las oportunidades, y una esfera psicológica que se refiere a la autoestima, a la forma en que la persona se ve dentro de su grupo social, como cree que es y cómo cree que las demás la ven. La estigmatización repercute en las tres esferas generando, entre otras consecuencias, discriminación, aislamiento social, deshumanización o baja autoestima (Carter, 2015).

Además, como su etimología indica (del latín, «marca hecha en la piel con un hierro candente»), el estigma es una señal indeleble con tendencia a perpetuarse. Algo transversal a todas las consecuencias de la estigmatización es eso, su perdurabilidad: el estigma se extiende en el tiempo más allá de la propia enfermedad.

4.1. Inequidad y discriminación

En 1983, en plena emergencia del VIH, en Estados Unidos se prohibió a los hombres que tenían sexo con hombres donar sangre. Este veto se mantuvo hasta 2015, cuando se les permitió hacerlo siempre que garantizasen un mínimo de un año de abstinencia sexual. En 2020 se redujo a tres meses la obligación de celibato y en 2023, cuarenta años después, se quitó esta imposición siempre que las relaciones fueran monógamas. La asociación establecida entre el VIH y la orientación sexual, paradigma de la estigmatización, generó una discriminación que, aunque atenuada, perdura hasta nuestros días (Cruz-Piqueras & Hortal-Carmona, 2022).

La estigmatización escinde la sociedad en dos grupos, uno devaluado frente a otro que se siente moralmente superior: se genera una desigualdad social. Además, la estigmatización se superpone a las desigualdades preexistentes (por etnia, género, religión o clase social) y tiende a reforzarlas y exacerbarlas (Désy, 2018; Garg *et al.*, 2022). Así, hábitos como el tabaquismo o el alcoholismo o los problemas como la obesidad se concentran en las personas con menos ingresos y educación por lo que las intervenciones de salud pública estigmatizantes frente a estos hábitos recaen en las personas más desfavorecidas a nivel social y ahondan en las desigualdades (Bayer, 2008). Esta distribución desigual de las cargas derivada de las medidas de salud pública se puede calificar de inequidad en salud en la medida en que es una desigualdad evitable, innecesaria e injusta.

4.2. Aislamiento social

Una de las consecuencias más claras de la estigmatización es la exclusión y el aislamiento social. Este es más frecuente entre aquellas personas con enfermedades infecciosas (VIH, tuberculosis o enfermedades de transmisión sexual) o con conductas socialmente reprobadas en un determinado contexto social y cultural (tabaquismo o alcoholismo). En parte este aislamiento tiene un carácter autoimpuesto, especialmente cuando la característica reprobada no se puede ocultar como es el caso de la obesidad. La persona estigmatizada termina por organizar su vida en torno al ocultamiento de su conducta señalada y llega a renunciar a interacciones sociales (Courtwright, 2013).

4.3. Baja autoestima

En una campaña televisiva británica contra la obesidad se mostraba a un hombre de mediana edad obeso sobre una mesa de quirófano en una situación terminal debida a su exceso de peso. El vídeo entonces repasaba cronológicamente a modo de *flashbacks* algunas de las malas decisiones sobre alimentación que este hombre habría tomado a lo largo de su vida para llegar a esta situación extrema: desfilaban por la pantalla las hamburguesas, pizzas, patatas fritas, bebidas azucaradas junto con horas de sedentarismo en el sofá. Esta campaña reduce la obesidad a una serie de malas decisiones individuales o, como mucho, familiares, porque en el anuncio también se señalaba a la madre como primera inductora del mal comportamiento. Más allá de toda duda, deja claro que estaba en la mano de esta persona evitar este fin prematuro.

El estigma genera una nueva moralidad, de manera que el estar enfermo se redefine como el ser culpable (Cruz-Piqueras & Hortal-Carmona, 2022). Campañas de salud pública como esta, que vincula las decisiones individuales de alimentación con la obesidad, buscan generar vergüenza y culpa en la persona con sobrepeso: se siente avergonzado por no ser capaz de alcanzar ciertas normas culturales de belleza, de contención en la alimentación y de buenas decisiones sobre su salud. Esto lleva a la internalización de una autoimagen negativa de manera que la persona estigmatizada se convierte en «su propio carcelero, su propio coro de denuncia» (Courtwright, 2013; Désy, 2018). En palabras de Bayer (2008), se pueden llegar a generar «identidades estropeadas».

4.4. Deshumanización

Nussbaum y Burris creen que la estigmatización da un paso más allá de la devaluación de la autoestima y puede conducir a la deshumanización. Reduce la identidad social de una persona a una única característica o comportamiento despreciados, lo que puede llevar a considerarla menos humana, justificar su exclusión de la comunidad moral y legitimar un trato irrespetuoso. En lugar de ser reconocidas como individuos con identidades sociales complejas, intereses y rasgos diversos, las personas estigmatizadas son reducidas a etiquetas como extranjeras, obesas, fumadoras o enfermas mentales. Este proceso les quita la posibilidad de construir y definir su propia identidad social (Nussbaum, 2004; Courtwright, 2013; Burris, 2008).

4.5. Utilidad

Los esfuerzos de salud pública para desnormalizar el consumo de tabaco mediante campañas de estigmatización de la conducta han demostrado reducir el tabaquismo. De hecho, estas estrategias han mostrado una eficacia comparable al aumento de los impuestos sobre el tabaco (Bayer, 2008).

A pesar de los posibles efectos beneficiosos del estigma en algunos contextos, no es así siempre y, por ejemplo, no existe evidencia de que la estigmatización contribuya a la reducción de la obesidad (Puhl & Heuer, 2010). Por el contrario, sí se ha documentado su impacto negativo en otros ámbitos de la salud pública, ya que en enfermedades infecciosas puede retrasar el acceso a pruebas diagnósticas y la búsqueda de tratamiento y agravar la propagación de la epidemia (Garg *et al.*, 2022). Un ejemplo de ello fue el estigma asociado al VIH, que dificultó el control de la pandemia en sus primeras fases debido al temor de las personas a realizarse pruebas diagnósticas o acudir a los servicios médicos por miedo al rechazo o el maltrato (Bayer, 2008; Cruz-Piqueras & Hortal-Carmona, 2022). De manera similar, durante la epidemia de ébola en Liberia en 2014, los intentos de aplicar cuarentenas a los contactos condujeron a un peor control de la enfermedad (García López & Royo Bordonada, 2019).

De forma general, el uso del estigma por parte de las instituciones deteriora la confianza de la ciudadanía en el sistema de salud pública, lo que puede dificultar la gestión y el control de problemas sanitarios (Baldassarre *et al.,* 2020).

5. El problema ético del estigma

¿Es moralmente aceptable la estigmatización de conductas, el uso del poder de la vergüenza y la culpa, si esto reduce la enfermedad y la mortalidad prematura? Si podemos aceptar que el estado decrete legítimamente un confinamiento para contener una pandemia, medida en el extremo de la coerción, ¿no puede instaurar medidas potencialmente estigmatizantes que ayuden a mejorar, por ejemplo, las tasas de vacunación? (Bayer, 2008).

La respuesta a esta pregunta implica, en primer lugar, evaluar el peso de la responsabilidad individual en los hábitos de salud y el papel de los determinantes sociales de la salud para después revisar las propuestas de distintos autores y autoras.

5.1. Hasta dónde llega la responsabilidad individual

Cuando las campañas de salud pública presentan el tabaquismo como un hábito desagradable y perjudicial, no solo para quien lo practica, sino también para su entorno, concentran la responsabilidad directamente en el individuo. Se asume que la persona fumadora es la única responsable de mantener esta conducta insalubre, especialmente cuando existe amplia información institucional y científica que especifica los riesgos de su elección.

El proceso de estigmatización se fundamenta en la idea de que las personas son, al menos en parte, responsables de su estado de salud, por lo que merecen ser culpadas de su comportamiento y sus consecuencias. Así, quienes fuman, consumen alcohol, ingieren alimentos ricos en grasas o mantienen relaciones sexuales sin protección son condenados y responsabilizados de sus acciones, incluso si no llegan a desarrollar enfermedades asociadas a estos hábitos (Désy, 2018).

Los estudios sobre los determinantes sociales de la salud demuestran que los estilos de vida pueden entenderse como el resultado de un conjunto de interacciones complejas entre factores personales, ambientales, estructurales, políticos, etc. Esto no permite atribuir toda la responsabilidad a una sola fuente: ni solo a los individuos considerados de forma aislada ni, por el contrario, solo a factores que escapan a su control. Dada esta variabilidad, la cuota de responsabilidad personal en los hábitos difícilmente puede ser la misma para cada individuo. Prueba de ello es que los grupos socioeconómicamente más favorecidos adoptan con mayor rapidez y facilidad recomendaciones relacionadas con la dieta o el tabaquismo (Désy, 2018), mientras que los grupos más expuestos a condiciones laborales, económicas y sociales precarias son más resistentes a la adopción de conductas saludables (García López & Royo Bordonada, 2019).

Así, el límite entre la responsabilidad individual y los determinantes sociales de la salud es borroso y difícil de trazar. Obviar el efecto de estos determinantes en las decisiones individuales es rechazar un campo de acción de salud pública fundamental, pero atribuir las decisiones individuales sobre hábitos de vida exclusivamente a los determinantes sociales de la salud es despojar al individuo de autonomía y libertad de elección (Désy, 2018).

5.2. El estigma como una cuestión de grados

De forma intuitiva podemos apreciar que las consecuencias de la estigmatización que sufrieron y sufren las personas con VIH es más grave que la que sufren los fumadores. Para Link y Phelan (2001) existen diferentes grados en el estigma en función de su naturaleza, intensidad y duración, por lo que de un modo general podemos decir que algunos grupos están más estigmatizados que otros. La cuestión se centra entonces en la pregunta ¿existen grados en la estigmatización que sean justificables?

Un principio básico en ética de la salud pública es el principio del daño de Mill (2013 [1859]) que establece que solo el daño a terceros es condición suficiente para justificar la intervención coercitiva del Estado en la vida de los individuos. Según este principio, cuanto mayor sea el daño a la salud de los demás, más justificable serían efectos como la estigmatización de quienes son la fuente de ese daño (Désy, 2018).

Bayer (2008) justifica la implementación de medidas de salud pública estigmatizantes desde una perspectiva utilitarista condicionada, es decir, que los beneficios superen claramente a las desventajas y existan líneas rojas intraspasables. Establece así como condiciones de aceptabilidad que 1) la morbimortalidad de la enfermedad sobre la que intervenir sea elevada; 2) haya evidencia de la utilidad del estigma en este contexto; 3) se pueda medir la gravedad de la estigmatización; 4) su motivación sea proteger a las personas de hacerse daño a sí mismas o a los demás; 5) incluya como objetivo la compensación de las personas que han sido señaladas; y 6) la estigmatización pueda contribuir de forma significativa al bienestar de las personas afectadas aunque sea a largo plazo (Bayer, 2008).

Courtwright (2013) se ampara en el contractualismo para justificar la estigmatización. Siguiendo a Rawls, el autor propone una toma de decisiones en salud pública similar a la posición original donde las personas que deciden sobre la conveniencia de una medida de salud pública potencialmente estigmatizante lo hacen bajo el velo de la ignorancia y sin conocimiento previo de si serán o no víctimas del estigma. Así, evaluarían si hay alternativas posibles, si el estigma es efectivo, si es buscado o es solo un efecto adverso indeseado, el grado en que el estigma será visible socialmente, si acentuará las desigualdades sociales, económicas o en salud, si se cebará con los que parten de una peor situación social. Con esto, concluye Courtwright, se pueden defender algunas medidas de salud pública que puedan producir un cierto estigma, siempre como efecto adverso indeseado y solo en circunstancias excepcionales.

Por otro lado, autores como Nussbaum (2004) o Burris (2008) creen que la legitimidad moral de la estigmatización no es una cuestión de grados: toda forma de estigma es arbitraria y cruel y, por tanto, una línea roja intraspasable en las medidas de salud pública. En palabras de Nussbaum «hay algo indecente en la idea de que una sociedad liberal, construida sobre ideas de dignidad humana e igualdad y respeto por el individuo denigre a grupos mediante el poder de la vergüenza». Si bien es reconocible que hay formas de estigma más dañinas o perdurables que otras, siempre funcionan del mismo modo feroz, además de carecer de garantías procedimentales: nadie asume la responsabilidad ni hay forma de apelación por parte de las personas afectadas. Del mismo modo, Dean (2014) se muestra contrario al uso de la estigmatización, porque en lugar de empoderar y fortalecer la autonomía de los individuos para una toma de decisiones más racional, trata de manipularlos a través del uso de prejuicios.

6. Prevención del estigma

Ronald Valdiserri, director de iniciativas sobre el VIH en Centers for Disease Control, escribió en 2002: «Como profesionales de la salud pública, es nuestra responsabilidad trabajar para minimizar las consecuencias negativas para la salud del estigma del VIH» (como se cita en Bayer, 2008, p. 464). Para Valdiserri la prevención del estigma se convierte en una tarea primordial de la salud pública.

Se parte de un principio general: las autoridades de salud pública no deben adoptar medidas que utilicen el estigma como elemento principal, pues este implica siempre una discriminación y una violación de la dignidad y de los derechos humanos de las personas y de los grupos señalados. Sin embargo, se pueden considerar ciertas circunstancias excepcionales en las que se puedan tomar medidas que conlleven cierto grado de estigma como efecto indeseado (nunca deliberado ni buscado) y siempre que no afecte a grupos sociales desfavorecidos (García López & Royo Bordonada, 2019).

Existen herramientas para la evaluación de la estigmatización en las intervenciones de salud pública diseñadas para detectar y eliminar o minimizar ese riesgo. Una de estas herramientas, propuesta por García-López y Royo Bordonada (2019), establece que las condiciones que debe cumplir una medida de salud pública son las siguientes: 1) participación en el diseño y aprobación por parte de los grupos afectados; 2) revisión ética independiente, preferiblemente por comités de ética constituidos *ad hoc;* 3) evitar culpabilizar a la víctima y enfatizar en el carácter social y estructural de los problemas de salud pública y sus soluciones; 4) compensación a las personas y grupos que son objeto de estigma y ayudarles a mejorar de la condición que es el motivo de este; y 5) las medidas de salud pública deben enmarcarse en el contexto de medidas más generales para afrontar los determinantes sociales de la salud que generan inequidad.

En última instancia, toda autoridad de salud pública debe estar abierta a no adoptar o a renunciar a programas que sean evaluados como estigmatizantes, a pesar de ser útiles, y sustituirlos por otras medidas más respetuosas, aunque sean menos eficaces.

Bibliografía

Baldassarre, A., Giorgi, G., Alessio, F., Lulli, L. G., Arcangeli, G., & Mucci, N. (2020). Stigma and discrimination (SAD) at the time of the SARS-CoV-2 pandemic. *International Journal of En-*

vironmental Research and Public Health, 17(17), 6341. https://doi.org/10.3390/ijerph17176341.

Bayer, R. (2008). Stigma and the ethics of public health: not can we but should we. *Social Science & Medicine,* 67(3), 473-475. https://doi.org/10.1016/j.socscimed.2008.03.017.

Burris, S. (2008). Stigma, ethics and policy: a commentary on Bayer's «Stigma and the ethics of public health: not can we but should we». *Social Science & Medicine,* 67(3), 473-477. https://doi.org/10.1016/j.socscimed.2008.03.020.

Carter, S. M. (2015). Relational conceptions of paternalism: a way to rebut nanny-state accusations and evaluate public health interventions. *Public Health,* 129(8), 1021-1029. https://doi.org/10.1016/j.puhe.2015.03.007.

Courtwright, A. (2013). Stigmatization and public health ethics. *Bioethics,* 27(2), 74-80. https://doi.org/10.1111/j.1467-8519.2011.01904.x.

Cruz-Piqueras, M., & Hortal-Carmona, J. (2022). La historia se repite: una ética para dos pandemias. *Revista Española de Salud Pública,* 96, e202210063.

De Miguel Beriain, I., & Rueda, J. (2020). Immunity passport, fundamental rights and public health hazards: a reply to Brown *et al. Journal of Medical Ethics,* 46(10), 660-661. https://doi.org/10.1136/medethics-2020-106814.

Deacon, H. (2006). Towards a sustainable theory of health-related stigma: lessons from the HIV/AIDS literature. *Journal of Community & Applied Social Psychology, 16*(6), 418-425. https://doi.org/10.1002/casp.900.

Dean, R. (2013). Stigmatization and denormalization as public health policies: some Kantian thoughts. *Bioethics, 28*(8), 414-419. https://doi.org/10.1111/bioe.12019.

Désy, M. (2012). *The ethical dimension of stigmatization in public health.* Institut National de Santé Publique du Québec. https://www.inspq.qc.ca/sites/default/files/publications/2542_ethical_dimension_ stigmatization_public_health.pdf.

García López, F. J., & Royo Bordonada, M. A. (2019). Medidas de salud pública y estigma. *Revista de Bioética y Derecho,* 45, 73-87.

Garg, S., Rajeev, A., & Bhatnagar, N. (2022). Addressing stigma and discrimination in the Covid-19 pandemic: a public health ethics issue. *Indian Journal of Medical Ethics,* VII(2), 167-168. https://doi.org/10.20529/IJME.2021.092https://doi.org/10.20529/IJME.2021.092.

Goffman, E. (1963). *Stigma: notes on the management of spoiled identity.* Prentice Hall.

Link, B. G., & Phelan, J. C. (2001). Conceptualizing stigma. *Annual Review of Sociology,* 27(1), 363-385. https://doi.org/10.1146/annurev.soc.27.1.363.

Mill, J. S. (2013 [1859]). *Sobre la libertad,* Alianza Editorial.

Nussbaum, M. C. (2004). *Hiding from humanity: disgust, shame, and the law.* Princeton University Press.

Puhl, R. M., & Heuer, C. A. (2010). Obesity stigma: important considerations for public health. *American Journal of Public Health,* 100(6), 1019-1028. https://doi.org/10.2105/AJPH.2009.159491.

PARTE II

Gobernanza, políticas de salud pública y derechos humanos

4. ¿Cómo muere la población en España? Propuesta para la creación de un Observatorio Nacional de Seguimiento y Evaluación Ética de las Prácticas de Final de la Vida

Berta Lorenzana, Nerea M. Molina, Jorge Suárez, María Victoria Martínez-López, Luis Espericueta y David Rodríguez-Arias

1. Introducción

Según el Instituto Nacional de Estadística (INE), en España murieron más de 430 000 personas en 2023 (INE, 2023). Se calcula que aproximadamente un tercio lo hizo en su propio domicilio y entre un 8 % y un 10 % en residencias sociosanitarias. El 55-60 % restante de los fallecimientos anuales tiene lugar en hospitales. En España las muertes se producen principalmente por enfermedades del sistema circulatorio, por tumores y por enfermedades respiratorias (incluido el COVID-19). Las muertes hospitalarias se producen mayoritariamente en los servicios de Medicina Interna, Cuidados Paliativos, Medicina Intensiva, Urgencias, Oncología Médica y Cirugía General (Simón Lorda *et al.,* 2008). Según un estudio de 2016, en torno al 40 % de los fallecimientos que tuvieron lugar en servicios de Cuidados Intensivos y el 84 % de los que tuvieron lugar en Medicina Interna se produjeron tras una decisión médica que, en la mayoría de los casos, consistió en una adecuación o limitación del tratamiento de soporte vital (Estella *et al.,* 2016). La rápida evolución de las prácticas clínicas de final de la vida (PFV) durante la última década hace probable que esos datos estén desactualizados. En la actualidad, no existe información sistemática y fiable sobre aspectos fundamentales de las PFV, como su incidencia total, su distribución por lugar de fallecimiento (centro hospitalario, domicilio, residencia sanitaria u otros), por tipo de servicio hospitalario o por región; ni sobre la implicación de pacientes, familiares y profesionales en las decisiones que las preceden, los factores —clínicos o no— que motivan tales decisiones o las circunstancias en que se llevan a cabo. Tampoco se dispone de información sobre el conocimiento, actitudes y grado de satisfacción de pacientes, familiares, profesionales y población general sobre las PFV.

2. Prácticas de final de la vida, controversia pública y cambio social

Las PFV se refieren a la sedación paliativa, la limitación o adecuación de tratamientos de soporte vital, el rechazo de tratamientos vitales y la prestación de ayuda para morir[1], que incluye la administración (eutanasia) y la prescripción para

[1] Por motivos de espacio, en este capítulo no se pueden definir cada una de las prácticas médicas pertenecientes a las PFV. Por tanto, para una explicación detallada de estas se puede consultar el glosario desarrollado por el Grupo de Investigación en Bioética y Final de Vida INEDyTO (s. f). Véase: https://www.inedyto.com/glosario-criacutetico-sobre-bioeacutetica-y-final-de-la-vida.html.

autoadministración (suicidio asistido) de una sustancia letal con el propósito de acortar la vida a petición de un paciente que cumple los criterios de elegibilidad exigidos por la Ley Orgánica 3/2021, de 24 de marzo, de Regulación de la Eutanasia (LORE) (BOE, 2021).

El acceso a un final de la vida respetado y libre de sufrimiento es una demanda social creciente y un derecho cada vez más reconocido. Sin embargo, la implementación de políticas sanitarias sobre el final de la vida plantea desafíos éticos, siendo este un ámbito controvertido y que suscita opiniones polarizadas. Persisten retos y tensiones relacionados con aspectos como las condiciones de elegibilidad de ciertos grupos de pacientes (menores, pacientes afectados por algún trastorno de salud mental o pacientes con enfermedades neurodegenerativas), el acceso a la prestación de ayuda para morir o la objeción de conciencia de profesionales sanitarios.

A pesar de que la prestación de ayuda para morir (PAM) es cada vez menos penalizada, sigue siendo un ámbito controvertido de la práctica sanitaria, ya que ha sido frecuentemente usado como elemento de demarcación ideológica y convertido en objeto de disputa entre posiciones políticas antagónicas (Seoane, 2024). La ideologización del discurso sobre la PAM puede derivar en el ámbito asistencial en abusos, manipulaciones y distorsiones factuales tácticas susceptibles de generar alarma e incrementar la desconfianza social en las políticas sanitarias (Tucker, 2008).

En estudios previos sobre esta temática, se muestra que expresiones como «eutanasia», «suicidio», «matar», «dejar morir», o «causar», «permitir» o «facilitar» la muerte, no solo son polisémicas, sino que además plantean cierta ambigüedad epistémica al ser objeto de interpretaciones tanto descriptivas como normativas (Rodríguez-Arias *et al.,* 2020). Esto último indicaría que en la base de las controversias vinculadas al final de la vida también se producen *desacuerdos cruzados* (Almagro & Villanueva, 2022) en los que las partes no comparten una misma visión sobre el tipo de problema —descriptivo o normativo— al que se enfrentan.

En 2002, más de la mitad del personal sanitario español consideraba que una posible legalización de la PAM plantearía problemas de carácter ético, entrañaría el riesgo de una mala *praxis* de la ayuda para morir y comprometería los derechos de las personas en situación de vulnerabilidad (Centro de Investigaciones Sociológicas [CIS], 2002). Se aludía entonces al temor —comúnmente invocado para oponerse a la despenalización de la muerte médicamente asistida— de una *pendiente resbaladiza,* que vendría acompañada de una progresiva aceptación, por parte de profesionales de la salud y del resto de la sociedad, de formas moralmente objetables de provocar la muerte. Transcurridas más de dos décadas desde la realización de ese estudio, hay indicios de que tanto las PFV como las actitudes ante la muerte y los procesos clínicos que preceden al fallecimiento han evolucionado hacia una progresiva aceptación social (Tormos *et al.,* 2023). Ahora bien, tales cambios sociales anteceden y explican —y no son el resultado de— los desarrollos legislativos en esta materia (Hannikainen *et al.,* 2024).

3. Contexto internacional

Países Bajos ha sido un país pionero en la investigación epidemiológica sobre las PFV. Desde la Ley de Entierros de 1869, que estableció requisitos específicos para la certificación y notificación de fallecimientos, hasta casos judiciales emblemáticos relacionados con la eutanasia y el suicidio asistido, como el de la doctora Postma en 1973 o el del doctor Chabot en 1994[2], el

---

2 La doctora Postma inyectó morfina a su madre anciana, quien había reiterado su deseo de morir en muchas ocasiones, porque sufría de

país ha sido consciente de la necesidad de fundamentar las discusiones políticas y legislativas en datos fiables (Rietjens *et al.*, 2009). Así, en 1990 el Gobierno neerlandés impulsó diferentes estudios nacionales para evaluar el impacto de las decisiones médicas al final de la vida. Estas investigaciones, repetidas cada cinco años, emplean metodologías diversas, incluyendo encuestas a profesionales de la salud, análisis de certificados de defunción y estudios de tendencias en la toma de decisiones médicas (Buijsen, 2022). Este contexto ha propiciado la realización de estudios longitudinales y de revisión que han permitido identificar y comprender patrones en la toma de decisiones en materia del final de la vida en las últimas décadas (Van der Heide *et al.*, 2017).

Por su parte, en Bélgica, entre 1984 y 1996, se presentaron nueve proyectos de ley relacionados con la eutanasia en el parlamento (Saad, 2017). En 1993, se creó el Comité Consultatif de Bioéthique de Belgique con la misión de establecer y actualizar un centro de documentación e información en ciencias de la vida y de la salud (Herremans, 2011). Su primer informe, publicado en 1997, abordó la posible legalización de la eutanasia, la situación de los cuidados paliativos y el marco normativo de las instrucciones previas (Nys, 1997), sentando las bases para el debate legislativo que culminaría en la ley de 2002[3]. Este entorno propició la formación del End-of-Life Care Research Group[4] un equipo interdiscipli-

---

forma intolerable por una hemorragia cerebral que la obligaba a desplazarse en silla de ruedas; y además, estaba sorda y tenía dificultades en el habla. El doctor Chabot facilitó el suicidio asistido de una mujer de cincuenta años que había perdido a sus dos hijos; se acababa de divorciar y había repetido en varias ocasiones que quería terminar con su vida.

3 Loi relative à l'euthanasie: https://www.ejustice.just.fgov.be/eli/loi/2002/05/28/2002009590/justel#list-link-1.

4 Sitio web del grupo de investigación: https://www.ugent.be/ge/phpc/en/research/units/end-of-life-care.htm.

nar fundado a mediados de los años noventa y compuesto por personal clínico y científicos sociales de la Universidad Libre de Bruselas y la Universidad de Gante, cuya labor ha sido fundamental en la generación de evidencia empírica sobre las decisiones al final de la vida en el país. Las investigaciones desarrolladas en Bélgica han seguido metodologías similares a las implementadas en Países Bajos, combinando encuestas a profesionales de la salud, análisis de certificados de defunción y estudios poblacionales. Estos estudios han generado evidencia clave para evaluar el impacto de la legislación sobre la eutanasia y los cuidados paliativos, así como para orientar el diseño y la implementación de políticas públicas en este ámbito. En este contexto, trabajos como los de Van den Block y colaboradores (2009) han permitido examinar la frecuencia y las características de la eutanasia y otras decisiones médicas al final de la vida, proporcionando un marco empírico que contribuye a la comprensión de estas prácticas en el país.

En Canadá, a principios de los años 2000, se emitieron diversos informes, como el titulado *Quality end-of-life care: the right of every canadian* (Canadian Subcommittee of the Standing Senate Committee on Social Affairs, Science and Technology, 2000), que apostaban por el desarrollo de una estrategia nacional que incluyera la investigación en cuidados al final de la vida. Instituciones como los Canadian Institutes of Health Research[5] han respaldado investigaciones que se sirven de encuestas realizadas tanto a profesionales como a la ciudadanía general, así como de análisis de datos clínicos y estudios cualitativos para comprender las decisiones médicas al final de la vida. Concretamente, la legalización de la eutanasia en 2016 impulsó un análisis más amplio sobre otras decisiones en este ámbito, como el uso de instrucciones previas y su posible integración en la ayuda médica para morir.

---

[5] Sitio web de la institución: https://cihr-irsc.gc.ca/e/37792.html.

En este contexto, el Gobierno canadiense ha promovido una conversación nacional sobre las solicitudes anticipadas de eutanasia, explorando su viabilidad y las implicaciones éticas y legales de su implementación. Este debate ha permitido evaluar cómo se alinean estas prácticas con los marcos normativos existentes y ha favorecido el desarrollo de investigaciones que buscan comprender mejor las preferencias de los ciudadanos sobre otras prácticas del final de la vida y su impacto en la clínica.

4. Contexto español: limitaciones y oportunidades

Desde la entrada en vigor de la LORE en 2021, el Ministerio de Sanidad ha llevado a cabo un seguimiento completo de la eutanasia y el suicidio asistido y ha publicado un informe de evaluación anual sobre las solicitudes y las PAM. Hasta diciembre de 2023, se registraron 1515 solicitudes, de las cuales se realizaron 697 prestaciones (329 en domicilio y 301 en el hospital). La modalidad de prestación fue la administración de sustancia letal (eutanasia) en 552 casos y la autoadministración (suicidio asistido) en 29 (Ministerio de Sanidad, 2023). A pesar de su enorme relevancia, estos informes anuales no recogen información sobre las solicitudes desestimadas antes de registrarse, lo que impide conocer la demanda real de eutanasias en el país o información sobre otras PFV.

Los estudios realizados con anterioridad a la LORE en España a menudo se han realizado en zonas geográficas concretas o centrado en contextos asistenciales o prácticas clínicas específicas, sin ofrecer un panorama general. La falta de datos globales, longitudinales y representativos a nivel nacional, así como la heterogeneidad metodológica empleada, dificultan la comparación y generalización de los resultados, impidiendo una comprensión adecuada de la incidencia y las características de las PFV en España. En un ámbito socialmente tan relevante y sujeto a cambios constantes, resulta urgente establecer mecanismos de seguimiento más completos que permitan identificar tendencias y evaluar la calidad asistencial en este ámbito.

Antes de la LORE, la mayoría de la sociedad era favorable a la despenalización de la muerte médicamente asistida: más del 70 % de la población y el 86 % de los profesionales sanitarios (Aguilar *et al.,* 2016; Serrano del Rosal y Heredia Cerro, 2018; Colegio de Médicos de Bizkaia, 2018). No obstante, aún se desconoce el impacto de su legalización en la percepción pública y profesional.

La aplicación de la LORE enfrenta desafíos, como la desigualdad territorial en el acceso a la prestación, la objeción de conciencia de profesionales sanitarios y la necesidad de mayor formación sobre su implementación. Para afrontar tales desafíos es necesario disponer de datos completos y fiables sobre la implementación de la LORE y un sistema de seguimiento riguroso que permita evaluar el impacto de estas normativas.

5. Propuesta de un Observatorio Nacional

A partir de lo expuesto, se puede ver la necesidad de llevar a cabo un seguimiento y una evaluación ética de las PFV en España mediante un Observatorio Nacional. Entre otras tareas, este Observatorio Nacional monitorizará la implementación de la LORE en el contexto global del conjunto de las PFV e identificará posibles áreas de mejora en los cuidados y la atención al final de la vida. Además, permitirá diseñar estrategias formativas y guías de buenas prácticas orientadas a promover la calidad asistencial y a fortalecer la confianza social en las políticas sanitarias. Como tal, asumiría la misión de la Estrategia de Vigilancia en Salud Pública del Sistema Nacional de Salud (Ministerio de Sanidad, 2022), que consiste en «vigilar el estado de salud de la población en términos de bienestar, morbilidad y mortalidad y los riesgos, determinantes, inequidades y factores que la condicionan». Dicho documento incluye la implementación de «pautas éticas y derechos, deberes y obligaciones en la Vigilancia en Salud Pública». Por último, el Observatorio Nacional cumpliría el séptimo principio general de la Estrategia de Vigilancia en Salud Pública que «promueve la generación de conocimiento y potencia la colaboración entre distintos campos de la ciencia, organismos e instituciones favoreciendo la incorporación de nuevas prácticas o conocimientos, potenciando la investigación y la innovación». Además, asumiría como propia la sexta recomendación de la Asamblea Parlamentaria del Consejo de Europa (Parliamentary Assembly, 1999), consistente en «garantizar el desarrollo y mejora de los estándares de calidad en los cuidados del enfermo terminal o moribundo».

En el ámbito de la salud pública, el Observatorio Nacional será una herramienta clave para generar evidencia empírica rigurosa sobre la aplicación de la PAM. Su utilidad no se limita a esclarecer si existe una *pendiente resbaladiza,* sino que también permitirá detectar riesgos éticos emergentes y posibles desviaciones en la aplicación de la Ley Orgánica 3/2021.

Desde la perspectiva ética de la salud pública el Observatorio Nacional será igualmente esencial para evaluar si las PFV se desarrollan con trasparencia y responsabilidad, acordes al marco legal, y si el acceso a estas intervenciones es verdaderamente equitativo para toda la población. Por tanto, el Observatorio Nacional contribuirá a analizar cómo la legislación impacta en la equidad del acceso a los servicios y en la toma de decisiones médicas, atendiendo así a los principios éticos de equidad, participación y salud establecidos en la Ley 33/2011, de 4 de octubre, General de Salud Pública (art. 3).

6. Conclusión

Para garantizar intervenciones eficaces, políticas equitativas y favorecer prácticas éticamente responsables, la toma de decisiones en salud pública debe fundamentarse en principios éticos y evidencia empírica rigurosa. En un contexto de muerte cada vez más medicalizada, la creación de un Observatorio Nacional de Seguimiento y Evaluación Ética de las Prácticas de Final de la Vida representaría un avance significativo, al proporcionar datos valiosos no solo para la rendición de cuentas y la protección de derechos de pacientes, familias y profesionales, sino también para una adecuada formulación de políticas públicas en salud y atención al final de la vida fundamentadas en la equidad y en el respeto por la vida y la muerte dignas, tal como establece la Ley General de Salud Pública (33/2011). Además, la implementación del Observatorio Nacional —basándose en los principios fundamentales de la salud pública como la equidad, evidencia empírica, participación ciudadana y dignidad— permitiría abrir nuevas líneas de investigación orientadas a fortalecer la recopilación y el análisis de datos para evaluar el impacto de las medidas adoptadas, optimizar la implementación de políticas basadas en evidencia empírica y valorar sus efectos en la sociedad para asegurar una mejora continua en los sistemas de salud. Por tanto, dirigir la atención a mejorar los sistemas de salud y vigilar las medidas adoptadas para ello es indispensable para un buen funcionamiento de la salud pública porque los resultados de estas medidas atañen a todo el conjunto de la población general y es un compromiso propio de la ética de la salud pública atender y proteger a la población general. Es por ello, por lo que monitorizar, atender y mejorar las PFV, entre otras medidas, es indispensable para este objetivo.

Bibliografía

Aguilar, F., Cerrillo, J. A., & Serrano del Rosal, R. (2016). ¿Elegir la propia muerte? Identidad, autonomía y buena muerte en España. En R. Serrano del Rosal (ed.), *Cuestiones de vida y muerte* (pp. 117-136). Centro de Investigaciones Sociológicas.

Almagro, M., & Villanueva, N. (2022). Desacuerdos cuidados. *SCIO: Revista de Filosofía,* 22, 67-97. https://doi.org/10.46583/scio_2022.22.988.

Boletín Oficial del Estado. (2011). Ley 33/2011, de 4 de octubre, General de Salud Pública. https://www.boe.es/eli/es/l/2011/10/ 04/33/con.

— (2021). Ley Orgánica 3/2021, de 24 de marzo, de Regulación de la Eutanasia. https://www.boe.es/buscar/doc.php?id=BOE-A-2021-4628.

Buijsen, M. (2022). Euthanasia in the Netherlands: history, current legislative framework and ethical assessment. *Revista Derecho y Religión,* 17, 77-100.

Canadian Subcommittee of the Standing Senate Committee on Social Affairs, Science and Technology. (2000). *Quality end-of-life care: the right of every Canadian* (S. Carstairs, Chair). Government of Canada. http://www.parl.gc.ca/36/2/parlbus/commbus/senate/com-e/upda-e/rep-e/repfinjun00-e.htm.

Centro de Investigaciones Sociológicas. (2002). *Actitudes y opiniones de los médicos ante la eutanasia.* https://datos.gob.es/es/catalogo/ea0022266-1784imagen-del-militar-profesional-en-la-sociedad-espanola.

Colegio de Médicos de Bizkaia. (2018). *Encuesta sobre eutanasia y suicidio médicamente asistido del CMB.* https://www.cmb.eus/encuestaeutanasia-y-suicidio-medicamente-asistido-del-cmb-eutanasia.

Estella, A., Martín, M. C., Hernández, A., Rubio, O., Monzón, J. L., & Cabré, L. (2016). Pacientes críticos al final de la vida: estudio multicéntrico en Unidades de Cuidados Intensivos españolas. *Medicina Intensiva,* 40(9), 527-537. https://doi.org/10.1016/j.medin. 2015.12.006.

Hannikainen, I. R., Suárez, J., Espericueta, L., Menéndez-Ferreras, M., & Rodríguez-Arias, D. (2024). Legal provisions on medical aid in dying encode moral intuition. *Proceedings of the National Academy of Sciences,* 121(42), e2406823121. https://doi.org/10.1073/pnas.2406823121.

Herremans, J. (2011). Mourir dans la dignité: la loi belge relative à l'euthanasie, une réponse légale. *Frontières,* 24(1-2), 73-80. https://doi.org/10.7202/1013087ar.

INEDYTO. (s. f.). *INEDyTO: Glosario Crítico sobre Bioética y Final de la Vida*. Recuperado el 12 de mayo de 2025, de https://www.inedyto.com/glosario-criacutetico-sobre-bioeacutetica-y-final-de-la-vida.html.

INSTITUTO NACIONAL DE ESTADÍSTICA (2023). Defunciones según la Causa de Muerte. Primer semestre 2023 (datos provisionales) y año 2022 (datos definitivos). https://ine.es/dyngs/INEbase/es/operacion.htm?c=Estadistica_C&cid=1254736176780&menu=ultiDatos &idp=1254735573175.

MINISTERIO DE SANIDAD. (2022). *Estrategia de vigilancia en salud pública del Sistema Nacional de Salud: mejorando la salud y el bienestar de la población*. https://www.sanidad.gob.es/ciudadanos/pdf/Estrategia_de_Salud_Publica_2022___Pendiente_de_NIPO.pdf.

— (2023). *Informe de evaluación anual 2023 sobre la prestación de ayuda para morir. Ley Orgánica 3/2021, de 24 de marzo, de Regulación de la Eutanasia*. https://www.sanidad.gob.es/eutanasia/docs/Informe AnualEutanasia_2023.pdf.

NYS, H. (1997). Advice of the Federal Advisory Committee on Bioethics concerning legalisation of euthanasia. *European Journal of Health Law,* 4(4), 389-393. http://www.jstor.org/stable/45437792.

PARLIAMENTARY ASSEMBLY. (1999). *Protection of the human rights and dignity of the terminally ill and the dying*. Council of Europe https://assembly.coe.int/nw/xml/xref/xref-xml2html-en.asp?fileid= 16722&lang=en.

RIETJENS, J. A., VAN DER MAAS, P. J., ONWUTEAKA-PHILIPSEN, B. D., VAN DELDEN, J. J., & VAN DER HEIDE, A. (2009). Two decades of research on euthanasia from the Netherlands: what have we learnt and what questions remain? *Journal of Bioethical Inquiry,* 6(3), 271-283. https://doi.org/10.1007/s11673-009-9172-3.

RODRÍGUEZ-ARIAS, D., RODRÍGUEZ-LÓPEZ, B., MONASTERIO-ASTOBIZA, A., & HANNIKAINEN, I. R. (2020). How do people use 'killing', 'letting die' and related bioethical concepts? Contrasting descriptive and normative hypotheses. *Bioethics,* 34, 509-518. https://doi.org/10.1111/bioe.12707.

SAAD, T. C. (2017). Euthanasia in Belgium: legal, historical and political review. *Issues in Law & Medicine,* 32(2), 183-204.

SEOANE, J. A. (2024). Legislative debates on death with dignity and euthanasia: an approach to the Spanish situation. En A. D. Oliver-

Lalana (ed.), *Debating laws,* (pp. 1-19). Springer. https://doi.org/10.1007/978-3-031-46727-1_3.

SERRANO DEL ROSAL, R. & HEREDIA CERRO, A. (2018). Actitudes de los españoles ante la eutanasia y el suicidio médico asistido. *Revista Española de Investigaciones Sociológicas*, 161, 103-120. http://dx.doi.org/10.5477/cis/reis.161.103.

SIMÓN LORDA, P., BARRIO CANTALEJO, I. M., ALARCOS MARTÍNEZ, F. J., BARBERO GUTIÉRREZ, J., COUCEIRO, A., & HERNANDO ROBLES, P. (2008). Ética y muerte digna: propuesta de consenso sobre un uso correcto de las palabras. *Revista de Calidad Asistencial: Órgano de la Sociedad Española de Calidad Asistencial,* 23(6), 271-285. https://doi.org/10.1016/S1134-282X(08)75035-8.

TORMOS, R., RUDNEV, M., & BARTOLOMÉ PERAL, E. (2023). Patterns of change in the justifiability of euthanasia across OECD countries. *Frontiers in Political Science,* 5, 1036447. https://doi.org/10.3389/fpos.2023.1036447.

TUCKER, K. L. (2008). The «Medical Right»: impact on end-of-life care. *SSRN*. https://doi.org/10.2139/ssrn.1168043.

VAN DEN BLOCK, L., DESCHEPPER, R., BILSEN, J., BOSSUYT, N., VAN CASTEREN, V., & DELIENS, L. (2009). Euthanasia and other end-of-life decisions and care provided in final three months of life: nationwide retrospective study in Belgium. *BMJ,* 339, b2772. https://doi.org/10.1136/bmj.b2772.

VAN DER HEIDE, A., VAN DELDEN, J. J. M., & ONWUTEAKA-PHILIPSEN, B. D. (2017). End-of-life decisions in the Netherlands over 25 years. *The New England Journal of Medicine,* 377(5), 492-494. https://doi.org/10.1056/NEJMc1705630.

5. Desastres y ética de la salud pública

Francisco Javier Gil Martín

1. Introducción

La salud pública tiene por fin prevenir enfermedades, promover y proteger la salud de las poblaciones y mejorar o prolongar las vidas de las personas mediante esfuerzos colaborativos e intersectoriales de la sociedad. Se trata de un bien colectivo, cuya promoción depende a menudo de la intervención estatal y de la participación de numerosos individuos y organizaciones. La ética de la salud pública, por su parte, reflexiona sobre los principios y valores acordes con los fines de la salud pública. Se ocupa también de las cuestiones éticas que son propias de las prácticas y políticas que conciernen a la salud de las poblaciones, incluyendo cuanto es normativamente relevante, orientativo y prescriptivo en la investigación, la deliberación y la toma de decisiones en materia de salud pública. Si bien la incidencia de los desastres sobre el bienestar de las personas resulta a todas luces un asunto de salud pública, no deja de sorprender que haya sido un capítulo ausente en no pocos estudios presuntamente comprehensivos de ética de la salud pública.

En los primeros apartados de este capítulo se sostiene que en los impactos de los desastres sobre la salud de las personas a medio y largo plazo influyen los determinantes sociales de la salud, toda vez que estos contribuyen a crear riesgos de desastres y a perpetuar y agudizar las desigualdades en salud tras los desastres. En el último apartado se defiende que la salud pública es indispensable para la gestión política de los desastres y, en relación con esto, se abocetan tres temas en los que inevitablemente ha de involucrarse la ética (y la política) de la salud pública: las cuestiones de justicia, los deberes colectivos de prevención de desastres sanitarios y las responsabilidades colectivas distribuidas en un marco complejo de gobernanza.

2. Impactos de los desastres sobre la salud pública

Los desastres pueden ser provocados por la acción —deliberada o no— de seres humanos, siempre con algún tipo de mediación tecnológica, o tener un origen natural, lo que no significa que su causación compleja carezca de intervención antrópica. Además, los desastres pueden irrumpir y desencadenarse de manera repentina, demorarse debido a una gestación lenta e incluso diferirse durante extensos periodos de tiempo. A menudo se dan desastres múltiples, cuyos efectos acumulativos sobrepasan los que generan los desastres únicos. En todos los casos, hablamos de «desastres» si los acontecimientos sobrevenidos tienen una repercusión destructiva que afecta significativamente a grupos humanos o poblaciones enteras. Una conocida definición es la de la Oficina de las Naciones Unidas para la Reducción del Riesgo de Desastres: desastre es una «perturbación grave del funcionamiento de una comunidad o sociedad a cualquier escala debida a sucesos peligrosos que interactúan con las condiciones de exposición, vulnerabilidad y capacidad, provocando uno o varios de los siguientes impactos y pérdidas: humanos, materiales, económicos y medioambientales» (United Nations Office for Disaster Risk Reduction [UNDRR], 2017)[1]. Se habla en consecuencia de «riesgo de desastre» en función de las vulnerabilidades actuales por las que las poblaciones expuestas a las amenazas potenciales ven mermada su capacidad de anticipar, afrontar, resistir o recuperarse de los citados impactos. La «reducción del riesgo de desastre» se refiere entonces a las estrategias y políticas públicas destinadas a «prevenir nuevos riesgos de desastre y aminorar los existentes» y al consiguiente fortalecimiento de la resiliencia para anticipar, afrontar, resistir o recuperarse de dichos impactos (UNDRR, 2017). Muchos países se orientan al respecto por el «enfoque de todos los peligros», el cual incorpora a la evaluación y la planificación de los riesgos la gama completa de las posibles amenazas catastróficas (Izumi *et al.,* 2024).

Sean antropogénicos, tecnológicos o de origen natural; sean disruptivos o de evolución lenta; sean únicos o sucedan de forma sucesiva, simultánea, recurrente o en cascada (Leppold *et al.,* 2022), los desastres influyen e influirán de manera creciente en la salud pública de múltiples maneras. En la medida en que dan lugar a emergencias sanitarias a gran escala, cabe calificarlos de «desastres sanitarios» o «desastres de salud pública». Hay impactos sobre la salud que se precipitan de manera directa por la repercusión del suceso natural, industrial o tecnológico en los entornos sociales a los que afecta. Los incrementos en la mortalidad y la morbilidad, así como la in-

---

[1] No entraré en otras definiciones relevantes, ni en el sesgo antropocéntrico de las mismas ni en las diferencias e interrelaciones con otras nociones que se integran —y solapan— bajo el mismo campo semántico (catástrofe, emergencias complejas y crisis). Para una clasificación sofisticada de los desastres, véase la web del Centre for Research on the Epidemiology of Disasters: https://www.emdat.be.

dole y gravedad de las lesiones, dependen en cada caso de una serie única de variables y factores de riesgo. Con todo, se advierten patrones en función de los tipos de desastre. Mencionemos algunos, a modo de ejemplo, ciñéndonos a unos pocos desastres de origen natural[2]. Está constatado que las olas de calor, los terremotos y las inundaciones rápidas tienden a producir mayor cantidad de muertes y heridos que otros eventos naturales adversos. Tras las fases agudas de los terremotos, y a consecuencia del colapso de edificios e infraestructuras, predominan las fracturas y dislocaciones, las lesiones por aplastamiento y caída de escombros, las hemorragias y las infecciones de heridas. En los incendios son más frecuentes las quemaduras, las lesiones debidas al calor y el envenenamiento por inhalación de humo y partículas en suspensión. Con las erupciones volcánicas, los daños a la salud se producen en forma de lesiones traumáticas por la proyección de escombros, de afecciones respiratorias y dérmicas por la exposición a las emisiones de cenizas, gases y partículas tóxicas y de lesiones térmicas por exposición al calor procedente de los flujos piroclásticos o de lava. La principal causa directa de morbilidad y mortalidad durante los episodios de frío extremo es la hipotermia y durante los episodios de calor extremo, los golpes de calor y las complicaciones de otras afecciones por el calor excesivo. En las inundaciones repentinas, más agresivas que las fluviales persistentes y de crecimiento lento, lo son los ahogamientos; otras causas de mortalidad y morbilidad incluyen los traumatismos, electrocuciones e intoxicaciones. Etcétera.

Además de las muertes y lesiones directamente atribuibles al desastre de turno, otros riesgos para la salud pública, que

---

[2] Se encuentran descripciones detalladas y precisas en Shoaf y Rottman (2000), Watson *et al.* (2015), Clements y Casani (2016), Chan (2017, pp. 81-117). Excuso también listar los innumerables impactos directos sobre la salud provocados de manera típica por las epidemias y por los desastres industriales y tecnológicos, que incluyen las denominadas crisis CBRNE (químicas, biológicas, radiológicas, nucleares y explosivas).

pueden prevalecer o materializarse más allá de la fase aguda del suceso calamitoso, los acarrean factores desencadenados por el desastre o que sobrevienen adicionalmente a este. Esos factores son de índole muy diferente. La mayor incidencia sobre la salud pública la tienen la escasez de recursos materiales y humanos y los fallos sistémicos en las infraestructuras críticas, en especial si los recursos necesarios son sanitarios (personal, equipos médicos, instalaciones, medicamentos, etc.) y lo puesto en jaque es el funcionamiento normal del sistema de salud (pérdida de atención médica rutinaria, colapso de los servicios de emergencias, sobrecarga de los centros, etc.). A este respecto, la vulnerabilidad de los sistemas de salud pública y de asistencia sanitaria, incluso de los más avanzados, se ha puesto de manifiesto con la virulencia de las epidemias y los desastres a gran escala en las últimas décadas.

El funcionamiento de los sistemas de salud depende por su parte de otras infraestructuras. Las interrupciones del suministro de energía que conllevan pérdida de servicios y complicaciones en cadena, incluidas las telecomunicaciones, comprometen la salud de muchas personas fuera y dentro de las instalaciones sanitarias. También pueden hacerlo los daños en el suministro de agua potable, la red de saneamiento y alcantarillado y el tratamiento de aguas residuales o los daños en el sistema de transporte y en las comunicaciones. Junto con esas y otras infraestructuras críticas, una gama inmensa de factores derivados y sobrevenidos pueden actuar concausalmente, desde las vicisitudes en el traslado, la evacuación y la reubicación de los afectados o la gestión de los escombros y la contaminación, pasando por el absentismo de los trabajadores esenciales, hasta las condiciones meteorológicas.

En cuanto a la infinidad de posibles impactos indirectos o retardados sobre la salud de las gentes, que pueden serlo a corto, a medio y a largo plazo, dependen siempre del tipo y la magnitud de cada desastre, de las particularidades de las zonas afectadas y del perfil demográfico y epidemiológico de las poblaciones. Son comunes la exacerbación de enfermedades crónicas, las incidencias en la atención obstétrica y neonatal, la irrupción de enfermedades agudas, los brotes de enfermedades infecciosas, las enfermedades transmitidas por agua contaminada y alimentos en mal estado o por vectores oportunistas (mosquitos, parásitos, etc.), las afecciones provocadas por la desprotección ante las inclemencias climáticas o por la exposición ambiental, así como las facilitadas por el hacinamiento y los desplazamientos de población. Por supuesto, entre las poblaciones que han sufrido desastres, abundan los desórdenes de salud mental y los trastornos de conducta (trastorno por estrés postraumático, ansiedad, depresión, conducta suicida, consumo de sustancias tóxicas, etc.).

Quienes corren un riesgo mayor de ver afectada su salud durante y después de los desastres son las poblaciones vulnerables, empezando por las que lo son, en primera instancia, en un sentido médico y biológico: las personas muy mayores y las muy jóvenes, las personas con necesidades especiales o con movilidad reducida y las que padecen problemas de salud preexistentes, especialmente enfermedades mentales, diabetes, hipertensión, cáncer y enfermedades crónicas respiratorias o cardiovasculares. En general, el estado de salud previo está entre los factores decisivos en la morbilidad y mortalidad de los damnificados por desastres (Chan, 2017). Ahora bien, la vulnerabilidad relativa a la salud de las personas afectadas por desastres se entreteje de antemano con una compleja red de factores de riesgo.

3. Los determinantes sociales de la salud y la creación de riesgos de desastre

Los desastres y las consecuencias negativas que afectan directa o indirectamente a la salud pública son, pues, impensables sin el desarrollo de las sociedades humanas. A partir de muchas de esas consecuencias, se puede reconstruir una trazabilidad hasta las condiciones ambientales y sociales previas de ciertos grupos poblacionales. Dicho de otro modo, los condicionantes de la vulnerabilidad en la salud de quienes están expuestos a los riesgos de desastres no están desconectadas de los determinantes sociales de la salud.

Por tales se entienden las condiciones de vida a las que se adaptan las personas en las sociedades en que viven (tales como la seguridad, la educación, la vivienda, el transporte, el acceso a los servicios de salud, etc.), así como determinantes que comportan causas de fondo que moldean esas condiciones de vida y que incluyen, entre otros, los entornos sociales y físicos, las estructuras sociales, económicas y políticas, las políticas públicas o las decisiones de actores y organizaciones poderosos. A menudo tales causas profundas y remotas inciden sobre la salud de las personas de manera más decisiva que las causas próximas y más identificables según los patrones biomédicos habituales. En especial, las desigualdades y desventajas sociales se vinculan causalmente con las diferencias injustas en los resultados de salud, tales como la esperanza de vida y las tasas de mortalidad.

Es bien sabido que los más desaventajados socioeconómicamente suelen salir peor parados de los estragos de los desastres, incluso desproporcionadamente en comparación con otros damnificados; y que, a falta de medidas correctivas justas y eficaces, las soluciones en la fase de reconstrucción y los regresos a la normalidad ahondan y agudizan sus antiguas desventajas. Esa «mala suerte» que se ceba en los rezagados[3] tiende a ensañarse además con su salud. Los factores socioeconómicos

---

[3] O, si en lugar de la ironía optamos por un retruécano filosófico, esa desventura que, aun si resulta en parte de malas elecciones previas de los afectados *(optional bad luck),* no por ello deja de ser para las víctimas una pura mala suerte *(brute bad luck),* es susceptible además de tornarse injusta en su brutalidad (Gil, 2022a).

(como los niveles de ingresos, la ocupación laboral, el acceso a los servicios y recursos materiales o el nivel educativo) favorecen la exposición a situaciones de riesgo de desastres que comprometen la salud de ciertos grupos de personas al tiempo que les generan una vulnerabilidad diferencial. Esas desigualdades materiales y diferencias de estatus suelen influir en la gravedad y la persistencia de los impactos de salud durante los desastres y también a medio y largo plazo después de que estos hayan golpeado (Nomura *et al.,* 2016). En suma, el influjo de los factores socioeconómicos sobre la vulnerabilidad en salud vinculada a los desastres es sustancial y directo.

Anudadas a los factores socioeconómicos se encuentran otras fuentes de vulnerabilización presentes de antemano en la vida cotidiana que permiten identificar otros factores de riesgo que se asocian con los resultados negativos de la salud en los desastres. Entre ellas cabe mencionar la ubicación física y geográfica donde se habita y trabaja, los estilos de vida que propician la falta de preparación y la ignorancia del riesgo, los usos del suelo y la urbanización descontrolada en zonas de riesgo (áreas de peligrosidad sísmica o propensas a inundaciones fluviales o costeras, al alcance de incendios forestales, vulnerables a los deslizamientos de tierra, etc.), la inexistencia o inconsistencia de redes de apoyo, etcétera. Podemos citar, a modo de ejemplo, dos casos típicos de tales anudamientos. En muchos lugares son grupos empobrecidos o marginados los que habitan en áreas proclives a peligros de origen natural y no toman medidas de reducción de riesgos, con lo que «la vulnerabilidad geográfica a los riesgos se entrecruza con la vulnerabilidad social» (Fenton & Hanfling, 2019, p. 788). Las personas enfermas y dependientes tienen por lo general menos oportunidades para manejarse convenientemente en medio de una catástrofe y más dificultades para ser evacuadas y, posteriormente, adaptarse a las nuevas situaciones en la fase posdesastre.

Las consecuencias negativas persistentes para la salud de las víctimas suelen pronunciar las gradientes de salud-enfermedad previas al desastre. Teniendo en cuenta que la salud es instrumentalmente valiosa y su menoscabo un factor corrosivo sobre las capacidades, la calidad de vida, el bienestar y las relaciones de las personas, no es casual que muchas de dichas consecuencias contribuyan a perpetuar, exacerbar o aumentar otros patrones preexistentes de injusticia social. Y, al igual que ocurre con la distribución desigual en riqueza y recursos y otras desventajas de estatus, las inequidades en la salud que corren en paralelo a los escalonamientos socioeconómicos suelen entorpecer, desgastar y lastrar las capacidades individuales y colectivas de resiliencia ante futuros desastres.

Así pues, las redes de causaciones e interdependencias en la que se entreteje la salud pública pueden operar a modo de *creación* de riesgos de desastres y laminar la capacidad de individuos y colectivos para adaptarse y resistir a los efectos negativos de los desastres. En lo que resta del capítulo se sostendrá que la ética de la salud pública, en razón de su preocupación por la justicia social y la equidad en salud, tiene que velar por que la salud colectiva ocupe un lugar destacado en la *reducción* de riesgos de desastres.

4. Ética de la salud pública y reducción de riesgos de desastre

Hay teóricos que juzgan implausible y desvirtuadora una concepción expansiva de la salud pública (y, por ende, de la ética de la salud púbica) que pretenda dar cuenta tanto de las incontables determinaciones sociales, económicas e institucionales de las exposiciones dañinas y de los factores protectores de la salud como de la ingente cantidad de intervenciones y recursos sociales que se precisarían para mejorar (las condiciones de) la salud de las poblaciones y corregir las desigualdades en salud. Se argumenta, por ejemplo, que las causas remotas en tramas muy complejas rehúyen el control directo de los propios epidemiólogos sociales, o que las instituciones y los profesionales de la salud pública no están legitimados para decidir las políticas fiscales y redistributivas con las que se enderezarían las desigualdades sociales de la salud o que no está en sus manos implementar las inversiones en comunidades perjudicadas y empobrecidas que ayudarían a prevenir las enfermedades. El problema de los «límites de la salud pública» se agudiza, si cabe, cuando se aplica a los determinantes sociales de los desastres sanitarios. Escapa al ámbito de competencia de las instituciones y profesionales de la salud pública acometer intervenciones como, pongamos por caso, la supervisión de códigos de edificación, la contención de una urbanización rápida y descontrolada o la corrección de las conductas inapropiadas en previsión de seísmos o inundaciones.

Ahora bien, a una realidad social estructuralmente interconectada, al entrelazamiento de necesidades humanas que son intrínsecamente sociales y a la superposición de los determinantes de la salud responde un entramado de prácticas y políticas públicas, cuya complejidad se debe a su vez a sus traslapes, interdependencias y refuerzos mutuos. Es un cometido de la ética de la salud pública prestar atención a (la mejor evidencia disponible sobre) todos los aspectos que ejercen un impacto significativo en la preservación y promoción de la salud, así como a la reducción de las desigualdades en materia de salud entre grupos. Y por ello también le compete evaluar la formulación, la ejecución y la supervisión de las políticas que favorecen (o merman) las intervenciones preventivas y los esfuerzos por mejorar la salud pública. Esa tarea de la ética de la salud pública alcanza a las prácticas y políticas que implementan (o desactivan) las medidas de salud en respuesta a desastres o a las que brindan (o bien privan) a los grupos del sentido de cohesión con el que emprender la creación de resiliencia. Ahora bien, las prácticas y políticas de salud pública están interrelacionadas con prácticas y políticas públicas que abordan las injusticias sociales en otros ámbitos de la realidad social (por ejemplo, en vivienda, educación, empleo, agricultura, medio ambiente, emigración), los cuales influyen significativamente —a menudo superpuestos y fortaleciéndose entre sí— sobre la salud pública. De hecho, muchas medidas y actuaciones que se aplican, allende los confines de los organismos e instituciones de la salud, desde otras prácticas y políticas públicas, como las fiscales, las ambientales o las educativas, resultan ser estratégicas para prevenir enfermedades y promover la salud de la población. El planteamiento de «la salud en todas las políticas», promovido por la OMS y reconocido por la Ley General de Salud Pública, atañe sin duda a la gestión de riesgos de desastres y, más específicamente, al marco de políticas públicas conocido como reducción de riesgos de desastres (en adelante: RRD), que incluye las de protección civil. Las intervenciones de RRD externas a las instituciones y profesiones de la salud contribuyen a prevenir la mortalidad y morbilidad de los desastres y respaldan indirectamente ciertos programas de salud pública. A su vez, los epidemiólogos o los gestores de la salud pública pueden involucrarse en temas de RRD aparentemente alejados de las preocupaciones sanitarias o argumentar a favor o en contra de determinadas políticas y estrategias de preparación, respuesta o reconstrucción en razón de cómo pueden afectar a la salud pública. Pensemos a este respecto, por ejemplo, en las controvertidas tendencias a la securitización de la salud pública.

Las prácticas y políticas de salud pública y las de la RRD se implican y refuerzan mutuamente en la preparación y en la respuesta a situaciones de desastres. Es más, las primeras son instrumentales a la par que indispensables para las segundas, dado que el fin último de estas (proteger y salvar vidas y bienes) converge con los de aquellas. Las prácticas y políticas sanitarias adecuadas (como las orientadas a prevenir y reducir el riesgo de mala salud, contribuir al cuidado de los más vulnerables o reducir las desigualdades de salud) son, no menos que la resiliencia de los sistemas sanitarios y de sus funciones asistenciales, un instrumento decisivo para el conjunto de las políticas públicas de la RRD, pero también son ellas mismas reductoras de riesgos de desastres y favorecedoras de la resiliencia colectiva.

La salud pública centra sus enfoques en las poblaciones más que en los individuos, antepone la prevención a la curación y requiere de esfuerzos colectivos con pilotaje estatal. Estas características definitorias configuran en buena medida el marco de reflexión y de actuación de la ética de la salud pública (Dawson, 2011, pp. 1-19; Faden *et al.,* 2022). La RRD correlaciona con esos tres rasgos constitutivos de la salud pública, toda vez que abarca a grupos numerosos de personas, si no poblaciones enteras, en cuanto que afectadas (o susceptibles de serlo) por los desastres; considera que la preparación eficaz resulta imprescindible para la respuesta y la recuperación en todo tipo de desastres; y, en fin, precisa de responsabilidades compartidas en un marco multinivel y multisectorial de gobernanza para mejorar el modo de enfrentarse a los desastres (Gil, 2022b). En la alianza entre las prácticas y políticas públicas de salud pública y las de RRD pasan a un primer plano tres áreas sobre las que debe aplicarse la ética (y la política) de la salud pública, como son la centralidad de las cuestiones de justicia, los deberes colectivos de prevención de desastres sanitarios y las responsabilidades colectivas distribuidas en un marco complejo de gobernanza.

El aspecto poblacional de la salud pública explica la preocupación de la ética de la salud pública por las inequidades en la salud que, dijimos, se anudan con una serie de injusticias sociales a través de los determinantes sociales de los desastres sanitarios. En los contextos de tales desastres, la centralidad de la justicia tiene además implicaciones evidentes en las cuestiones morales relativas al racionamiento de recursos escasos y al triaje de emergencias masivas (Hortal *et al.,* 2021), a las restricciones provisionales de libertades y derechos individuales y a las obligaciones de la sociedad hacia el personal profesional que se arriesga en la respuesta a los desastres. Existe una extensa literatura al respecto, vigorizada con la pandemia por COVID-19. Una de las supuestas lecciones extraídas de la pandemia, a decir de innumerables autores[4], es que la justicia de tales intervenciones, además de tener que quedar sometidas a la transparencia y la rendición de cuentas, depende de que se ajusten a una regulación en planes de emergencia y protocolos de actuación previamente consensuados. Y estos tienen que elaborarse deliberativamente como elementos estratégicos dentro de la preparación más holista para los riesgos de desastres.

La preparación incluye medidas para evitar que se materialicen riesgos y amenazas de distinta índole, capacitar a los Estados y las sociedades para responder a los desastres, incluyendo los desastres sanitarios, y promover la resiliencia comunitaria. Las medidas de prevención en salud pública se centran en evitar proactivamente la aparición de factores de riesgo y de lesiones y enfermedades, en inhibir su progresión cuando aparecen y en reducir sus consecuencias negativas adicionales. Dichas medidas son parte integral de la preparación, más holística, a los desastres. Desde el punto de vista ético, preparación y prevención establecen obligaciones colectivas que remiten a deberes básicos concordantes (el de proteger vidas y prevenir pérdidas y daños, el de cuidar a las personas y velar por su salud) y a la expectativa de que los asuman los poderes públicos y las organizaciones y el personal profesional implicado (en la gestión de los desastres y en la salud pública). Los deberes de preparación para desastres sanitarios incluyen los de la prevención primaria, que se diri-

[4] Entre los que me incluyo: Gil (2020, pp. 12-13). Por descontado, hubo quienes habían aprendido la lección con anterioridad; como botón de muestra: Zack (2009) y Leider *et al.* (2017).

ge al conjunto de la sociedad antes de que ocurran los desastres y que entronca con las medidas de reducción de las desigualdades en materia de salud. Incorporan también los deberes que guían las medidas tanto de prevención secundaria, que se concentran en las poblaciones afectadas por los desastres y buscan atajar el avance de los efectos adversos sobre la salud; como de prevención terciaria, que se focalizan en la porción poblacional con padecimientos causados o exacerbados por los desastres y buscan minimizar posibles complicaciones y discapacidades derivadas y aliviar con ello los servicios asistenciales. Aun cuando lleguen a estar garantizadas y aplicadas desde los sistemas sanitarios, todas esas medidas pueden ser eficaces si se basan en planificaciones específicas previas y si cuentan con el respaldo de la operatividad de las infraestructuras y servicios y, según los casos, de los planes de intervención y de evacuación, los mecanismos de vigilancia, de alerta temprana y de protección, las estrategias de cooperación en situaciones críticas, los planes de comunicación, etc.

Para terminar, una brevísima nota sobre ese ámbito de profusas discusiones en la ética de la salud pública que es la legitimidad política de las decisiones y acciones de salud pública. La autoridad legítima se le atribuye (y se le disputa) en primer término a los poderes públicos estatales, que son los máximos responsables de la salud pública de las poblaciones y que tienen igualmente la obligación de reducir el riesgo de desastres mediante todas las acciones apropiadas, tanto preventivas como correctivas y reconstructivas. Ahora bien, esa autoridad legítima tiene que abordarse, tanto en la salud pública como en la RRD, en relación con sus respectivos marcos amplios de gobernanza, que se caracterizan en cada caso por la distribución de responsabilidades colectivas y compartidas tanto en el eje vertical de los diferentes niveles en que operan los poderes públicos, desde el local-municipal hasta el regional-internacional e incluso mundial, cuanto en el eje horizontal de los múltiples agentes implicados en todos esos niveles, desde las organizaciones no estatales hasta el sector privado, pasando por los propios ciudadanos. Uno de los muchos cometidos de la ética (política) de la salud aplicada a los desastres es permanecer ojo avizor en esas constelaciones de responsabilidades y participar en la constante conversación democrática en la que se delibera sobre las mismas.

BIBLIOGRAFÍA

CLEMENTS, B., & CASANI, J. A. (eds.). (2016). *Disasters and public health*. Elsevier.

CHAN, E. Y. Y. (2017). *Public health humanitarian responses to natural disasters.* Routledge.

DAWSON, A. (ed.). (2011). *Public health ethics: Key concepts and issues in policy and practice.* Cambridge University Press.

FADEN, R., BERNSTEIN, J., & SHEBAYA, S. (2022). Public health ethics. En N. Zalta & U. Nodelman (eds.), *The Stanford Encyclopedia of Philosophy Archive* (ed. primavera de 2025). Stanford University. https://plato.stanford.edu/archives/spr2025/entries/publichealth-ethics/.

FENTON, E., & HANFLING, D. (2019). Natural and industrial disaster events, public health, and ethics. En A. Mastroianni, J. P. Kahn, & N. E. Kass (eds.), *The Oxford handbook of public health ethics* (pp. 786-796). Oxford University Press.

GIL, J. (2020). Triaje y ética de desastres. *Télos: Revista Iberoamericana de Estudios Utilitaristas,* 24(1-2), 1-16. https://doi.org/10.15304/telos.24.1-2.7154.

— (2022a). Shared responsibilities and disaster preparedness. *Filosofia-Revista da Faculdade de Letras da Universidade do Porto,* 39, 113-128. https://doi.org/10.21747/21836892/fil39a5.

— (2022b). Deberes éticos en la preparación ante posibles desastres. *Revista Española de Salud Pública,* 96, e1-e12, e202210071. https://ojs.sanidad.gob.es/index.php/resp/article/view/250.

HORTAL, J., PADILLA, J., MELGUIZO, M., AUSIN, T., CRUZ, M., LÓPEZ DE LA VIEJA, M.ª T., PUYOL, À., RODRÍGUEZ-ARIAS, D., TAMAYO-

Velázquez, M.-I., & Triviño, R. (2021). La eficiencia no basta. Análisis ético y recomendaciones para la distribución de recursos escasos en situación de pandemia. *Gaceta Sanitaria,* 35, 525-533. https://doi.org/10.1016/j.gaceta.2020.07.006.

Izumi, T., Abe, M., Fujita, K., & Shaw, R. (eds.). (2024). *All-hazards approach*. Springer.

Leider, J., DeBruin, D., Reynolds, N., Koch, A., & Seaberg, J. (2017). Ethical guidance for disaster response, specifically around crisis standards of care: a systematic review. *American Journal of Public Health,* 107(9), e1–e9. https://doi.org/10.2105/ajph.2017.303882.

Leppold, C., Gibbs, L., Block, K., Reifels, L., & Quinn, P. (2022). Public health implications of multiple disaster exposures. *Lancet Public Health,* 7, e274–e286. https://doi.org/10.1016/S2468-2667 (21)00255-3.

Nomura, S., Parsons, A. J. K., Hirabayashi, M., Kinoshita, M., Liao, L., & Hodgson, S. (2016). Social determinants of mid- to long-term disaster impacts on health. *International Journal of Disaster Risk Reduction,* 16, 53-67. https://doi.org/10.1016/j.ijdrr.2016.01.013.

Shoaf, K., & Rottman, S. (2000). Public health impact of disasters. *Australian Journal of Emergency Management,* 15(3), 58-63.

United Nations Office for Disaster Risk Reduction. (2017). *Disaster risk reduction terminology*. https://www.undrr.org/drr-glossary/terminology.

Watson, R., Tabor, J., Ehiri, J. E., & Preedy, V. (2015). *Handbook of public health in natural disasters*. Wageningen Academic Publishers.

Zack, N. (2009). *Ethics for disaster*. Rowman & Littlefield.

6. El giro relacional en ética de la salud pública: una propuesta aplicada a la reticencia vacunal[1]

Maite Cruz Piqueras

1. Vacunas, vacunación y reticencia

La vacunación resulta una combinación perfecta de desafíos y oportunidades. Oportunidad, en cuanto a que es una medida muy efectiva, que afecta y preserva la salud de toda la población, incluida la de aquellos que no se pueden vacunar, bien por indicación clínica o por falta de accesibilidad; y desafío, por su interferencia en la autonomía de las personas y porque su población diana se dirige a personas sanas con un riesgo, normalmente, ínfimo de enfermar. A estos retos se le suman grupos o personas que, ya sea a nivel individual o colectivo, deciden rechazar la vacunación por diversos motivos. En general, se puede afirmar que las vacunas se cuestionan cada vez más en todos los países independientemente de su nivel de ingresos. Por ello, la Organización Mundial de la

---

[1] Agradecimiento a Joaquín Hortal-Carmona por todo lo reflexionado conjuntamente sobre este tema y por las sugerencias al texto.

salud (OMS), (2019) incluyó la reticencia a vacunarse como un tema prioritario y una de las diez principales preocupaciones y amenazas para la salud mundial. La reticencia vacunal se refiere a aquellas personas que dudan o rechazan vacunarse de una o de todas las vacunas a pesar de su disponibilidad. Aunque esta definición tiene problemas, porque a veces sí que es una cuestión de accesibilidad (Cruz-Piqueras & Hortal-Carmona, 2024), lo cierto es que hay personas que, apoyándose en diferentes argumentos de carácter social e ideológico, no se vacunan. En nuestro país, podemos agrupar estos argumentos fundamentalmente en los siguientes: 1) los efectos secundarios de las vacunas; 2) la protección con medios naturales bajo la falacia de creer que cualquier cosa natural siempre es mejor; 3) la influencia y los intereses comerciales de la industria farmacéutica; 4) la consulta a fuentes de información no científicas y su difusión en redes sociales; 5) la percepción de autocontrol y no gravedad de la enfermedad; 6) el desconocimiento de la dimensión colectiva que conlleva la vacunación; 7) que las enfermedades hacia las que protegen no sean visibles o puedan estar incluso erradicadas; y 8) el énfasis en la autonomía para decidir en los asuntos que conciernen a la salud (Cruz-Piqueras *et al.,* 2019).

A nivel internacional, en una revisión de estudios cualitativos sobre este tema se identificaron varios elementos tensores que podemos reducir fundamentalmente a tres (Cooper & Wiysonge, 2023). El primero es la relación entre conocimiento y reticencia: se suele equiparar el problema primordial de la duda o rechazo a la vacunación con la falta de información, cuando en realidad existen perfiles reticentes de diversos niveles sociales, incluidos aquellos con un nivel socioeducativo elevado y con conocimientos de carácter científico. En segundo lugar, la reticencia se ve influida por factores sociales y políticos que van más allá de los individuales y que no tienen que ver tanto con las vacunas en sí, sino con el sistema de creencias sobre la salud y la enfermedad, así como las relaciones con instituciones sanitarias y autoridades científicas. Y, en tercer lugar, la reticencia es un proceso fluido más que una postura fija, tiene un carácter dinámico y ambivalente, por lo que la forma de afrontarla también debería ajustarse a esta variabilidad. En ocasiones, las dudas que plantean las personas reticentes pueden suponer más una búsqueda de información y participación en los procesos que atañen a su salud que una resistencia. En este caso, tienen una base ético-política de defensa de la autonomía y rechazo a la injerencia de las políticas públicas en determinados asuntos en la que reivindican asumir la responsabilidad de su elección y sus consecuencias. La insinuación de tener un comportamiento insolidario es minimizada por la búsqueda del mejor interés hacia sus hijos e hijas. Esta deriva, que para muchos es egoísta, la intentan contrarrestar con explicaciones basadas en la capacidad de crítica que aportan a la sociedad y el automanejo de enfermedades (Cruz-Piqueras *et al.,* 2017).

Como se ha señalado, las razones para no vacunarse o, incluso, formar parte de un movimiento activista contra la vacunación son múltiples y, aunque algunas pueden ser similares en el tiempo y los contextos, hay otras que han surgido tras la pandemia de COVID-19. El nivel de análisis sociológico se ha complejizado con la presencia de otro de carácter más político y de rechazo a las medidas de carácter impositivo, no siempre adecuadamente justificadas, que se establecieron en la pandemia. A ello, se le suman nuevos problemas, como la proliferación de *fake news* y su rápida transmisión a través de las redes sociales y la desconfianza hacia las autoridades científicas (Lockyer *et al.,* 2021).

2. A vueltas con la autonomía: el giro relacional

La historia de la bioética ha revisado de forma prolífica el concepto de autonomía que surge de las entrañas de su nacimiento como disciplina. A continuación, se considerará la evolución del concepto de autonomía y lo que se ha llamado el giro relacional, para aplicarlo posteriormente al campo de la salud pública y más concretamente al problema de la reticencia a la vacunación.

A priori, la etimología de 'autonomía' significa *autos* (uno mismo) y *nomos* (gobierno) y en su origen tenía un significado profundamente político que se tornó fundamentalmente moral a través de Kant al posicionarla como condición necesaria para la acción moral. Posteriores desarrollos de diversas corrientes filosóficas pasaron a considerarla exclusivamente de manera individual, basada en la autodeterminación y en las preferencias propias, constituyéndose en una concepción que ha prevalecido como piedra angular del liberalismo (Lee, 2023). El principio de respeto por la autonomía desarrollada en la bioética clásica se volvió problemático al concebirlo como un derecho más que como una capacidad que posibilita la interacción humana. Esta concepción de cariz libertario viene a equiparar la autonomía con la libertad negativa o no interferencia del Estado en las decisiones del individuo. Dicha acepción no fue originariamente pensada para aplicarse sobre personas sanas, diana de las políticas de salud pública, sino para que personas enfermas, en un contexto de creciente tecnologización de la medicina, pudieran elegir entre diferentes opciones. Ello produjo, en la interpretación de su significado, un sesgo de carácter epistemológico desviado hacia la profesión y ética médica, en lugar de fomentar otra mirada más próxima al cuidado y la interdependencia (Casado Da Rocha & Etxebarría 2019).

No obstante, frente a esta autonomía fruto de la conquista de la ideología liberal, surgen desarrollos teóricos y conceptuales muy prolíficos que reconocen la necesidad de incorporar una «identidad relacional». La arqueóloga Almudena Hernando expone cómo la pertenencia a la comunidad era imprescindible para la supervivencia de la especie humana, pero la lógica de la modernidad y el énfasis en el desarrollo de tecnologías, de las que se apropiaron fundamentalmente hombres, tuvo como consecuencia la construcción de un individuo aparentemente independiente. Esta concepción de la autonomía es tan solo una «fantasía», puesto que serán, en gran medida, hombres quienes desarrollen una individualidad en la que inexorablemente tendrán que apoyarse en mujeres para cubrir tareas de cuidado dada la inherente vulnerabilidad de las relaciones humanas (Darat, 2021).

Esta fundamentación hace que el concepto de autonomía relacional tenga una fuerte raigambre en el feminismo que, aun con desarrollos teóricos muy dispares, incluso a veces en disputa, reconocen la idea de que las creencias y los valores de las personas se conforman en el contexto de las relaciones sociales y están moldeadas por dimensiones como la clase, la etnia y el género (Mackenzie & Stoljar, 2000). Muchas de las teorías relacionales con base en el feminismo han aportado la comprensión del significado de la autonomía por su compromiso combativo frente a la desigualdad. Como apunta Catriona Mackenzie (2018), la autonomía es un concepto complejo por las tensiones que acumula derivadas del respeto a la autonomía y la obligación de proteger a los más vulnerables. En lugar de entender la autonomía como libertad negativa o autonomía libertaria y su principio de no interferencia, aboga por la responsabilidad que tiene el Estado en tener en cuenta la vulnerabilidad y la interdependencia. Entiende la autonomía como un concepto de estatus y de capacidad, es decir, los individuos tienen derecho a decidir sobre sus vidas, pero no se debe obviar como el género y otras dimensiones interfieren y amenazan su verdadero ejercicio. Por ello, propone que la autonomía implica a su vez tres conceptos: autodeterminación, autogobierno y autoautorización, por lo que las personas pueden ser autónomas en distintos grados sin tener necesariamente que satisfacer todas las dimensiones a la vez (Mackenzie, 2018). Huelga decir que estas reflexiones no pretenden soterrar el concepto de autonomía sino revisar la interpretación de su equivalencia con el de agente racional independiente al incluir su reconocimiento y la preocupación por la justicia social. Etiquetar a las personas como autónomas no deja de ser en sí un refuerzo de respeto y reconocimiento.

3. Reticencia vacunal en ética de la salud pública, ¿cómo intervenir?

El giro relacional de la autonomía no solo va a desplegarse en la filosofía y el feminismo, sino que va a dejar su impronta en otros ámbitos, incluido el de la ética de la salud pública. La cuestión clave será cómo se aplica a este campo y si, en el diseño de cualquier intervención, debemos considerar la libertad como una restricción constitutiva de sus objetivos. Si nos ceñimos a esta concepción, prácticamente cualquier intervención en salud pública, dejando al margen no realizar ninguna acción, socava la autonomía. Dada esta interferencia y para minimizar su impacto, se enuncia el «principio de la alternativa menos restrictiva» (Childress *et al.,* 2002), según el cual, en el supuesto de que exista más de una opción que pueda solucionar un determinado problema de salud pública, se optará por aquella que restrinja menos las libertades individuales. No obstante, como se verá más adelante aplicado a la vacunación, este concepto también estará sujeto al contexto y a la persecución de un determinado objetivo salubrista y no solamente al nivel de intrusión en la autonomía. Precisamente, y sobre este principio, el Nuffield Council on Bioethics (2007) desarrolló un modelo para valorar éticamente la intromisión del Estado en aspectos concernientes a la salud de la ciudadanía. Se concibió una escalera vertical con diferentes niveles que permitieran aplicar medidas cada vez más severas a la población con la salvedad de tener en cuenta su proporcionalidad, es decir, que cuanto más restrictivas fueran, mayor justificación se precisaría aportar sobre la solidez de sus beneficios.

En el documento del Nuffield Council es reseñable que se identifique a la comunidad como el valor fundacional de la ética de la salud pública. Si la comunidad es el valor central, la salud pública no tiene solo el interés primigenio de mejorar la salud de la población, sino el de corregir sus desigualdades. Desde que se reconoce el marco de los determinantes sociales de la salud (y últimamente el de sus determinantes comerciales), las políticas públicas tienen, siquiera a nivel normativo, el deber de corregir las inequidades en salud.

Además de interferir en la autonomía, las intervenciones que promueve el Estado pueden ser tachadas de paternalistas. El argumento acerca del paternalismo de Estado o la apelación al Estado niñera —*nanny state*— se emplea con frecuencia para desacreditar el uso de normas e intervenciones que protegen y promueven la salud de la población. Desde una perspectiva más pragmática y aplicada a la salud pública, Stacy Carter y colaboradoras (2015) propondrán integrar en la valoración de las intervenciones no solo una concepción relacional de la autonomía siguiendo el modelo anteriormente descrito y desarrollado por Mackenzie, sino también del paternalismo relacional cuya ventaja es que va a diferenciar aquellas intervenciones de menor peso o incluso triviales en la restricción de las libertades sin dejar de cuestionar las infracciones a libertades fundamentales.

Bajo esta idea de autonomía y paternalismo relacional, Griffiths y West (2015) proponen una «escalera de intervención equilibrada» que, a diferencia de la del Nuffield Council, no solo se desciende con acciones que restrinjan la libertad, sino que también se puede ascender al promover capacidades entre la ciudadanía. Siguiendo este modelo, más adecuado a los problemas con los que se enfrenta la ética de la salud pública, se presenta, a continuación, una escalera adaptada a la justificación de posibles intervenciones en políticas de vacunación.

Figura 1. Escalera de intervención en reticencia a la vacunación

(+5) Vínculo colectivo: abrir espacios de deliberación pública
(+4) Permitir elección: establecer un calendario «mínimo»
(+3) Facilitar la vacunación: accesibilidad, cobertura universal, «nadie sin vacunar»
(+2) Educación sanitaria en torno a la vacunación: campañas informativas
(+1) Suministrar información veraz y revertir la información falaz
(0) Establecer la vacunación como opción predeterminada: un sistema *opt out*, se vacuna mientras no se diga lo contrario
(0) No hacer nada: no hacer ninguna intervención
(-1) Incentivar la vacunación: incentivos económicos o sociales, etc.
(-2) Penalizar el rechazo a la vacunación: multar, no dar ayudas ni permitir escolarización, «no jab no pay»
(-3) Restringir las posibilidades: no atender en servicios sanitarios a personas no vacunadas
(-4) Obligar a vacunar: obligatoriedad jurídica de vacunación

Fuente: Adaptación de J. Hortal Carmona y M. Cruz Piqueras a partir de la propuesta de P. E. Griffiths y C. West. (2015)

Si nos situamos en el nivel cero de la escalera (véase figura 1) y descendemos hacia medidas que, siguiendo la estela marcada por el documento del Nuffield Council siempre van a limitar la autonomía (con la excepción de no hacer nada), se propone, o bien ofrecer incentivos económicos (nivel -1), o bien impedir recibir ayudas de tipo social o incluso para la escolarización (nivel -2), lo que se conoce como *no jab, no pay*. Un análisis somero de ambas medidas incurriría en que tanto una como otra impactan negativamente en la equidad. Para algunas personas podría resultar difícil rechazar un incentivo económico, mientras que, para otras, les resultaría indiferente. Además, una cuestión que cabe la pena señalar para el tema que nos ocupa es que una penalización se considera moralmente peor que recibir un incentivo (Giubilini, 2018).

Si bajamos un escalón más (nivel -3), una posible medida podría ser no atender en los servicios de salud a quienes no se han vacunado. Esta opción presenta problemas cuando se aplica en menores que no han decidido por sí mismos. Una situación comparable podría resultar del cuestionamiento de un paciente a ser atendido por un profesional que no se ha vacunado de la gripe.

La intervención más intrusiva, el último escalón (nivel -4), sería la obligatoriedad a la vacunación. Esta medida, presenta problemas en cuanto al impacto real que tienen estas políticas con resultados, a menudo, contradictorios (Kuznetsova *et al.,* 2022), y si bien esta imposición puede aumentar efectivamente el número de personas vacunadas, no aborda adecuadamente las causas subyacentes de la reticencia. Trasladar las implicaciones éticas al nivel jurídico presenta problemas porque los argumentos de la obligatoriedad se abstraen excesivamente de los casos concretos. No hay que olvidar que hay otros valores de peso como la educación o la confianza pública que se ven afectados en la decisión de impulsar medidas de coacción (Navin & Attwell, 2019).

Si regresamos al rellano de esta escalera (nivel 0), y se proponen acciones que no solamente restrinjan la autonomía, sino también que la promuevan, el punto de partida podría ser establecer la vacunación como opción predeterminada. Aplicar una especie de *opt out* de las vacunas similar al que opera en la donación de órganos en nuestro país. Es decir, se vacuna en espacios como las escuelas a menos que se diga lo contrario. Estos *nudges* o pequeños empujones pueden ayudar a tomar mejores decisiones en salud pública, influyendo a través del diseño de una arquitectura de elección que permite modificar el comportamiento sin excluir otras opciones (MartinFumadó *et al.,* 2021). Los *nudges* pueden ser eficaces cuando padres y madres deciden no vacunar a sus hijos por las molestias de acudir a los centros de vacunación, pero es probable que sean menos efectivos en el caso de padres con creencias religiosas o filosóficas profundamente arraigadas, con estilos de vida «naturales» o que desconfíen de las instituciones de salud y/o en los profesionales sanitarios (Yaqub *et al.,* 2014).

Otras propuestas que se plantean para aumentar la vacunación y a la vez promover la autonomía tienen que ver con suministrar información veraz, revertir la información falaz (nivel +1) y realizar campañas de educación (nivel +2) sobre la importancia de la vacunación. Este paso es importante puesto que para que las personas tomen decisiones es fundamental reforzar procesos de comunicación transparentes, alejados de intereses comerciales, como se vio en algunos casos durante la pandemia, a la vez que es necesario entender las dinámicas de diseminación de noticias falsas o *fake news* y los canales para contrarrestarlas (Roozenbeek *et al.,* 2020). Este peldaño exigiría también determinadas condiciones que se deben cumplir sobre la calidad, las fuentes y la accesibilidad de la información y que la pandemia dejó como lecciones aprendidas y recomendaciones que incorporar en situaciones similares (European Centre for Disease Prevention and Control, 2024).

El siguiente escalón hacia la promoción de la vacunación tiene que ver con la accesibilidad a la vacuna (nivel +3). A veces, la acumulación de personas sin vacunar no responde a perfiles que rechacen la vacunación o directamente estén en contra de esta, sino a problemas de acceso y de distribución, como también se vio durante la pandemia (Cruz-Piqueras *et al.,* 2020).

Otro eslabón promueve habilitar otras opciones de elección (nivel +4), como sería establecer un calendario mínimo de vacunación y una gradación de mayor o menor importancia de cada vacuna con base en la razón riesgo/beneficio, gravedad de la enfermedad, seguridad de la vacuna e impacto en la inmunidad ya sea a nivel individual o colectivo.

Por último, y como peldaño o expresión mayor de autonomía relacional que sobrevuela por encima del resto, sería aquel que proporciona vínculos colectivos (nivel +5). Estaría en la raíz propia de la salud pública: si, como se ha dicho, su valor fundamental es la comunidad, las decisiones podrían vehiculizarse a través de espacios de deliberación pública tal y como se han llevado a cabo en otros países (Degeling *et al.*, 2023).

4. Ética, salud pública y reticencia: lo abstracto y lo concreto

En las sociedades liberales y plurales que habitamos, un elemento arduo y que produce cierta controversia es aquel por el que debemos respeto a las elecciones que las personas hacen en aspectos concernientes a su salud, incluidas aquellas que tienen efectos perjudiciales, no solo a nivel individual, sino también colectivo, como sucede con las personas reticentes a la vacunación.

Una revisión de las propuestas sustentadas en la autonomía relacional permite plantear intervenciones de forma escalonada, equilibrada y dialógica, y se alejan de políticas coercitivas al promover capacidades para la toma de decisiones con una mirada más cercana a la comunidad. Ni la autonomía ni la beneficencia pueden, por sí mismas, justificar la introducción de medidas de salud pública sin incorporar criterios de justicia, y sobre todo de equidad. Por tanto, la equidad en el reparto de las cargas en la prevención de la enfermedad trasciende la responsabilidad individual y claramente produce un deber con la colectividad (Giubilini *et al.*, 2017). Sin embargo, también es cierto que resulta complicado apoyarse en un solo marco normativo generalizable para reflexionar sobre todas las decisiones en salud pública. Desde una perspectiva más conceptual y abstracta es posible que tengan más peso las teorías de la justicia, pero estas pierden utilidad cuando se aplican en un contexto determinado dada la cantidad de elementos que interfieren en la salud de los individuos que se ve afectada por la distribución de otros bienes y capacidades como sucede en la vacunación (Wilson, 2009).

El carácter caleidoscópico de la vacunación no puede tener una respuesta que sea solamente científica o moral sin incorporar los aspectos sociales y el contexto concreto donde se produce la reticencia. Si bien, la mayoría de los argumentos de las personas que rechazan la vacunación se apoyan en informaciones que pueden ser erróneas, la reticencia se complejiza cuando además hay desconfianza hacia las fuentes que la proveen y se cuestiona tanto el rigor de las publicaciones e investigaciones como la intromisión de conflictos de interés e intereses comerciales. De nuevo la pandemia ha demostrado que nos encontramos ante una situación, si cabe, aún más complicada que la propia vacunación, como es la recuperación de la confianza en las políticas públicas (McKee M. *et al.,* 2024). A esto se suma un factor incipiente, pero del que ya se está empezando a ver sus efectos, como así lo atesora el negacionismo institucional del actual Gobierno de Estados Unidos al poner al frente de sus principales departamentos de salud pública a un representante que niega el conocimiento científico (Baxter & Kavanagh, 2024).

En definitiva, existe un debate aún no cerrado en la literatura de la ética de la salud pública sobre cómo intervenir ante problemas como la reticencia a la vacunación. Acudir a modelos procedimentales basados en la autonomía relacional y en la equidad como el que se ha propuesto en este texto, sin perder de vista el contexto concreto en el que se producen las intervenciones, probablemente, ayudará a justificar mejor las medidas que se implementen. Ello no eximiría de extender la accesibilidad al conjunto de la población, explicar, comunicar y rendir cuentas de cualquier medida que se plantee y, en el caso de ser coercitivas, revisarse cada cierto tiempo, planificarlas y acompañarlas de otras que, a su vez, no lesionen la confianza ni repercutan en otros valores que la salud pública también debe defender y promover (Dubé *et al.,* 2016; Chantler *et al.,* 2019). El editor de The Lancet, Richard Horton (2019), ya advertía que «nuestras necesidades de salud dependen de las acciones de los demás. Somos mutuamente dependientes».

La autonomía, aplicada a la vacunación o a cualquier política de salud pública, será relacional o no será.

Bibliografía

Baxter, N., & Kavanagh, A. (2024, noviembre 8). If Trump puts RFK Jr in charge of health, get ready for a distorted reality, where global health suffers. *The Conversation*. https://theconversation.com/if-trump-puts-rfk-jr-in-charge-of-health-get-ready-for-a-distorted-reality-where-global-health-suffers-243152.

Carter, S., Entwistle, V., & Little, M. (2015). Relational conceptions of paternalism: a way to rebut nanny-state accusations and evaluate public health interventions. *Public Health,* 129(8), 1021-1029. https://doi.org/10.1016/j.puhe.2015.03.007.

Casado Da Rocha, A., & Etxebarría, A. (2019). Autonomía y enfermedad: qué puede aportar la filosofía de la medicina a la bioética. En A. Casado Da Rocha (ed.), *Autonomía con otros: ensayos de bioética* (pp. 35-62). Plaza y Valdés.

Chantler, T., Karafillakis, E., & Wilson, J. (2019). Vaccination: is there a place for penalties for non-compliance? *Applied Health Economics and Health Policy,* 17(3), 265-271. https://doi.org/10.1007/s40258-019-00460-z.

Childress, J. F., Faden, R. R., Gaare, R. D., Gostin, L. O., Kahn, J., Bonnie, R. J., Kass, N. E., Mastrioanni, A. C., Moreno, J. D., Nieburg, Ph. (2002). Public health ethics: mapping the terrain. *The Journal of Law, Medicine & Ethics,* 30(2), 170-178. https://doi.org/10.1111/j.1748-720X.2002.tb00384.x.

Cooper, S., & Wiysonge, C. S. (2023). Towards a more critical public health understanding of vaccine hesitancy: key insights from a decade of research. *Vaccines,* 11(7), 1155. https://doi.org/10.3390/vaccines11071155.

Cruz-Piqueras, M., De Cortázar, A. R. G., Hortal-Carmona, J., & Padilla-Bernáldez, J. (2017). Reticencia vacunal: análisis del discurso de madres y padres con rechazo total o parcial a las vacunas. *Gaceta Sanitaria,* 33(1), 53-59. https://doi.org/10.1016/j.gaceta.2017.07.004.

Cruz-Piqueras, M., Hortal-Carmona, J., & Padilla-Bernáldez, J. (2020). «Vísteme despacio que tengo prisa». Un análisis ético de la vacuna contra la COVID-19: fabricación, distribución y reticencia. *Enrahonar: An International Journal of Theoretical and Practical Reason,* 65, 57. https://doi.org/10.5565/rev/enrahonar.1307.

Cruz-Piqueras, M., & Hortal-Carmona, J. (2024). Equidad y reticencia vacunal: más ética, por favor. *Medicina de Familia SEMERGEN, 51*(1), 102344. https://doi.org/10.1016/j.semerg.2024.102344.

Darat, N. (2021). Autonomía y vulnerabilidad. La ética del cuidado como perspectiva crítica. *Isegoría,* 64, e03. https://doi.org/10.3989/isegoria.2021.64.03.

Degeling, C., Leask, J., Attwell, K., Wood, N., Braunack-Mayer, A., Wiley, K., Ward, P., & Carter, S. M. (2023). Public values to guide childhood vaccination mandates: a report on four Australian community juries. *Health Expectations,* 27(1). https://doi.org/10.1111/hex.13936.

Dubé, E., Gagnon, D., Ouakki, M., Bettinger, J. A., Guay, M., Halperin, S., Wilson, K., Graham, J., Witteman, H. O., MacDonald, Sh., Fisher, W., Monnais, L., Tran, D., Gagner, A., Guichon, J., Saini, V., Heffernan, J. M., Meyer, S., Driedger, M., … MacDougall, H. (2016). Understanding vaccine hesitancy in Canada: results of a consultation study by the Canadian Immunization Research Network. *PLoS ONE,* 11(6), e0156118. https://doi.org/10.1371/journal.pone.0156118.

European Centre for Disease Prevention and Control. (2024). *Effective communication around the benefit and risk balance of vaccination in the EU/EEA*. https://www.ecdc.europa.eu/en/publications-data/effective-communication-around-benefit-and-risk-balance-vaccination-eueea.

Giubilini, A. (2018). *The ethics of vaccination*. Springer. https://doi.org/10.1007/978-3-030-02068-2.

Giubilini, A., Douglas, T., & Savulescu, J. (2017). Liberty, fairness and the «contribution model» for non-medical vaccine exemption policies: a reply to Navin and Largent. *Public Health Ethics,* 10(3), 235-240. https://doi.org/10.1093/phe/phx014.

Griffiths, P., & West, C. (2015). A balanced intervention ladder: promoting autonomy through public health action. *Public Health,* 129(8), 1092-1098. https://doi.org/10.1016/j.puhe.2015.08.007.

Horton, R. (2019). Offline: a moral health system demands a moral society. *The Lancet,* 393(10183), 1020. https://doi.org/10.1016/S0140-6736(22)00049-6.

Kuznetsova, L., Diago-Navarro, E., Mathu, R., & Trilla, A. (2022). Effectiveness of COVID-19 vaccination mandates and incentives in Europe. *Vaccines,* 10(10), 1714. https://doi.org/10.3390/vaccines10101714.

Lee, J. (2023). Relational approaches to personal autonomy. *Philosophy Compass,* 18(5). https://doi.org/10.1111/phc3.12916.

Lockyer, B., Islam, S., Rahman, A., Dickerson, J., Pickett, K., Sheldon, T., Wright, J., McEachan, R., & Sheard, L. (2021). Understanding COVID-19 misinformation and vaccine hesitancy in context: findings from a qualitative study involving citizens in Bradford, UK. *Health Expectations,* 24(4), 1158-1167. https://doi.org/10.1111/hex.13240.

Mackenzie, C. (2018). Feminist innovation in philosophy: relational autonomy and social justice. *Women's Studies International Forum,* 72, 144-151. https://doi.org/10.1016/j.wsif.2018.05.003.

Mackenzie, C., & Stoljar, N. (2000). Introduction: autonomy refigured. En C. Mackenzie & N. Stoljar (eds.), *Relational autonomy: feminist perspectives on autonomy, agency, and the social self* (pp. 3-31). Oxford University Press.

Martin-Fumadó, C., Aragonès, L., Areste, M. E., & Arimany-Manso, J. (2021). Reflexiones médico-legales, éticas y deontológicas de la vacunación de COVID-19 en profesionales sanitarios. *Medicina Clínica,* 157(2), 79-84. https://doi.org/10.1016/j.medcli.2021.04.002.

McKee, M., van Schalkwyk, M. C. I., Greenley, R., & Permanand, G. (2024). *Trust: the foundation of health systems*. European Observatory on Health Systems and Policies, WHO Regional Office for Europe. https://iris.who.int/bitstream/handle/10665/379318/9789289059992-eng.pdf?sequence=1&isAllowed=y.

Navin, M. C., & Attwell, K. (2019). Vaccine mandates, value pluralism, and policy diversity. *Bioethics,* 33(9), 1042-1049. https://doi.org/10.1111/bioe.12645.

Nuffield Council on Bioethics. (2007). *Public health: Ethical issues*. Nuffield Council on Bioethics.

Organización Mundial de la Salud. (2019). *Diez cuestiones de salud que la OMS abordará este año*. https://www.who.int/es/news-room/spotlight/ten-threats-to-global-health-in-2019.

Roozenbeek, J., Schneider, C. R., Dryhurst, S., Kerr, J., Freeman, A. L. J., Recchia, G., van der Bles, A. M., & van der Linden, S. (2020). Susceptibility to misinformation about COVID-19 around the world. *Royal Society Open Science,* 7(10), 201199. https://doi.org/10.1098/rsos.201199.

Wilson, J. (2009). Towards a normative framework for public health ethics and policy. *Public Health Ethics,* 2(2), 184-194. https://doi.org/10.1093/phe/php012.

Yaqub, O., Castle-Clarke, S., Sevdalis, N., & Chataway, J. (2014). Attitudes to vaccination: a critical review. *Social Science & Medicine, 112*, 1-11. https://doi.org/10.1016/j.socscimed.2014.04.018.

7. Voluntades anticipadas en salud mental: la encrucijada entre la ética de la salud pública y los derechos humanos[1]

Liliana Mondragón Barrios y Fernando Lolas Stepke

1. Introducción

Las voluntades anticipadas en salud mental (VASM) constituyen un proceso mediante el cual una persona con condición mental que está informada sobre su situación clínica, de manera voluntaria, libre y mostrando capacidad suficiente, expone las instrucciones para tratamientos futuros que desea recibir en situaciones graves, en las cuales ya no pueda tomar decisiones y expresar su voluntad, es decir, que predetermina los aspectos de su cuidado posterior. De esta forma, las VASM se aplican cuando la persona pudiese carecer de la capacidad

[1] Este trabajo fue financiado por el Consejo Nacional de Ciencia y Tecnología (CONACYT), beca en Estancias Posdoctorales en el Extranjero 2021, CCINSHAE, México, proyecto: «Bases bioéticas para la implementación de las directrices anticipadas en psiquiatría en la atención de la salud mental» a cargo de Liliana Mondragón-Barrios.

para que se conozcan y respeten sus deseos sobre sus tratamientos posteriores (Mondragón & Lolas, 2023a).

De acuerdo con la literatura, el contenido de las VASM contempla tratamiento farmacológico, terapia electroconvulsiva (TEC) o alternativas a la hospitalización: restricción y reclusión, internamiento involuntario (Appelbaum, 2004; Srebnik *et al.,* 2004; Srebnik & Kim, 2006), entre otras medidas terapéuticas que dependerán del caso clínico de la persona.

El antecedente de las VASM son las voluntades anticipadas al final de la vida (VAFV), las cuales surgieron con el propósito de que cualquier persona pudiera indicar sus deseos para rechazar o aceptar un tratamiento que prolongue la vida ante una condición incurable e irreversible. Las VAFV se originan en un marco sanitario autonomista cuya manifestación de la voluntad del paciente se puede expresar anticipadamente, como garantía de su derecho a decidir de manera razonada y consciente, libre y voluntaria, cómo quiere vivir los últimos momentos de su vida (Kemelmajer, 2024; Mastachi, 2021; Mondragón & Guarneros, 2020; Monteiro & Silva, 2019; Morera, 2022).

Las VAFV están legisladas en distintos países: Reino Unido, Estados Unidos, España, Argentina, Brasil, México, etc. (Mastachi, 2021; Morera, 2022) y preservadas en el Convenio para la Protección de los Derechos Humanos y la Dignidad del Ser Humano respecto de las Aplicaciones de la Biología y la Medicina, promovido por el Consejo de Europa (1997), y conocido como Convenio de Oviedo.

Con las VAFV como antecedente y bajo el modelo autonomista, surgen las VASM en el contexto de la psiquiatría y la salud mental. Actualmente, las VASM aparecen en las legislaciones de distintos países: Estados Unidos, Canadá, Bélgica, Alemania, Australia, España, Suiza, Irlanda, Italia, Escocia, Países Bajos, India, Nueva Zelanda, lo que ha permitido su implementación (Scholten *et al.,* 2019). En Latinoamérica (LATAM), las VASM cobraron mayor presencia con las reformas recientes en las legislaciones en materia de salud mental de países como México, Chile y Argentina (Mondragón *et al.,* 2025).

No obstante, implementar el uso de las VASM encuentra algunas barreras o dificultades como la falta de recursos o la poca importancia que se sigue otorgando a la voluntad anticipada en la práctica clínica (Ramos *et al.,* 2024; Swartz *et al.,* 2021). También las preocupaciones de los profesionales de la salud sobre las responsabilidades o el cumplimiento legal de permitir las preferencias del paciente constituyen otra barrera. Además, existe desconocimiento del significado de decidir anticipadamente o la revocación de estas decisiones (Ramos *et al.,* 2024; Srebnik & Kim, 2006). Hay falta de conocimiento y capacitación sobre la implementación, aplicación y manejo de las VASM (Swartz *et al.,* 2021). Por otro lado, la literatura advierte que los principales obstáculos son los prejuicios de los médicos acerca de la capacidad individual en el momento de hacer unas VASM, asociado con el estigma y escaso reconocimiento de los derechos y la dignidad de las personas, lo que indica resistencia al cambio del paradigma paternalista al autonomista.

Estas barreras han obstaculizado la utilidad de las VASM: que las personas puedan tomar decisiones anticipadas sobre su salud. Sin embargo, las VASM deben ser consideradas como derecho, por lo que funcionan como herramienta en el campo de la salud mental para proteger la dignidad y las decisiones de personas con capacidad disminuida, de acuerdo con la Convención Internacional sobre los Derechos de las Personas con Discapacidad (CDPD) de la Organización de Naciones Unidas (Naciones Unidas [ONU], 2006). En este sentido, las VASM están instituidas en el marco del reconocimiento de los derechos fundamentales de la CDPD.

La CDPD como instrumento internacional vinculante en la materia ha logrado establecer nociones y perspectivas paradigmáticas, a partir de las cuales puede reconstruirse el estatuto social y jurídico de personas con enfermedad o condición mental asociadas al concepto de discapacidad psicosocial de la Convención (Rascón, 2017). El reconocimiento de personas con discapacidad psicosocial lleva implícita la obligación jurídica, para los ciento ochenta y seis Estados que han ratificado este documento internacional, de adoptar medidas necesarias para que estas personas gocen y ejerzan sus derechos en condiciones de igualdad con otros individuos, incluyendo el tomar decisiones anticipadas sobre su salud y las intervenciones profesionales (Organización Panamericana de la Salud [OPS], 2023a; Scholten *et al.,* 2019).

En otro lugar se ha señalado que adoptar las medidas que exige la CDPD implica cambios en la forma de atención de la salud mental y transformaciones culturales, sociales y legales que llevan tiempo (Mondragón & Lolas, 2023a). Especialmente en regiones como Latinoamérica, donde persiste un contexto de tutela y paternalismo desde el modelo médico rehabilitador, asilar, y se destina un bajo presupuesto para la salud mental, con solo el 3 %, y de este un 43 % es destinado a los hospitales psiquiátricos (Martí, 2015; OPS, 2023b; Valenti *et al.,* 2014). Debido a que la implementación de las VASM no puede seguir postergándose en LATAM, deberá hacerse en el contexto de un sistema de salud tradicionalmente paternalista (Hiu *et al.,* 2020; Mondragón & Lolas, 2023a).

La realización de las VASM depende de su incorporación a legislación nacional que cada Estado firmante ha aceptado con la Convención, instrumento internacional de DD. HH., lo que ha dado lugar a reformas legislativas en materia de salud mental para armonizarlas con la normativa de la CDPD (Mondragón *et al.,* 2025) y, con base en ello, proceder a su implementación. Sin embargo, los desafíos que esto implica parecen incrementarse en sistemas sanitarios donde aún impera el modelo paternalista, lo que requiere sustentos deliberativos, prudentes y participativos de la bioética y ética de salud pública, que puedan preceder las cuestiones jurídicas y centrarse en generar VASM con un enfoque de justicia en la salud (Hiu *et al.,* 2020; Morera, 2022; Puyol, 2018; Ramos *et al.,* 2024; Swartz *et al.,* 2021).

Desde la bioética, Mondragón y Lolas (2023a) sugieren un marco de referencia que permita la implementación de las VASM en LATAM como una herramienta que promueve escenarios clínicos posibles y futuros. Con ello se busca acotar la inmediatez en una crisis de los pacientes, orientar al médico para actuar según preferencias del paciente y operar contra el estigma hacia la psiquiatría y la salud mental, al evitar que se les señale como ámbitos coercitivos o restrictivos para las personas con condición mental (Swartz *et al.,* 2021).

Con la ética en la salud pública se podría obtener un proceso de concientización pública para habituar a pacientes, profesionales en este ámbito y sociedad en la defensa de los derechos de las personas y «la influencia regulatoria aplicada a nivel institucional» y estructural para trabajar las VASM en el escenario asistencial, así como la promoción del acceso a estas voluntades (Morera, 2022, p. 18; Ramos *et al.,* 2024). Estas condiciones de la ética de la salud pública podrían otorgar protección y promoción de intereses a largo plazo en la salud, por lo que es necesario indagar para el caso de las VASM. El propósito de este trabajo es analizar las acciones e implicaciones de la ética de la salud pública que puedan ser vinculantes con el cumplimiento de los DD. HH. de la CDPD, que permitan la implementación de las VASM en LATAM.

2. Ética de la salud pública y derechos humanos

La ética de la salud pública plantea producir el mayor bien en salud a la comunidad, por ejemplo, que los individuos expresen su voluntad libremente y ejerzan su autonomía o tratar sin discriminaciones arbitrarias a quienes se vean afectados por políticas de salud pública. Asimismo, su objetivo es impedir que políticas y acciones de salud pública puedan dañar a los individuos, como violaciones a los DD. HH. Además de plantear la obligación de reducir las inequidades en salud, asociada a la justicia social y promover acciones de equidad/igualdad (Organización Mundial de la Salud [OMS], 2017; Puyol, 2017).

Por otro lado, la OPS y la OMS (OPS, 2023a) han propuesto una atención en salud mental centrada en la persona con base en sus derechos y su recuperación, mediante cuatro enfoques para la protección y promoción de los DD. HH.: 1) comunitario, 2) recuperación, 3) centrado en la persona y 4) desinstitucionalización. Estos enfoques de DD. HH. en salud mental pueden vincularse con los estipulados por la CDPD (ONU, 2006), por ejemplo: contar con las mismas oportunidades que el resto (artículo 5); tomar sus propias decisiones (artículo 12); respetar su integridad física y mental (artículo 12) y no ser inmovilizadas, aisladas o sometidas a acciones coercitivas (artículos 14 y 15).

A continuación, se presenta el análisis de las acciones e implicaciones de la ética de la salud pública, específicamente: la equidad/igualdad, el respeto por las personas, la expresión de la voluntad libre y la limitación de prácticas violatorias de DD. HH., que puedan ser vinculantes con los cuatro enfoques propuestos por la OPS y la OMS (2023a) y asociados con la CDPD, que permita implementar las VASM en LATAM, como una herramienta y estrategia para proteger y mejorar la calidad de vida de las personas con problemas de salud mental. Con ello, las personas podrán especificar las opciones de atención integral para el futuro, a fin de que sean ellas las que estén en el centro de su proceso de recuperación fijando sus propios objetivos y metas.

2.1. *Equidad/igualdad y enfoque comunitario*

La ética de la salud pública plantea el acceso igualitario a los servicios de salud mental y la distribución equitativa de recursos económicos limitados y escasos. Esto requiere crear condiciones fácticas, especialmente en las desigualdades sociales de LATAM, que permitan escenarios equitativos e igualitarios, con la orientación de un presupuesto mayor al 3 % aplicable a los desafíos que enfrenta la salud mental. En este sentido, el enfoque comunitario busca acercar los servicios de este ámbito a las personas e impulsar su participación en sus comunidades (OMS, 2017; OPS, 2023b).

La política pública que satisface el aspecto ético de la equidad/igualdad y el enfoque comunitario es la prestación de servicios de salud mental en los establecimientos de la atención primaria, debido a que representa que las personas con condición mental busquen apoyo y ayuda en un primer contacto del cuidado de su salud, mediante un acceso justo e inclusivo, tanto a recursos como a información. Estos servicios enfocados en derechos humanos y atención temprana pueden coadyuvar a promover comunidades más solidarias con las que se compartan proyectos sobre la justicia social e igualdad de oportunidades y, con ello, reducir las disparidades en este campo sanitario (Bragazzi *et al.,* 2023; Puyol, 2018; Ramos *et al.,* 2024, OPS, 2023b).

La salud mental en la atención primaria debe proporcionar recursos y estrategias para que las personas puedan lidiar con su malestar y sentimientos de aislamiento, soledad, etc., y así promover cambios positivos en el comportamiento. Una herramienta para esto es el trabajo con planes anticipados, donde la persona especifica opciones de atención futura y de recuperación (Bragazzi *et al.,* 2023; OMS, 2017; OPS, 2023a). El desafío es que tanto las y los profesionales como los sistemas de salud mental puedan tener una conciencia efectiva y creen mecanismos estructurales para garantizar que las VASM estén disponibles. A partir de ello, pueden ser revisadas y aplicadas por los profesionales de la salud e incorporadas a las decisiones de tratamiento para los pacientes que pueden experimentar una crisis futura.

2.2. Expresión de voluntad libre y enfoque de recuperación

El aspecto de la ética de la salud pública de expresión de la voluntad está asociado con la promoción de la iniciativa de considerar a la salud mental como derecho humano universal. Esto significa garantizar que el Estado y las personas cumplan con esa voluntad libre, bajo principio de justicia, en una situación igualitaria (OMS, 2017). En este sentido, es necesario el reconocimiento de la igualdad de trato, es decir, que la condición mental o discapacidad psicosocial no constituya un factor de diferenciación que tenga por efecto limitar, restringir o menoscabar derechos reconocidos universalmente para estas personas y, por ende, deben ser consideradas como ciudadanos que eligen el estilo de vida que determinan como valioso (Rascón, 2017).

Aunado a lo anterior, el enfoque de recuperación «hace hincapié en el empoderamiento de las personas para que gestionen sus propias vidas. Implica apoyar a las personas para que encuentren esperanza, desarrollen autoestima y resiliencia, establezcan relaciones saludables, recuperen la independencia y vivan una vida que tenga significado para ellas» (OPS, 2023a).

De acuerdo con Ramos *et al.* (2024) las decisiones anticipadas fomentan que la persona con condición mental pueda desarrollarse a sí misma, ejercer su autonomía y decidir sobre su cuerpo y su trayectoria vital, lo que exige el respeto por la libertad de estas personas y la garantía de un ámbito de no interferencia. Las VASM son el vehículo para avanzar en el cuidado de la salud que educa, empodera y consigue que los individuos puedan llevar a cabo su proyecto de vida, bienestar y autonomía, «al fomentar que sean considerados como agentes morales capaces de participar activamente en la toma de decisiones» sobre su salud (Bragazzi *et al.,* 2023; Ramos *et al.,* 2024, p. 3).

Además, mantener o no transformar el *statu quo* configurado de manera excluyente para los individuos con discapacidad psicosocial o condición mental constituye una forma de discriminación (Rascón, 2017). La implementación de las VASM representa el reconocimiento de que estas personas son una parte integral de la sociedad de una forma igualitaria, es decir, que se promueve la inclusión, el ejercicio de sus derechos y ayuda a combatir y reducir la información errónea, los estereotipos, los prejuicios y el estigma (Bragazzi *et al.,* 2023; Ramos *et al.,* 2024).

2.3. Respeto hacia las personas y enfoque centrado en la persona

En este aspecto las personas deberían participar en las decisiones que les afectan, tener la libertad de decidir por sí mismas; mientras que el Estado tiene la obligación de proteger y promover intereses a largo plazo en la salud (OMS, 2017). El enfoque centrado en la persona da respuesta efectiva a las necesidades de las personas con problemas de salud mental, a través de la promoción de su participación y protagonismo en su atención integral. También ayuda a su empoderamiento mediante su inclusión en las decisiones sobre la atención y los servicios y, por ende, hace uso de herramientas de toma de decisiones con apoyo para fomentar su autonomía (OPS, 2023a).

Según Ramos *et al.* (2024), estudios sobre las voluntades anticipadas han comprobado que «respetar la voluntad del paciente reduce la sensación de involuntariedad en el tratamiento y facilita su colaboración en el proceso», mientras que, si no se respeta su autonomía en relación con la toma de decisiones, la persona «experimenta sentimientos de exclusión e injusticia, lo que podría reducir la adherencia al tratamiento recomendado». Los autores mencionan que «ayudar a decidir y respetar la decisión del paciente puede tener efectos positivos en su bienestar y salud» (p. 4). Esto último cobra relevancia debido a que, precisamente la CDPD (ONU, 2006) demanda desde la atención un cambio de la postura paternalista asistencial a la del acompañamiento y el apoyo en la toma de decisiones.

De esta manera, las VASM requieren una toma de decisiones con apoyo, sustentada en la autonomía relacional[2] a diferencia de la liberal e individualista (Mondragón & Lolas, 2023b; Ramos *et al.,* 2024; Scholten *et al.,* 2019), ya que, además de la identidad, los valores y las preferencias, se debe reconocer que las decisiones de las personas están influenciadas por las relaciones interpersonales y sus interacciones, su historia de vida, su contexto y el momento determinado vivido (Ramos *et al.,* 2024).

Esta forma de toma de decisiones con apoyo requiere que los profesionales de la salud mental brinden un soporte razonable para alcanzar un consenso entre ellos, el paciente, su familia y la comunidad (Ramos *et al.,* 2024; Scholten *et al.,* 2019). «Esta forma de consensuar y anticipar decisiones insta a crear procesos dialógicos y deliberativos, incluyendo a los afectados en la toma de decisiones y respetando sus puntos de vista» (Ramos *et al.,* 2024, p. 4), más allá de la capacidad que pueden tener estas personas para decidir sobre su salud, es necesario respetar su autonomía y sus voluntades anticipadas

2 La autonomía relacional es un concepto que se analiza en diversos capítulos de este libro, especialmente en el capítulo 6 y en el capítulo 13.

para promover su bienestar, garantizar el respeto por sus decisiones y proporcionar un cuidado centrado en la persona.

2.4. Limitar las prácticas violatorias de DD. HH. y enfoque de desinstitucionalización

La ética de la salud pública promueve el desarrollo de potencialidades de las personas, garantizando condiciones materiales y sociales necesarias para su realización. A su vez, limita prácticas que favorecen las violaciones de DD. HH. Por su parte, la desinstitucionalización como enfoque se refiere al proceso que propone la transición de la reclusión de las personas con problemas mentales en hospitales psiquiátricos hacia una atención digna y de calidad en la comunidad. Asimismo, elimina prácticas coercitivas: persuasión, reclusión, tratamiento involuntario e internamientos forzosos, así como la restricción manual, física o mecánica (ONU, 2006; OPS, 2023a).

Las VASM abogan por un cuidado digno de las personas con condición mental. Algunos estudios mencionan que los pacientes exponen en sus VASM alternativas a la hospitalización, como recibir atención profesional en casa (Ramos *et al.*, 2024). En este sentido, las VASM pueden ser una medida posible para evitar los internamientos involuntarios.

3. Conclusiones

Las acciones e implicaciones de la ética de la salud pública, tales como la equidad/igualdad, el respeto por las personas, la expresión de la voluntad libre y la limitación de prácticas violatorias de DD. HH., pueden vincularse con los cuatro enfoques mencionados para la protección y promoción de los DD. HH. en salud mental propuestos por la OPS y la OMS (2023a), asociados a la CDPD, para la implementación de las

VASM en LATAM: 1) comunitario, 2) recuperación, 3) centrado en la persona y 4) desinstitucionalización.

El marco conceptual que fundamenta la CDPD (ONU, 2006) ha planteado la exigencia de que las personas con discapacidad psicosocial sean reconocidas jurídicamente y, con ello, puedan tener acceso a cualquier medio: político, sanitario, etc., con base en la protección de los derechos que amparan y garantizan las condiciones necesarias para la realización de una vida plena. El derecho al desarrollo de las capacidades para el disfrute de una vida autónoma y con participación social plantea un modelo de atención social para ajustar y reestructurar el cuidado de la salud mental centrada en la autodeterminación, la igualdad efectiva de derechos y la intervención de las personas con condición mental en su atención y tratamiento. Esto asegura que la persona tenga acceso a los apoyos necesarios para vivir como quiera y específicamente en la toma de decisiones sobre servicios y/o tratamientos psicológicos y/o médicos (Benzanilla & Miranda, 2016).

Bajo este marco, las VASM son instrumentos que contribuyen a la realización de los objetivos generales de la CDPD (2006), como promover la autonomía y garantizar la igualdad de trato de las personas con discapacidad psicosocial. La voluntad anticipada para las personas con trastornos mentales debe darse con pleno reconocimiento, acceso o garantía de sus derechos de decidir anticipadamente posibilidades volitivas y cognitivas, diagnósticas y terapéuticas y acciones médicas que quiere para sí en un futuro y en circunstancias extraordinarias.

La reestructuración de la atención de la salud mental centrada en el modelo social de la Convención y el modelo autonomista de la ética permite que las VASM se sustenten en la autodeterminación del paciente, al fomentar el desarrollo de habilidades para el ejercicio de la toma de decisión con valor prospectivo, mediante el modelo de apoyo y presunción de capacidad. Así, las VASM tendrían un impacto positivo en la vida de las personas con enfermedad mental, cuya factibilidad requiere de servicios enfocados en DD. HH., autonomía relacional y atención temprana.

La implementación de las VASM en el modelo de atención paternalista generaría un cambio paradigmático, debido a que es una herramienta inherente del modelo de autonomía, que se centra en empoderar a las personas para que tomen decisiones sobre su salud y, por tanto, posibilita el pleno ejercicio de sus derechos. Además, las VASM pueden transformar los sistemas de salud pública y mental basados en la ética en la salud pública y los DD. HH.

De acuerdo con Morera (2022), los sistemas de atención a la salud mental deben considerar prioritaria la aplicación de las VASM, incorporarlas en planes estratégicos y promover su accesibilidad mediante procedimientos de información, coordinación y usanza que den seguridad a profesionales y pacientes, en tanto que las instituciones deben encargarse de la equidad en los servicios y la provisión de recursos de tiempo y personas.

Finalmente, las VASM se encuentran en otra encrucijada: su uso implica promover y fomentar la inclusión y la igualdad, combatir el estigma, contrarrestar la discriminación y amplificar las voces de las personas con condición mental, lo cual es muy valioso para la vida de las personas. No obstante, también existe la posibilidad de que permanezcan como un requisito legal sin aplicación o de mantener las barreas debidas a prejuicios, desconocimiento o desconfianza, como sucede en los países que hacen uso de este instrumento (Bragazzi *et al.,* 2023). Por esto, es importante considerar que las VASM se implementen en LATAM de manera efectiva y responsable según el contexto social y la comunidad en aras de la justicia en salud (Bragazzi *et al.,* 2023; Puyol, 2018). De esta manera, las VASM pueden convertirse en un instrumento de cambio positivo para todos los involucrados y en un bien social en la atención de la salud mental, con sustento en la ética de la salud pública y los derechos humanos.

Bibliografía

Appelbaum, P. (2004). Psychiatric advance directives and the treatment of committed patients. *Psychiatric Services,* 55(7), 751-763.

Benzanilla, J. M., & Miranda, A. (2016). *Debate sobre internamiento involuntario en pacientes con trastornos mentales graves y la Convención sobre los Derechos de las Personas con Discapacidad (CDPcD).* Comisión Nacional de Derechos Humanos.

Bragazzi, N. L., Crapanzano, A., Converti, M., Zerbetto, R., & Khamisy-Farah, R. (2023). The impact of generative conversational artificial intelligence on the lesbian, gay, bisexual, transgender, and queer community: scoping review. *Journal of Medical Internet Research,* 25, artículo e52091. https://doi.org/10.2196/52091.

Consejo de Europa. (1997). *Convenio para la Protección de los Derechos Humanos y la Dignidad del Ser Humano con respecto a las Aplicaciones de la Biología y la Medicina.* https://archivos.juridicas.unam.mx/www/bjv/libros/5/2290/37.pdf.

Hiu, S., Su, A., Ong, S., & Poremski, D. (2020). Stakeholder perspective on barriers to the implementation of advanced care planning in a traditionally paternalistic healthcare system. *PLoS ONE,* 15(11), e0242085. https://doi.org/10.1371/journal.pone.0242085.

Kemelmajer de Carlucci, A. (2024). Las directivas anticipadas en el derecho argentino. *Revista Cubana de Derecho,* 4(1), 311-380.

Martí, M. (2015). La salud mental: de un modelo rehabilitador a un modelo social. En B. Román, A. Palaudarias, & J. M. Esquirol (eds.), *V Congreso Internacional de Bioética. Filosofía y salud mental* (pp. 70-79). Aporia, Sant Pere Claver. Institut Docent-Recerca.

Mastachi, A. (2021, febrero 17). Voluntad anticipada y el derecho a una muerte digna. *Revista Abogacía.* https://www.revistaabogacia.com/voluntad-anticipada-y-el-derecho-a-una-muerte-digna/.

Mondragón, L., & Guarneros, T. (2020). Directrices anticipadas en psiquiatría. En N. Martínez (ed.), *Salud mental forense* (pp. 124-137). Tirant lo Blanch México.

Mondragón, L., & Lolas, F. (2023a). Bioethics and advance directives in psychiatric in the hospital context. *Salud Mental,* 46(5), 261-267. https://doi.org/10.17711/SM.0185-3325.2023.033.

— (2023b). Condiciones bioéticas en las decisiones compartidas para las directrices anticipadas en psiquiatría. *Acta Psiquiátrica y Psicológica de América Latina,* 69(2), 84-93.

Mondragón, L., Lolas, F., García, Z., Kemelmajer de Carlucci, A., Tapia, S., & Cárdenas, R. (2025). Contexto jurídico de las voluntades anticipadas en salud mental en América Latina. *Bioethics Update,* 11(1), 31-46. https://doi.org/10.24875/BUP.24000013.

Monteiro, R. S. F., & Silva, A. G. (2019). Directivas anticipadas de voluntad: recorrido histórico en América Latina. *Revista Bioética,* 27(1), 86-97. https://doi.org/10.1590/1983-80422019271290.

Morera, B. (2022). Planificación anticipada de la asistencia en psiquiatría: criterios y marco de aplicación. *EIDON, 57,* 3-28. https://www.revistaeidon.es/index.php/revistaeidon/article/view/167/143

Naciones Unidas. (2006). *Convención sobre los Derechos de las Personas con Discapacidad.* https://www.ohchr.org/es/instruments-mechanisms/instruments/convention-rights-persons-disabilities.

Organización Mundial de la Salud. (2017). *Pautas de la OMS sobre la ética en la vigilancia de la salud pública.* Organización Panamericana de la Salud y Organización Mundial de la Salud.

Organización Panamericana de la Salud. (2023a). *Protección y promoción de derechos humanos en salud mental.* Recuperado el 5 de octubre de 2024, de https://www.paho.org/es/temas/proteccion-promocion-derechos-humanos-salud-mental

— (2023b). *Salud mental en atención primaria.* Recuperado el 23 de octubre de 2024, de https://www.paho.org/es/temas/salud-mental-atencion-primaria.

Puyol, À. (2017). La idea de solidaridad en la ética de la salud pública. *Revista de Bioética y Derecho,* 40, 33-47. http://scielo.isciii.es/scielo.php?script=sci_arttext&pid=S1886-58872017000200004&lng=es&tlng=es.

— (2018). Del derecho a la salud a la ética del racionamiento sanitario. *Anales de la Cátedra Francisco Suárez,* 52, 43-65.

Ramos Pozón, S., Robles del Olmo, B., Solís Bernal, C., & Román Maestre, B. (2024). Planificación de decisiones anticipadas en salud mental: análisis bioético. *Revista Bioética,* 32, artículo e3697ES. https://revistabioetica.cfm.org.br/revista_bioetica/article/view/3697.

Rascón, M. L. (2017). La discapacidad psicosocial en las personas con trastornos mentales de acuerdo con la Convención sobre los Derechos de las Personas con Discapacidad de las Naciones Unidas. En Grupo de Trabajo, *Informe Directrices Anticipadas en Psiquiatría. Documento de trabajo* (pp. 48-56). Instituto Nacional de Psiquiatría Ramón de la Fuente.

Scholten, M., Gieselmann, A., Gather, J., & Vollmann, J. (2019). Psychiatric advance directives under the Convention on the Rights of Persons with Disabilities: why advance instructions should be able to override current preferences. *Frontiers in Psychiatry,* 10, 631. https://doi.org/10.3389/fpsyt.2019.00631.

Srebnik, D., Appelbaum, P., & Russo, J. (2004). Assessing competence to complete psychiatric advance directives with the Competence Assessment Tool for Psychiatric Advance Directives. *Comprehensive Psychiatry,* 45(4), 239-245.

Srebnik, D., & Kim, S. (2006). Competency for creation, use, and revocation of psychiatric advance directives. *The Journal of the American Academy of Psychiatry and the Law,* 34(4), 501-510.

Swartz, M. S., Swanson, J. W., Easter, M. M., & Robertson, A. G. (2021). Implementing psychiatric advance directives: the transmitter and receiver problem and the neglected right to be deemed incapable. *Psychiatric Services* 72(2), 219-221. https://doi.org/10.1176/appi.ps.202000659.

Valenti, E., Giacco, D., Katasakou, C., & Priebe, S. (2014). Which values are important for patients during involuntary treatment? A qualitative study with psychiatric inpatients. *Journal of Medical Ethics,* 40(12), 832-836. https://doi.org/10.1136/medethics-2011-100370.

PARTE III

Salud global y medio ambiente

8. One Health, conservación y triaje. ¿Cómo decidir a qué especies salvar por el bien de la salud global?[1]

Cristian Moyano Fernández

1. Introducción

Este capítulo tiene por objetivo examinar una triple relación: el enfoque One Health, la conservación biológica y la ciencia del triaje. Con este fin, se trata de afrontar la cuestión de cómo decidir a qué especies no humanas salvar por el bien de la salud global. Abordar este interrogante es sustancial para la ética de la salud pública, ya que, en primer lugar, la conservación de la naturaleza y las demás especies puede tener diversos efectos sobre la salud de todos y, en segundo lugar, si los esfuerzos, recursos o tiempo para llevar a cabo esta conservación son limitados, entonces hay que escoger qué

[1] Este capítulo se ha realizado gracias al proyecto Política y Ética y Salud Pública (POyETICAS) (con referencia PID2023-148517NB-I00) y al proyecto Juan de la Cierva (con referencia JDC2022-050200-1).

elementos priorizar. Esta labor debe asentarse sobre evidencias científicas, pero, como cualquier criterio normativo, debe incluir también razones éticas que la justifiquen. Indagar en cómo valoramos la naturaleza no humana puede brindar pistas para comprender los fundamentos de las distintas justificaciones éticas.

El actual declive de biodiversidad amplifica la disrupción de funcionalidades ecosistémicas, generando impactos cada vez más perjudiciales para la salud global y amplificando las desigualdades socioambientales. La desertización, la pérdida de polinizadores y cultivos, la emergencia hídrica, el calentamiento global y el auge de enfermedades zoonóticas son algunos de los efectos agravados por la sexta gran extinción de especies. Sobre este último punto, especialmente, dedicaré la segunda sección del capítulo.

Conservar las especies silvestres es importante para asegurar una buena salud global. Por ello, la perspectiva One Health busca reforzar los vínculos entre la salud humana y la salud de los animales y los ecosistemas. Ahora bien, aquello por lo que se preocupa el One Health (esto es, su círculo de consideración moral) no parece unísono, sino que en la literatura especializada y en las prácticas y políticas abanderadas bajo dicho marco se encuentra una diversidad de valoraciones. De esto se ocupará sucintamente, la tercera sección del capítulo.

En la siguiente sección también se discutirán distintas valoraciones que se tienen de la naturaleza, pero aquí desde la disciplina de la biología de la conservación. En contextos de emergencia y de escasez de recursos, los esfuerzos conservacionistas son insuficientes para velar adecuadamente por todas las especies silvestres, de modo que priorizar diferentes atributos de estas puede ser una lógica razonable. Este cribado suele oscilar entre tres tipos de especies: las vulnerables, las emblemáticas y las clave.

Finalmente, la última sección tratará de exponer algunos argumentos normativos acerca de qué especies deberíamos atender primero por el bien de la salud global, argumentos resultantes de aunar la consideración moral del marco One Health con las valoraciones del triaje conservacionista.

2. Comprendiendo los vínculos entre la pérdida de biodiversidad y la salud global

Hay una multitud de estudios que evidencian cómo distintas actividades y comportamientos que implican una dominación humana sobre los ecosistemas naturales y las demás especies fomentan un mayor riesgo de zoonosis. La deforestación, la pérdida de biodiversidad, la mercantilización de animales, la fragmentación de hábitats acelerados por la industrialización, la expansión urbana y de infraestructuras de transporte y la contaminación son algunos de estos principales factores implicados en los contagios zoonóticos (Mishra *et al.,* 2021).

La explotación de la naturaleza salvaje puede causar epidemias que no entienden de fronteras nacionales (Jones *et al.,* 2008). Más allá del COVID-19 (Cohen, 2022), podemos contar la malaria, el zika, el ébola, el sida, el dengue, el SROM, entre las muchas zoonosis que han azotado la salud humana, algunas de las cuales continúan haciéndolo en la actualidad.

Un ejemplo de estas relaciones puede observarse en el norte de la península ibérica donde se ha observado que la presencia de manadas de lobos frena la transmisión de la tuberculosis y diversos parásitos debido a la presión predatoria que ejercen sobre los herbívoros ungulados, especialmente disminuyendo las poblaciones de aquellos infectados por la enfermedad (Tanner *et al.,* 2019). Su ausencia, en cambio, puede acrecentar el riesgo zoonótico, como ilustraron los brotes de ántrax en bisontes y alces en el estado americano de Montana (Blackburn *et al.,* 2014).

Otro ejemplo de correlación entre biodiversidad y zoonosis lo ofrecen las investigaciones que han constatado cómo algunos roedores como las ardillas y las zarigüeyas contribuyen a limitar el avance de la enfermedad de Lyme gracias a que son animales capaces de alimentarse al día de una gran cantidad de garrapatas (las principales causantes de la infección) (Keesing *et al.,* 2009). También podemos fijarnos en los estudios que han analizado cómo el declive de aves necrófagas en países orientales como India ha desembocado en un aumento de la incidencia de brotes de tuberculosis y brucelosis, al igual que enfermedades como el cólera y el tifus, por ralentizarse el proceso de descomposición de los cadáveres de ganado y haber mayores filtraciones en la tierra, contaminando así los sistemas fluviales (Ogada *et al.,* 2012). O no menos importante resulta la capacidad de los anfibios para contener la expansión de mosquitos y otros insectos que pueden ser grandes vectores de enfermedades como el dengue, el zika o la malaria (Springborn *et al.,* 2022).

En definitiva, hay numerosas investigaciones que dan cuenta de cómo los animales salvajes están implicados en la epidemiología de la mayoría de las zoonosis, lo cual puede conducir a dos posiciones aparentemente dicotómicas.

La primera posición, resuelve que, si el contacto humano con especies silvestres puede infectarnos con enfermedades, entonces hay que reducir este contacto. Para reducir este contacto pueden estipularse restricciones a actividades humanas basadas en el manejo y la explotación de la naturaleza, a modo de prevención, o bien, directamente, reducir la naturaleza no humana que habita y florece en espacios compartidos con nuestra especie. Ejemplos de la primera estrategia, preventiva, podrían consistir en la prohibición de ciertas prácticas cinegéticas, mercados húmedos[2], entre otros; y ejemplos de la segunda estrategia podrían manifestarse bajo la reducción de poblaciones no humanas potencialmente infecciosas o su sacrificio. Esta posición comprende una lógica zoonótica básicamente compuesta de solo dos elementos: los agentes no humanos infecciosos (A) y los agentes humanos susceptibles de ser infectados (B).

La segunda posición, en cambio, precisa que, entre los distintos modos de limitar la presencia de aquellas especies silvestres (A) que potencialmente son focos de infección para los humanos (B), uno de ellos recupere otras especies (C) que limiten naturalmente (mediante depredación, ecología del miedo, necrofagia, etc.) estas primeras (A). Aquí, los animales salvajes dejan de ser valorados solo como «problemas» para la salud pública y pasan a ser apreciados, asimismo, como favorables y garantes de esta. Esta visión contempla una mayor diversificación de las agencias humanas y no humanas capaces de desempeñar roles clave en la ecología de la salud pública y da lugar a una epistemología multiprocesual de las zoonosis (Moyano-Fernández, 2024).

En el fondo, ambas posiciones no son necesariamente antagónicas, sino que depositan la atención sobre diferentes fases o escalas del proceso zoonótico. El escollo epistemológico es tratar de comprender, por un lado, que las zoonosis no se manifiestan exclusivamente bajo la interpretación de la

---

2 Diversas prácticas cinegéticas dedicadas a la captura, comercio y consumo de fauna silvestre conducen a un mayor índice de contagio zoonótico (Keatts *et al.,* 2021). Por su parte, los mercados húmedos son grandes concentraciones de tiendas al aire libre que venden productos frescos, como carne, pescado, marisco, frutas y verduras; algunos de estos mercados venden y matan animales vivos *in situ,* o exponen los que han sido matados recientemente, lo cual aumenta el riesgo de que los cadáveres aún sean portadores de bacterias o virus y pueda haber una transmisión zoonótica (Barnett & Fournié, 2021).

primera posición, que en cierto sentido sostiene una visión de las especies silvestres como potencialmente peligrosas para la salud humana; y, por otro lado, que adoptar la segunda posición más multiprocesual sobre las zoonosis no implica que las especies silvestres sean siempre beneficiosas para la salud humana. Los nexos entre la biodiversidad y la salud están llenos de matices (Morand & Lajaunie, 2018), por lo que son complejos y lejos de ser unidireccionales.

3. El círculo de consideración moral en el enfoque One Health

Aun con su complejidad, las muchas evidencias de vínculos entre la salud global y la presencia de una amplia variedad de especies salvajes conducen a deliberar sobre distintas intuiciones morales pivotando en torno a preocupaciones más allá del antropocentrismo (esto es, la preocupación exclusiva por el ser humano). Desde este prisma, preguntarse por cómo debemos preservar una buena salud global supone asimismo abrazar cuestiones como qué tipo de especies no humanas deben ser protegidas o qué atributos y capacidades de la naturaleza deben valorarse por encima de otros. Estos interrogantes son recurrentes en algunas perspectivas complementarias a la salud global, como la salud ambiental, la salud planetaria, el Eco-Health o el One Health. Sin pretensiones de diferenciar estos enfoques (en tanto que todos ellos tratan de incluir, de diversas formas, la naturaleza no humana dentro del círculo de consideración moral), sobre todo me voy a centrar aquí en analizar el marco One Health, ya que, al ser adoptado y promovido en diversas agencias y organizaciones internacionales (FAO, PNUMA, OMS, OMSA, etc.), parece gozar de cierto éxito político e institucional (Bronzwaer *et al.,* 2022).

El enfoque One Health (traducido como «Una sola salud» o «Una salud») anima a considerar normativamente la salud humana, la salud animal y la salud de los ecosistemas como un equilibrio donde estas tres interfaces se presentan como partes interdependientes y directamente proporcionales, presumiendo que el cuidado de una fomenta el cuidado de las demás (Lindenmayer *et al.,* 2022). Aunque, por un lado, valora la salud de los animales y de los ecosistemas de manera instrumental, por los beneficios que pueda aportar a la salud humana (World Health Organization [WHO] *et al.,* 2019), por otro lado, teóricamente sugiere también un cuidado y una valoración en sí misma de la salud de los no humanos (Santos Baquero *et al.,* 2021).

Ahora bien, este cuidado por la salud de los no humanos y esta valoración intrínseca parece cuestionable si pensamos en algunas prácticas sanitarias preventivas de zoonosis concretas, como fue el sacrificio de unos diecisiete millones de visones hacinados en granjas peleteras que en 2020 autorizó la primera ministra de Dinamarca, debido al riesgo de que las mutaciones del COVID-19, observadas en alguno de estos individuos animales, pudieran propagarse (Boklund *et al.,* 2021). Prácticas como estas, aunque comprensibles desde una moral antropocéntrica alentada por el miedo, pueden ser irracionales a la vista del enfoque One Health, desde el que habría sido más coherente proceder al aislamiento de los individuos más cercanos a los contagiados (Frutos & Devaux, 2020).

Aunque en algunos informes y artículos se presenta la perspectiva One Health como biocéntrica y ecocéntrica (Capps, 2021) o, al menos, como crítica con el antropocentrismo en tanto que sostiene que la salud de los animales merece una seria consideración moral (Coghlan *et al.,* 2021), otros estudios ponen en cuestión que esta perspectiva no contenga tácitamente una primacía moral por los humanos sobre las demás especies (Beever & Morar, 2018; Selter & Salloch, 2023).

Si el enfoque One Health no considera la salud como un bien universal, compartido por los humanos, los demás animales y el medioambiente, según el cual los beneficios y los daños se asuman de manera interrelacionada a la vez que independiente (Wright *et al.,* 2010; Degeling *et al.,* 2016), entonces quizás este enfoque no significa nada más que promover la salud pública (Van Herten & Meijboom, 2019). Reconocer el valor independiente de la salud animal y la salud ambiental implica que estos también importan en sí mismos, al margen de si son fuentes de enfermedades infecciosas o causan otros riesgos para la salud humana.

4. Valorar las especies desde el triaje en conservación

Las especies no humanas importan desde el enfoque One Health, en tanto que puede argumentarse, biocéntricamente, que preocuparse en serio por su valor intrínseco implica velar por su salud, o, antropocéntricamente, que garantizar su salud es fundamental para preservar la nuestra propia. En uno u otro caso, el círculo de preocupación moral se extiende más allá de lo estrictamente humano.

No obstante, si a menudo (y cada vez más) parece haber problemas de recursos sanitarios para atender debidamente a las personas, ¿qué sucedería si incluimos a las comunidades no humanas como sujetos beneficiarios de una salud global? La respuesta más plausible es que haya que discriminar, razonadamente, quiénes merecen una mayor atención que otras.

Aunque este puede presentarse como un planteamiento que aborrecemos moralmente, dadas las consecuencias indeseadas de permitir dejar de lado a seres a quienes podemos reconocer un valor intrínseco, las situaciones reales a veces nos llevan a tener que aceptar algunos «males menores». Profesionales de la salud deben lidiar constantemente con tales escenarios que escapan a los principios de las teorías más ideales de la normatividad. Cuando la gestión de la salud pública se enfrenta a emergencias sanitarias o desastres sobrevenidos (como fue, por ejemplo, el caso del COVID-19), a menudo se ve condicionada por la limitación de recursos disponibles y por tener que tomar decisiones apresuradas sobre a quién atender primero. Estas situaciones, de triaje o cribado, consisten en establecer prioridades sobre quiénes deben ser los beneficiarios del cuidado sanitario a fin de optimizar los recursos finitos con los que se cuentan (Bottrill *et al.,* 2008).

La medicina y la epidemiología no son las únicas disciplinas que se han ocupado de este asunto, sino que también la biología de la conservación lleva décadas reflexionando sobre qué especies deberían priorizarse ante escenarios de triaje (Bottrill *et al.,* 2008). Así pues, si se trata en este capítulo de discernir, aunque sea someramente, a qué especies no humanas deberíamos salvar primero por el bien de la salud global, es menester indagar en los argumentos ofrecidos por los biólogos de la conservación, dada su trayectoria profesional comprometida con el cuidado de la naturaleza.

En la literatura académica sobre triaje en biología de la conservación, es común ponderar las especies según se valoren los siguientes tres atributos: vulnerable, emblemática y clave.

Las especies vulnerables suelen considerarse las que corren mayor riesgo de extinción. Para identificar el riesgo de extinción de una especie se suelen utilizar indicadores como el área de distribución geográfica, el tamaño de la población y la especificidad del hábitat (Marsh *et al.,* 2007). Las especies más singulares (con menor tamaño poblacional) suelen ser las más vulnerables, aunque hay excepciones debidas a la capacidad de adaptación de las especies ante emergencias ambientales, como el cambio climático (Manes *et al.,* 2021). Existen algunas pruebas cuantitativas de que centrarse en las especies amenazadas aporta a las especies no amenazadas beneficios cercanos a los que produciría priorizar todas las especies (Drummond *et al.,* 2010). Para ello, la asignación de prioridades de conservación depende de métricas basadas en el riesgo de extinción, como el estipulado por la Lista Roja de la UICNo por clasificaciones similares (Mace & Lande, 1991). Aunque el uso de listas rojas y categorizaciones similares para la priorización de la conservación ha sido criticado (Possingham *et al.,* 2002), las objeciones suelen dirigirse a los sesgos que puede arrastrar una priorización basada exclusivamente en el riesgo de extinción que padece una especie, antes que cuestionar que este rasgo sea irrelevante para el triaje (Arponen, 2012).

Las especies emblemáticas son las que tienen un mayor atractivo para el público (Simberloff, 1998). Muchas organizaciones ecologistas o fundaciones de conservación de la naturaleza suelen «apadrinar» especies que son culturalmente emblemáticas porque ello puede servir para atraer financiación y ampliar así los recursos totales disponibles para ampliar la protección a otras especies y ecosistemas (Seddon *et al.,* 2005). Sin embargo, en la práctica, los recursos obtenidos para proteger a las especies emblemáticas suelen gastarse exclusivamente en ellas, dejando poco margen para atender a otras especies y, por tanto, gastándolos de forma menos eficaz (Andelman & Fagan, 2000). Aun así, dar prioridad a las especies emblemáticas puede tener otras ventajas más allá de la obtención de recursos económicos. También puede ser útil, por ejemplo, para facilitar sentimientos de empatía hacia especies icónicas con un importante simbolismo social y valor cultural, concienciando así sobre la importancia de la conservación y motivando la protección de especies no humanas, entendiéndolas como parte de un patrimonio natural compartido.

Las especies clave son aquellas que, aunque cuenten con poblaciones escasas de individuos en comparación con otras especies, tienen efectos desproporcionados en los ecosistemas y son capaces de satisfacer las condiciones ecológicas necesarias para que estos funcionen correctamente (Power *et al.,* 1996). Ahora bien, ¿qué significa que un ecosistema funciona correctamente? Algunos han argumentado que los ecosistemas funcionales son aquellos que mantienen su integridad (Roche & Campagne, 2017), definiendo la integridad como la no alteración de los procesos naturales (De Leo & Levin, 1997). Sin embargo, otros han cuestionado el uso de la integridad con fines de conservación porque se refiere al estado prístino de los ecosistemas, como si la naturaleza no fuera dinámica, sino inmutable, y siempre debieran mantenerse los mismos rasgos ecosistémicos y procesos ecológicos (Rohwer & Marris, 2021).

5. Criterios normativos para decidir qué especies salvar por el bien de la salud global

Una vez expuesta esta triada de atributos que los conservacionistas reconocen como valiosos en las especies no humanas ante decisiones de priorización, es momento de dialogar con ellos desde distintos criterios normativos enmarcados por el enfoque One Health.

Como se ha apuntado anteriormente, la ética del marco One Health no es unánime, sino en todo caso bicéfala: preocupándose por los no humanos, por un lado, según los beneficios que pueden desempeñar para la salud humana; y por otro, porque su salud importa en sí misma (al margen de las razones instrumentales que podamos encontrar en su preservación). Reconocer este abanico axiológico implica guiarse por unos u otros atributos valorados por los argumentos del triaje conservacionista y abrazar, en definitiva, una diversidad de criterios normativos para preservar las especies por el bien de la salud global.

Fijémonos, primero, en la asunción de que los demás animales y las plantas tienen un valor intrínseco, excluyendo la consideración por los valores instrumentales que puedan aportar en la salud humana. En tanto que forman parte, junto con nosotros, de todo el conjunto «naturaleza», entonces dentro de la ontología moral de la que se ocuparía la salud global resultaría difícil establecer jerarquías entre especies, a no ser que se apele a criterios poblacionales. El argumento en pos de las poblaciones, en el fondo, se hace eco de la priorización conservacionista de las especies vulnerables, entendiendo que aquellas especies que deben primarse desde la salud global son aquellas cuyas poblaciones están en riesgo de extinción.

Ahora bien, dentro de este mismo enfoque, podemos encontrar dos tipos de argumentos normativos. Uno puede consistir en priorizar la atención a las especies en mayor riesgo, aunque sea altamente difícil su recuperación y haya un gran riesgo de desperdiciar los esfuerzos sanitarios y de conservación. Este argumento estaría delimitado básicamente por el diagnóstico que se hace de las especies: primero hay que salvar aquellas más vulnerables o en peligro de extinción, en términos absolutos. Otro argumento preocupado fundamentalmente por la extinción de las especies, en cambio, podría atender asimismo a cuál es el pronóstico de estas, considerando así su vulnerabilidad en términos relativos (a su capacidad de recuperación). Este criterio, que introduce el pronóstico como complemento del diagnóstico en la evaluación ética de la priorización, recoge intuiciones utilitaristas, en la medida en que se tiene en consideración, desde el punto de vista de la eficiencia y la rentabilidad, la relación del coste con el beneficio que puede suponer atender una determinada especie: aquí, si hay pocas probabilidades de salvar una especie en grave riesgo de extinción, entonces quizá es más rentable destinar los recursos que se emplearían en su salvación para atender otras especies vulnerables.

En resumen, estas dos opciones argumentales pueden caricaturizarse como las centradas, por un lado, en el diagnóstico, o por otro, en el pronóstico. Eso sí, ambas parten de la asunción de que las especies no humanas tienen un valor intrínseco y, por ende, su salud debe protegerse al margen de los beneficios derivados de garantizar que haya especies sanas.

Sin embargo, una segunda asunción del enfoque One Health consistiría en proteger la salud de las demás especies por las ventajas que ello pueda ocasionar sobre la salud ambiental y, derivadamente, en nuestra propia salud. Desde esta óptica, instrumental, la naturaleza no humana no debe priorizarse según las poblaciones que queden, su riesgo de extinción o su capacidad de recuperación, sino por lo que es capaz de hacer y por los servicios que ofrece. El criterio normativo que guía este tipo de argumentación es funcionalista y su razonamiento desembocaría en velar, primero, por la salud de las especies consideradas clave (uno de los tres atributos valorados especialmente en el triaje conservacionista).

Así pues, basarse en el One Health para tratar de resolver la cuestión de a qué especies salvar primero por el bien de la salud global conduce a caminos argumentativos distintos dada la propia versatilidad semántica del concepto de salud asumido. Si la salud global de la que preocuparse es prioritariamente humana, pero teniendo en cuenta nuestras interrelaciones con la naturaleza, entonces la razón nos llevaría a priorizar las especies clave. En cambio, si la salud global de la que preocuparse no es más humana que no humana, dado que la salud de muchos otros individuos y entidades naturales computa tanto como nuestra propia salud, entonces la razón nos llevaría a priorizar las especies vulnerables (sean las más amenazadas y críticas o las más recuperables).

Finalmente, en ninguno de los criterios normativos expuestos parecería tomar relevancia el cuidado por las especies emblemáticas, a pesar de ser consideradas desde el triaje conservacionista. Esto puede ser porque las relaciones simbólicas, identitarias o bioculturales, que mantenemos con las demás especies y con la naturaleza, no son suficientemente tenidas en cuenta desde el marco One Health. Quizás, faltaría a continuación formularnos la pregunta de si este tipo de relaciones interespecíficas deberían contemplarse como un aspecto relevante de nuestra salud (no estrictamente física pero sí emocional, psicológica o espiritual) y computar dentro de los criterios normativos del One Health.

Bibliografía

Andelman, S. J., & Fagan, W. F. (2000). Umbrellas and flagships: efficient conservation surrogates or expensive mistakes? *PNAS,* 97(11), 5954-5959. https://doi.org/10.1073/pnas.100126797.

Arponen, A. (2012). Prioritizing species for conservation planning. *Biodiversity Conservation, 21,* 875-893. https://doi.org/10.1007/s10531-012-0242-1.

Barnett, T., & Fournié, G. (2021). Zoonoses and wet markets: beyond technical interventions. *The Lancet Planetary Health,* 5(1), E2-E3. https://doi.org/10.1016/S2542-5196(20)30294-1.

Beever, J., & Morar, N. (2018). The epistemic and ethical onus of «One Health». *Bioethics,* 33(1), 185-194. https://doi.org/10.1111/bioe.12522.

Blackburn, J. K., Asher, V., Stokke, S., Hunter, D. L., & Alexander, K. A. (2014). Dances with anthrax: wolves (Canis lupus) kill anthrax bacteremic plains bison (Bison bison bison) in southwestern Montana. *Journal of Wildlife Diseases,* 50(2), 193-196. https://doi.org/10.7589/2013-08-204.

Boklund, A., Hammer, A. S., Lauge Quaade, M., Bruun Rasmussen, T., Lohse, L., Strandbygaard, B., Særke Jørgensen, C., Olesen, A. S., Broe Hjerpe, F., Huus Peterson, H., Jensen, T. K., Mortensen, S., Calvo-Artavia, F. F., Kjær Lefèvre, S., Saxmose Nielsen, S., Halasa, T., Belsham, G. J., & Bøtner, A. (2021). SARS-CoV-2 in Danish mink farms: course of the epidemic and a descriptive analysis of the outbreaks in 2020. *Animals,* 11(1), artículo 164. https://doi.org/10.3390/ani11010164.

Bottrill, M. C., Joseph, L. N., Carwardine, J., Bode, M., Cook, C., Game, E. T., Grantham, H., Kark, S., Linke, S., McDonald-Madden, E., Pressey, R. L., Walker, S., Wilson, K. A., & Possingham, H. P. (2008). Is conservation triage just smart decision making? *Trends in Ecology and Evolution,* 23, 649-654. https://doi.org/10.1016/j.tree.2008.07.007.

Bronzwaer, S., Cathpole, M., de Coen, W., Dingwall, Z., Fabbri, K., Foltz, C., Ganzleben, C., van Gorcom, R., Humphreys, A., Jokelainen, P., Liebana, E., Rizzi, V., & Url, B. (2022). One Health collaboration with and among EU Agencies – bridging research and policy. *One Health,* 15, 100464. https://doi.org/10.1016/j.onehlt.2022.100464.

Capps, B. (2021). One Health ethics. *Bioethics,* 36(4), 348-355. https://doi.org/10.1111/bioe.12984.

Coghlan, S., Coghlan, B. J., Capon, A., & Singer, P. (2021). A bolder One Health: expanding the moral circle to optimize health for all. *One Health Outlook,* 3, artículo 21. https://doi.org/10.1186/s42522-021-00053-8.

Cohen, J. (2022). Studies bolster pandemic origin in Wuhan animal market. *Science,* 375(6584), 946-947. https://doi.org/10.1126/science.adb1760.

Degeling, C., Lederman, Z., & Rock, M. (2016). Culling and the common good: re-evaluating harms and benefits under the One Health paradigm. *Public Health Ethics,* 9(3), 244-254. https://doi.org/10.1093/phe/phw019.

De Leo, G. A., & Levin, S. (1997). The multifaceted aspects of ecosystem integrity. *Conservation Ecology,* 1(1). https://doi.org/10.5751/ES-00022-010103.

Drummond, S. P., Wilson, K. A., Meijaard, E., Watts, W., Dennis, R., Christy, L., & Possingman, H. P. (2010). Influence of a threatened-species focus on conservation planning. *Conservation Biology,* 24(2), 441-449. https://doi.org/10.1111/j.1523-1739.2009.01346.x.

Frutos, R., & Devaux, C. A. (2020). Mass culling of minks to protect the COVID-19 vaccines: is it rational? *New Microbes and New Infections,* 38, 100816. https://doi.org/10.1016/j.nmni.2020.100816.

Jones, K. E., Patel, N., Levy, M., Storeygard, A., Balk, D., Gittleman, J. L., & Daszak, P. (2008). Global trends in emerging infectious diseases. *Nature,* 451, 990-994. https://doi.org/10.1038/nature06536.

Keatts, L. O., Robards, M., Olson, S. H., Hueffer, K., Insley, S. J., Joly, D. O., Kutz, S., Lee, D. S., Chetkiewicz, C.-L. B., Lair, S., Preston, N. D., Pruvot, M., Ray, J. C., Reid, D., Sleeman, J. M., Stimmelmayr, R., Stephen, C., & Walzer, C. (2021). Implications of zoonoses from hunting and use of wildlife in North American Arctic and Boreal biomes: pandemic potential, monitoring, and mitigation. *Frontiers in Public Health,* 9, artículo 627654. https://doi.org/10.3389/fpubh.2021.627654.

Keesing, F., Brunner, J., Duerr, S., Killilea, M., LoGiudice, K., Schmidt, K., Vuong, H., & Ostfeld, R. W. (2009). Hosts as ecological traps for the vector of Lyme disease. *Proceedings of the Royal Society B: Biological Sciences,* 276(1675), 3911-3919. https://doi.org/10.1098/rspb.2009.1159.

Lindenmayer, J. M., Kaufman, G. E., Baker, L., Coghlan, S., Koontz, F. W., Nieuwland, J., Stewart, K. L., & Lynn, W. S. (2022). One Health ethics: what the we must we do? *CABI One Health*. https://doi.org/10.1079/cabionehealth.2022.0011.

Mace, G. M., & Lande, R. (1991). Assessing extinction threats: towards a reevaluation of IUCN threatened species categories. *Conservation Biology,* 5, 148-157. https://doi.org/10.1111/j.1523-1739.1991.tb00119.x.

Manes, S., Costello, M. J., Beckett, M., Debnath, A., Devenish-Nelson, E., Grey, K-A., Jenkins, R., Ming Khan, T., Kiessling, W., Krause, C., Maharaj, S. S., Midgley, G. F., Price, J., Talukdar, G., & Vale, M. M. (2021). Endemism increases species' climate change risk in areas of global biodiversity importance. *Biological Conservation,* 257, 109070. https://doi.org/10.1016/j.biocon.2021.109070.

Marsh, H., Dennis, A., Hines, H. Kutt, A., McDonald, K., Weber, E., Williams, S., & Winter, J. (2007). Optimizing allocation of management resources for wildlife. *Conservation Biology,* 21(2), 387-399. https://doi.org/10.1111/j.1523-1739.2006.00589.x.

Mishra, J., Mishra, P., & Arora, N. K. (2021). Linkages between environmental issues and zoonotic diseases: with reference to COVID-19 pandemic. *Environmental Sustainability,* 4, 455-467. https://doi.org/10.1007/s42398-021-00165-x.

Morand, S., & Lajaunie, C. (2018). A brief history on the links between health and biodiversity. En *Biodiversity and health: Linking life, ecosystems, societies* (pp. 1-15). Elsevier.

Moyano-Fernández, C. (2024). Una revisión epistemológica de las zoonosis: repensando el alcance normativo de nuestros deberes preventivos para la salud. En M. Gensollen, A. Mosqueda, & A. Sans Pinillos (eds.), *La medicina en vivo. Cuestiones filosóficas sobre la salud y la enfermedad* (pp. 221-242). Universidad Autónoma de Aguascalientes.

Ogada, D. L., Torchin, M. E., Kinnaird, M. F., & Ezenwa, V. O. (2012). Effects of vulture declines on facultative scavengers and potential implications for mammalian disease transmission. *Conservation Biology,* 26(3), 453-460. https://doi.org/10.1111/j.1523-1739.2012.01827.x.

Possingham, H. P., Andelman, S. J., Burgman, M. A., Medellín, R. A., Master, L. L., & Keith, D. A. (2002). Limits to the use of threatened species lists. *Trends in Ecology and Evolution,* 17(11), 503-507. https://doi.org/10.1016/S0169-5347(02)02614-9.

Power, M. E., Tilman, D., Estes, J. A., Menge, B. A., Bond, W. J., Mills, L. S., Daily, G., Castilla, J. C., Lubchenco, J., & Paine, R. T. (1996). Challenges in the quest for keystones. *Bioscience,* 46(8), 609-620. https://doi.org/10.2307/1312990.

Roche, P. K., & Campagne, C. S. (2017). From ecosystem integrity to ecosystem condition: a continuity of concepts supporting different aspects of ecosystem sustainability. *Current Opinion in Environmental Sustainability,* 29, 63-68. https://doi.org/10.1016/j.cosust.2017.12.009.

Rohwer, Y., & Marris, E. (2021). Ecosystem integrity is neither real nor valuable. *Conservation Science and Practice,* 3(1), e411. https://doi.org/10.1111/csp2.411.

Santos Baquero, O., Benavidez Fernández, M. N., & Acero Aguilar, M. (2021). From modern planetary health to decolonial promotion of One Health of peripheries. *Frontiers in Public Health,* 9, artículo 637897. https://doi.org/10.3389/fpubh.2021.637897.

Seddon, P. J., Soorae, P. S., & Launay, F. (2005). Taxonomic bias in reintroduction projects. *Animal Conservation,* 8, 51-58. https://doi.org/10.1017/S1367943004001799.

Selter, F., & Salloch, S. (2023). Whose health and which health? Two theoretical flaws in the One Health paradigm. *Bioethics,* 37(7), 674-682. https://doi.org/10.1111/bioe.13192.

Simberloff, D. (1998). Flagships, umbrellas, and keystones: is single-species management passé in the landscape era? *Biological Conservation,* 83(3), 247-257. https://doi.org/10.1016/S0006-3207(97)00081-5.

Springborn, M. R., Weill, J. A., Lips, K. R., Ibáñez, R., & Gosh, A. (2022). Amphibian collapses increased malaria incidence in Central America. *Environmental Research Letters,* 17(10). https://doi.org/10.1088/1748-9326/ac8e1d.

Tanner, E., White, A., Acevedo, P., Balseiro, A., Marcos, J., & Gortázar, C. (2019). Wolves contribute to disease control in a multi-host system. *Scientific Reports,* 9, artículo 7940. https://doi.org/10.1038/s41598-019-44148-9.

Van Herten, J., & Meijboom, F. L. B. (2019). Veterinary responsibilities within the One Health framework. *Food Ethics,* 3, 109-123. https://doi.org/10.1007/s41055-019-00034-8.

World Health Organization, World Organisation for Animal Health, & Food and Agriculture Organization. (2019). *Taking a multisectoral, One Health approach: A tripartite guide to addressing zoonotic diseases in countries*. FAO.

Wright, N., Meijboom, F. L. B., & Sandøe, P. (2010). Thoughts on the ethics of preventing and controlling epizootic diseases. *The Veterinary Journal,* 186, 127-128. https://doi.org/10.1016/j.tvjl.2009.12.028.

9. Equidad en salud pública y «Una salud»[1]

María Graciela de Ortúzar

1. Introducción

El objetivo del presente capítulo es analizar la definición de «Una salud» (Food and Agriculture Organization of the United Nations, World Organization for Animal Health, & World Health Organization [FAP-WOAH-WHO], 2010) y reflexio-

[1] La presente investigación se ha realizado en el marco de los siguientes proyectos: 1) PICT Ética y Derecho Humano a la Salud desde una Mirada Interseccional», PICT-2021-GRF-TI-0078, FONCYT; 2) PICT Análisis Histórico del Concepto de Salud…, SECYT, Universidad Nacional de La Plata (UNLP) n.º H 1010, 2023-2027; y 3) Red Laboratorio Iberoamericano de Ética y Salud Pública (LIBERESP) (Argentina, España, Uruguay, Costa Rica, Ecuador y Chile), financiada por el Programa Iberoamericano de Ciencia y Tecnología para el Desarrollo (CYTED), 2023-2026. Agradezco al equipo de CYTED; a su coordinador, Ramón Ortega y al profesor Àngel Puyol, distinguido coeditor del presente libro, por sus inspiradores aportes en el presente trabajo. En otro orden, agradezco al Consejo Nacional de Investigaciones Científicas y Técnicas (CONICET), a la UNLP y a la Universidad Nacional de la Patagonia Austral (UNPA) por el apoyo a la investigación pública.

nar sobre el impacto de esta en la equidad en salud pública de poblaciones y/o grupos en el sur global. La citada definición es una estrategia global con el fin de enfrentar el aumento de enfermedades infecciosas, su prevención y tratamientos; brindando una respuesta uniforme a las amenazas sanitarias emergentes. Las enfermedades infecciosas constituyen un 60 % del total de las enfermedades que afectan a las poblaciones; siendo mayor el porcentaje de enfermedades infecciosas «emergentes o reemergentes» (75 %) (Marano & Pappiaoanou, 2004). En este escenario, se reclama la unificación de medidas de emergencias sanitarias. Es así como, desde Estados Unidos, comienza a gestarse el camino político para operacionalizar el enfoque de «Una (sola) salud».

En el año 2007 se plantea, por primera vez, el encuentro de la Asociación de Medicina Veterinaria Norteamericana (American Veterinary Medicine Association [AVMA], 2007) y de la Asociación Americana de Medicina (AMA) para coordinar estrategias conjuntas destinadas a la anticipación y al abordaje de riesgos en la salud. Un año después, en 2008, se redobla la apuesta política por el control sanitario a nivel global, firmándose, posteriormente, el Acuerdo Tripartito (FAO-WOAH-WHO, 2010) destinado al abordaje de problemas sanitarios en la interfaz hombre-animal-ambiente. Según la Organización Mundial de la Sanidad Animal (WOAH, por sus siglas en inglés) —fundada en 1924 como Oficina Internacional de Epizootias (OIE) y renombrada en 2003 como WOAH—, el concepto en cuestión puede comprenderse como:

> Un enfoque integrado y unificador que busca equilibrar y optimizar de forma sostenible la salud de las personas, los animales y los ecosistemas. Este concepto reconoce que la salud del hombre, los animales domésticos y silvestres, las plantas y el medio ambiente en general (incluidos los ecosistemas) están estrechamente vinculados y son interdependientes (FAO-WOAH-WHO, 2010).

El énfasis del «enfoque sistémico» —esto es, un enfoque sanitario que incluye el bienestar animal, humano y de los ecosistemas que ellos habitan (Lebov *et. al,* 2017)— llevó a ampliar la participación de organismos internacionales estratégicos, incluyendo al Programa de las Naciones Unidas para el Medio Ambiente (PNUMA). De esta manera, se propició una «solución única» para futuras pandemias gestada desde el marco de una epidemiología de vigilancia, control y riesgo holística; diferenciándose de la mirada biomédica tradicional centrada en el individuo. En segundo lugar, se logró abordar la problemática de la «seguridad alimentaria», en un contexto de aumento de resistencia a antimicrobianos (RAM) —debido a su uso excesivo en humanos y (también) en animales (mejoramiento)—. Por último, se consideró la cuestión de la disponibilidad e inocuidad de alimentos y de agua, vinculadas con el cambio climático y el cuidado ambiental (Lee & Brumme, 2013; Dauphin, 2015).

No obstante, es importante subrayar que la relación entre ambiente y salud («Una salud») ha sido planteada desde tiempos inmemoriales (para su profundización véase el apartado 2). En lo que se refiere a la preocupación ambiental, Potter (1971, 1998) propone trazar un puente ético entre las ciencias exactas y las ciencias humanas, acuñando entonces el concepto de *bioética* —bio (vida)— frente a las consecuencias críticas de la separación de hechos y los valores en la ciencia moderna (destrucción de recursos no renovables, abusos de poder y aberraciones en investigaciones científicas en seres humanos / grupos vulnerables, bomba atómica, cambio climático, entre otros). En la misma línea valorativa, Schwabe (1984), médico veterinario precursor de «Una medicina», considera que entre las prioridades del hombre se encuentran la lucha contra las enfermedades; garantizar alimentos suficientes; una calidad ambiental adecuada y una sociedad en la que prevalezcan los *valores humanos*.

Sobre este último punto, resulta relevante profundizar en las relaciones entre la concepción de la salud y la equidad en el campo de la salud pública. Según Puyol (2012), las investigaciones epidemiológicas de los determinantes sociales son las que han otorgado un *valor normativo* a las cuestiones *de salud,* siendo central pensar la salud más allá de las fronteras disciplinares y hospitalarias. En este sentido,

> los determinantes sociales de la salud están contribuyendo a *difuminar esa frontera (entre la ciencia y la ética),* sobre todo *en los campos de la epidemiología y la justicia social.* Los determinantes sociales de la salud se refieren a los *factores sociales (clase, género, edad, etnia...)* que, respondiendo a un *determinado contexto socioeconómico y político* (que incluye, entre otros ámbitos, el mercado de trabajo, las políticas macroeconómicas y las políticas del estado de bienestar), afectan a las *desigualdades de salud* [cursivas añadidas] (Puyol, 2012, p. 178).

El citado autor (Puyol, 2012) sostiene que la *equidad en salud pública* es entendida como la eliminación de las desigualdades interseccionales múltiples (raza, étnica, género, clase social, diversidad, factor geopolítico, edad) que inciden en las desigualdades de la salud, esto es:

> ... la eliminación de las *diferencias injustas en salud* o, en términos más operacionales, como la ausencia de disparidades sistemáticas en salud entre grupos con diferentes niveles de ventajas/desventajas ligadas al *género, la riqueza, el poder, la etnia, la edad,* etc. El primer efecto es que la relación entre los *determinantes sociales de la salud y la equidad se vuelve muy estrecha,* y, el segundo es que *el impacto de los determinantes sociales de la salud debería redefinir los objetivos de la misma equidad* [cursivas añadidas] (Puyol, 2012, p. 179).

De lo anterior se desprende que toda consideración sobre la equidad en salud pública no puede dejar de lado las diferencias, desigualdades de salud y los determinantes sociales de la salud. En este sentido, nos preguntamos si la definición de «Una salud» parte de considerar el enfoque *epidemiológico de los determinantes sociales de la salud en contexto* (véase apartado 2) o si esta definición responde exclusivamente a un enfoque de *epidemiología global centrada* en *riesgos, vigilancia y control,* que *borra las diferencias y profundiza las desigualdades* (De Ortúzar, 2024a). En este segundo sentido, consideramos que la vulneración de derechos es producto de relaciones de poder, estructurales e interseccionales (género, clase, etnia, diversidad, edad, factor geopolítico, entre otros), que generan daño (por acción u omisión) y conllevan la subordinación de los marginados (De Ortúzar, 2021a, 2021b), esto es a través del entrecruzamiento de categorías (raza, clase, género) que refuerzan sus desigualdades múltiples, llevando a la cosificación de lo diferente y a la cosificación de la misma naturaleza feminizada. Ejemplos de este *borramiento* lo constituyen la invisibilización de los reclamos de grupos migrantes por sus subsidios de emergencia, la discriminación de los grupos LGTBIQ+ y de los grupos afro en el acceso a vivienda en pandemia, así como la violencia contra las comunidades indígenas por el abuso de control y la vigilancia policial en tierras desforestadas, entre otros ejemplos de injusticias interseccionales contrarias a derechos humanos y a derechos de la naturaleza (véase De Ortúzar, 2021a; 2024a; 2025). ¿Qué equidad defiende «Una salud»?

Para investigar las citadas problemáticas epistémicas, ético-políticas esbozadas precedentemente, aplicaremos el «equilibrio reflexivo» en el análisis histórico, documental-normativo y testimonial; dividiéndolo en dos partes: 1) análisis histórico epistémico y político de las concepciones de salud, determinantes sociales y su relación con «Una salud», ahondando en las relaciones de poder, sesgos y problemáticas interculturales; 2) equidad en salud pública, «Una salud» y Objetivos de Desarrollo Sostenible (ODS) de la Agenda 2030, ODS 3, 5, 7, abordando las dimensiones olvidadas de la equidad. A modo de propuesta final, resaltaremos la importancia de distinguir entre *responsabilidades compartidas y responsabilidades compartidas pero diferenciadas* en contextos desiguales y asimétricos de poder.

2. Análisis histórico-epistémico y político de las concepciones de salud y de los determinantes sociales. «Una salud»: sesgos, y más que sesgos

Precedentemente, hemos señalado que la interfaz salud animal, salud humana y ambiente, destacada en la definición de «Una salud», no constituye un aporte novedoso ni original. La razón radica en que esta interdependencia ya ha sido planteada, a lo largo de los debates filosóficos y científicos, desde la Antigüedad hasta nuestros días. Es en la época antigua (gracias a la concepción de totalidad integral de saberes y conocimientos englobada en la filosofía antigua) el momento en que se registraron numerosos estudios que parten de establecer la relación entre la salud humana, animal y el ambiente. Ejemplo de estos estudios son las investigaciones sobre patrones estacionales de tuberculosis, como aparece ya en el tratado hipocrático *Sobre aires, aguas y lugares* (Falagas *et al.,* 2010); o las investigaciones sobre medicina comparativa (animal-humana), como en *Historia de los animales* de Aristóteles (Evans & Leighton, 2014). Desde entonces, y hasta nuestros días, se han realizado variadas propuestas para integrar perspectivas sanitarias en «Una medicina» como en Bourgelot (1712-1779), Virchow (1821-1902), Schwave (1969) (Zunino, 2018). Entre ellas, nos interesa resaltar el informe sobre la epidemia de tifus en la Alta Silesia de Virchow, quien acuña el término zoonosis. Este científico alemán considera en sus investigaciones sobre la epidemia de tifus una evidencia central: los factores causales más importantes no son los agentes patógenos, sino las *condiciones materiales* que pautaban la vida cotidiana (Zunino, 2018, p. 47), vinculando así la salud con los determinantes sociales.

A pesar de estas evidencias históricas a favor del enfoque relacional en salud animal, humana y ambiental, como así también el énfasis en determinantes sociales y sus condiciones estructurales; prima —desde la década de los ochenta— el modelo biomédico individualista en la formación del profesional y en la práctica sanitaria. Este modelo ha sido denominado como «modelo médico hegemónico» (Menéndez, 1988)[2]. Este responde al fuerte auge en la industria de la salud con centro en los países desarrollados e influencia en los periféricos; estableciendo la división del saber médico en especialidades, cada una con sus respectivos avances técnico-científicos, proliferando la profesionalización y el consecuente aumento de definiciones corporativas *disease mongering* (Moynihan *et al.,* 2002) que llevaron a la mercantilización de la salud y a la medicalización de la vida.

Este modelo biomédico se centra en la definición de salud como normalidad natural de la especie (Boorse, 1997), respondiendo la definición a la supuesta «neutralidad y objetividad científica» (De Ortúzar, 2006). La razón de esta elección de enfermedad «puramente biológica» como criterio de acceso a la salud radica en su supuesta neutralidad, no arbi-

[2] «Por modelo médico hegemónico —MMH— entiendo el conjunto de prácticas, saberes y teorías generados por el desarrollo de lo que se conoce como medicina científica, el cual desde fines del siglo XVIII ha ido logrando establecer como subalternas al conjunto de prácticas, saberes e ideologías teóricas hasta entonces dominantes en los conjuntos sociales, hasta lograr identificarse como la única forma de atender la enfermedad legitimada tanto por criterios científicos, como por el Estado. Es importante el contraste entre el desarrollo del MMH y las condiciones dominantes de mortalidad en la mayoría de los países de América Latina…» (Menéndez, 1988, p. 1).

trariedad ni politización de esta definición (Daniels, 1996). Esto es, la desviación de la normalidad natural de la especie permitiría brindar un criterio objetivo para distinguir cuáles son las «necesidades médicas» y cuáles son «terapias de mejoramiento» —no prioritarias— en el acceso a la atención de la salud (Daniels,1996).

No obstante, esta definición —al igual que el citado modelo biomédico— ha sido criticada: 1) por suponer una concepción androcéntrica de la ciencia y la medicina; 2) por ser desafiada la «normalidad natural» ante el avance en lo que antes se consideraba superfluo en el «mejoramiento» (esto es, la definición biológica, y su misma idea de normalidad natural, es menos transparente a partir del uso de las nuevas tecnologías) (Gert, 1996; Fraser, 2006; Okin, 1996); y 3), y por dejar de lado la salud mental, las necesidades psicosociales en la atención sanitaria, conjuntamente con los avances de las investigaciones en el terreno de la epigenética (Ansermet & Magistretti, 2007); discriminando la diversidad (diversidad funcional, diversidad cultural, de género, entre otros) y favoreciendo la opresión y la subordinación étnica, racial, de género y, muy especialmente, subordinando las diferencias epistémicas. Estas evidencias empíricas muestran que las fuentes más importantes de desigualdades en salud son las desigualdades múltiples —generadas por el entrecruzamiento de la clase, el género, la raza, la justicia epistémica, la diversidad, el factor geopolítico, la representación—. He aquí que es necesario resaltar la prioridad de los «eco-psico-determinantes sociales» (De Ortúzar, 2025) para comprender el modelo complejo de salud en nuestras poblaciones (véase también Breihl, 2013; De Ortúzar, 2025).

En este sentido, lo interesante de la definición política de «Una salud», y de sus precedentes concepciones, es que plantea un modelo no centrado en el individuo, sino en la interfaz de la salud y el ambiente. Así, desde el punto de vista normativista se destaca la conocida definición de salud de la Organización Mundial de la Salud (OMS), en sentido amplio, como «un estado de completo bienestar físico, mental y social, y no solamente la ausencia de afecciones o enfermedades» (OMS, 1946). Esta definición de salud positiva ha sido criticada precisamente por su amplitud y la dificultad para operacionalizarla. En efecto, si bien el acceso a la salud y al bienestar es un derecho humano, reconocido en la Agenda para el Desarrollo Sostenible como «una nueva oportunidad de garantizar que todas las personas, no solo las de mayor poder adquisitivo, puedan acceder a los más altos niveles de salud y asistencia sanitaria (ODS 3)», resulta central, para su operacionalización, partir del diagnóstico de las relaciones *asimétricas* de poder y las desigualdades que condicionan la salud a nivel micro y macro (De Ortúzar, 2017, 2024a).

Según Puyol (2012), los *determinantes sociales de la salud* se encuentran fuera del *control* de los investigadores y profesionales de la salud, y responden a cuestiones de definiciones *políticas* y *equidad / justicia social* en salud pública. Pero, al igual que la definición de salud, el concepto de determinantes sociales no constituye una especificación unívoca. Podemos distinguir cinco grandes concepciones de determinantes sociales (De Ortúzar, 2025), con diferentes implicancias políticas, sociales y sanitarias: 1) estratificación social; 2) niveles de influencia; 3) determinantes sociales; 4) determinantes psicosociales; 5) modelo complejo. La primera concepción (1) supone un modelo lineal donde las posiciones sociales, como el sistema educativo o el mercado laboral producen las diferencias de salud (Diderichsent *et al.,* 2001). La segunda definición (2) distingue entre determinantes a nivel micro y macro, considerando niveles de influencia y privilegiando el nivel individual como riesgo clave (Whitehead & Dalhgren, 2006). En tercer lugar (3), la OMS (2005) reconoce determinantes estructurales e intermedios, enfatizando como factor determinante lo social y las políticas intersectoriales (salud en todas las políticas). En cuarto lugar (4), los aportes de la epidemiología de Wilkinson y Picket (2009) resaltan la importancia de los determinantes psicosociales, remarcando que lo crucial es actuar sobre la matriz del modelo de desarrollo y las relaciones de poder (clase, género, etnia, relaciones estructurales). Por último, desde la medicina latinoamericana (5) (Breihl, 2013; Filho & Silva Paim, 2003), se sostiene que la estructura del modelo de «desarrollo» económico determina la salud de la población como un problema complejo (relaciones entre el individuo, la familia y la estructura social). En síntesis, como hemos analizado en anteriores trabajos (De Ortúzar, 2025), el modelo 1 (estratificación social) y el modelo 2 (niveles de influencia) suponen una concepción *individual de salud,* centrándose en el *riesgo individual* y en un *modelo lineal.* En contraposición, los restantes modelos (3, 4 y 5, determinantes sociales, psicosociales y modelo complejo, respectivamente) ponen el acento en la *estructura social y en las desigualdades* que generan *diferencias* en salud, concibiendo un dinamismo y un carácter relacional entre lo social-ambiental y la salud, el cual demanda la acción del Estado, entre otros responsables centrales de la estructura económica y de las mismas desigualdades múltiples, pero también un cambio en la forma de producir y de conocer (De Ortúzar, 2025). Nuestro aporte al respecto es señalar la relevancia del concepto de «eco-psicodeterminantes sociales de la salud», recuperando formas y modos de vida *otros,* relaciones ancestrales y territoriales —*buen vivir*— (De Ortúzar, 2025; Acosta, 2013). En este sentido, el daño generado refleja una asimetría de poder que hace de la vulnerabilidad una categoría política (De Ortúzar, 2021a, 2021b). El daño no solo es físico y ambiental, sino también cultural, psicológico y social. Ocasiona solastalgia, esto es el sufrimiento psicológico de las personas que habitan esa comunidad. Las personas/grupos perciben la destrucción del lugar donde han nacido, donde han transitado su experiencia de vida, su historia, esto es la destrucción de su casa común. En este sentido, la interseccionalidad es comprendida como matriz de dominación (Collins, 2000), al visibilizar el entrecruzamiento de categorías que produce la «cosificación» del individuo/grupos (Crenshaw, 1989; Vigoya, 2016), generando la misma explotación instrumental de la tierra, como ocurre actualmente con la nueva oleada extractivista en América Latina («zonas de sacrificio»). Por lo tanto, los daños sanitarios y ambientales no afectan a todas las poblaciones/grupos por igual a nivel global. Tampoco la responsabilidad entre países/actores se da de la misma manera, siendo claramente diferencial. En efecto, la concepción de salud no puede ignorar la interseccionalidad; replanteada desde los márgenes como proyecto político con fuerza colectiva que demanda resiliencia para la reexistencia; esto es coconstrucción colectiva y cuidado para la vida (Curiel, 2007; Espinosa Miñoso, 2017; De Ortúzar, 2025). O, al menos, no puede ignorarla si lo que realmente se busca promover, a través de la salud, es la equidad.

3. Equidad, «Una salud» y su vinculación con la Agenda 2030, ODS

Los conflictos morales en la salud pública son colectivos. Las acciones relacionadas con la prevención exigen una mirada contextual, como bien ha sido señalado desde la bioética feminista (Gilligan, 1993; Sherwin, 1992, Belvedresi, 2018, De Ortúzar, 2024b), una mirada plural que permita proteger a personas/grupos/comunidades «vulnerables», entre los cuales se destacan las mujeres del sur global y los «grupos feminizados» diversos (migrantes, comunidades indígenas, discapacitados, comunidades LGTBIQ+, entre otros) que cuidan la vida en sus territorios. Para ilustrar esta mirada, distinguiré analíticamente cuatro dimensiones de justicia/equidad en el campo de la salud: 1) redistributiva; 2) reconocimiento cultural, epistémico y plural; 3) representativa/participativa;

4) interseccional crítica y política (Fraser, 2006, 2023; Young, 1990; Curiel, 2007).

3.1. Dimensión redistributiva o económica

La definición global en cuestión descansa en un universalismo abstracto (Young, 1990; Diniz & Dirce Guilhem, 2002, 2008), y este universalismo abstracto representa intereses comerciales, productivos, de grupos corporativos centrales. La subordinación se refleja en su misma operacionalización, traducida en medidas «uniformes» a nivel de mecanismos de coordinación *multisectoriales* entre organizaciones y países (centrales y periféricos), a través de regulaciones, legislaciones, y del mismo fomento de la investigación en epidemiología (zoonosis) centrada en riesgos, vigilancia y control. Pero ¿es su financiamiento incluyente para países de bajos ingresos o solo se financian países centrales en la lucha antivectorial y de vigilancia epidemiológica? En lo que hace a redistribución de beneficios y equidad en salud, la brecha 10/90 en investigaciones en salud (OMS, 2005), el rol de la COVAX en la reciente pandemia del COVID-19 (OMS, 2021) y la brecha tecnológica entre países «desarrollados y subdesarrollados» constituyen solo algunos ejemplos históricos del abuso de poder incluyentes para dichos países centrales y excluyentes para los países de bajos ingresos («sus enfermedades son resultado de la pobreza o de su falta de capacidad»).

En consecuencia, la estrategia de la *interfaz hombre-animal-ambiente* (enfermedades zoonosis), alejada de un enfoque crítico de sociales (De Ortúzar, 2025), parecería centrarse en preocupaciones de intereses comerciales del centro; y concentrar sus planes de acción, infraestructura y financiación a medidas que desvían la atención de problemas concretos de sociedades periféricas. Como sostiene Zunino (2018), el desafío de «Una salud» se halla en la equidad entre las regiones de países de bajos ingresos y de altos ingresos. Sin embargo, tanto a nivel de gestión como a nivel operativo, se evidencia que las investigaciones sobre el virus del Zika no son financiadas en países periféricos por responder a «la pobreza»; mientras se financian las mismas investigaciones sobre el virus del Zika en países de altos ingresos (por flujos migratorios o viajeros, por transmisión local de vectores invasores a zonas de turismo), como ocurrió en el 2014 con el brote del ébola de África a Europa y a Estados Unidos. En consecuencia, no es sorprendente que el mismo brote en el Congo permanezca aún ignorado.

3.2. Dimensión reconocimiento (conocimiento cultural y plural / justicia epistémica)

Esta dimensión epistémica cuestiona la visión antropocéntrica de los países de altos ingresos que impone como único camino la información y la transferencia de conocimientos desde el centro al margen; desconociendo el diálogo de saberes, los *conocimientos otros* y la diversidad de problemáticas ecológicas y sanitarias de regiones periféricas. La injusticia epistémica hermenéutica y testimonial (Fricker, 2007) visibiliza cómo la falta de herramientas hermenéuticas a nivel global hace que determinados saberes y prácticas no puedan ser interpretadas a nivel institucional central, y que los testimonios de las personas pertenecientes a grupos de dichas comunidades sean rebajados por la autoridad que detenta el poder, no pudiendo confluir del margen al centro. Este borramiento es también una característica de las narraciones de historias de mujeres y diversidades, presentándose una única concepción universal (Belvedressi, 2018).

Así, las relaciones asimétricas de poder que se ejercen sobre las comunidades, a nivel científico y político, implican el no reconocimiento de la interfaz sanitaria animal, humana y ambiental en el mismo modelo productivo-cultural territorial (Filho & Silva Paim, 2003; Testa, 1996; Breihl, 2013). La atención a la salud comprende también diversas formas de cuidado que no se separan del cuidado de la tierra, de los vínculos sociales y las relaciones comunitarias. Esto es, para el abordaje del cambio climático y la salud es importante reconocer, en primer lugar, que este NO afecta a todos por igual (mayúscula intencionada), sino que daña principalmente a *los grupos con derechos históricamente vulnerados*. Es importante partir de las historias de mujeres y diversidades, reconociendo las desigualdades múltiples interseccionales, las diferencias y la parcialidad de todos los puntos de vista (Harding,1996; Young, 1990), porque el daño se sufre a nivel territorial, y afecta la salud ecopsicosocial de nuestras poblaciones y de nuestras tierras sacrificadas. Como dijimos anteriormente, se trata de repensar nuevas formas de vida y nuevas formas de *saberes otros* (De Ortúzar, 2025).

En este sentido, la salud humana, animal y ambiental no puede ser pensada fuera del contexto, de la cultura, de la historia (Belvedressi, 2018; De Ortúzar, 2024b). Por ejemplo, para actuar preventivamente contra el dengue en países periféricos no basta con informar a la población, producir y distribuir repelentes gratuitos. El dengue es mayor en lugares donde la tala de árboles y los monocultivos han provocado el calentamiento de la tierra, el aumento de temperaturas y, consiguientemente, de mosquitos; donde el agua potable es escasa y, por lo tanto, se junta en baldes; donde los trabajadores dedican más horas a su empleo que en los países desarrollados renunciando a la convivencia familiar, social, cultural; donde se vive en condiciones precarias y hacinados; donde las poblaciones se encuentran con menos acceso a la atención de la salud temprana o a su vacunación; donde la subordinación y las asimetrías de poder impiden ejercer a los pobladores su propia cultura y ritos de convivencia y cuidados ante la esclavitud y el sometimiento impuesto por la «civilización».

De acuerdo con Ruiz (2018), una serie de «sesgos» afectan esta visión global de la ciencia (y de la salud), dando lugar a propuestas aparentemente inclusivas, considerando solo una visión local y antropocéntrica, fundamentalmente la de los países de altos ingresos; e ignorando que las enfermedades olvidadas de países periféricos, enfermedades que solo pasan a ser consideradas cuando su efecto se expande más allá de sus áreas tradicionales, demanda el cuidado para la vida como buen vivir.

Por estas razones, al subrayar los eco-psicodeterminantes de la salud en relación con la equidad, consideramos «el buen vivir» (Acosta, 2013), el cual no se plantea *solo* en términos materiales (no lógica de acumulación y consumo), sino reivindicando los puntos de vista olvidados y la escucha de otras formas de vida y saberes para no invalidar a los otros como sujetos epistémicos ni subordinarlos bajo definiciones holísticas y globales que anulan las diferencias.

3.3. Desigualdad en la representación/participación

La concepción de la salud como derecho humano cultural —véase el Pacto Internacional de Derechos Económicos, Culturales y Sociales, PIDESC (De Ortúzar & Médici, 2018)— es resultado de movimientos de pacientes, movimientos feministas, movimientos de la diversidad, esto es, movimientos sociales que plantearon el desafío coparticipativo de coconstruir una definición integral de salud, *sin perder el carácter relacional, histórico, contextual y dinámico de estos procesos y fenómeno.* En línea con este enfoque se incorpora el concepto ya citado de «buen vivir» *(sumak kawsay)* en las constituciones de dos países, Bolivia y Ecuador (Acosta, 2013), que aporta elementos de la relación entre la salud humana en armonía con la salud de la tierra y en diálogo constante y milenario con los saberes de la comunidad. Pero:

¿son consultados estos grupos en las decisiones que atañen a sus vidas y sus propias tierras, en la construcción de «conocimientos y tecnologías otras, para ofrecer soluciones climáticas y nuevas formas de producción y vida? ¿Son representados estos grupos/comunidades en las organizaciones internacionales? ¿Son escuchados sus testimonios y saberes? ¿Son la consulta y el consentimiento de las comunidades indígenas solicitados y respetados? (De Ortúzar, 2025). ¿Es regulado el mal uso del agua generado por el extractivismo y la explotación de bienes comunes (como el litio, por ejemplo)? ¿Es permitida la participación de estas mismas comunidades para su extracción con el cuidado de la tierra? En igual sentido, el abordaje de la seguridad de los alimentos no puede ser planteado solo desde la visión y los intereses de la industria alimenticia, desconociendo la diversidad de saberes, la tecnología otra, el diálogo intercultural y los cuidados para la vida. El daño generado por el cambio climático en comunidades «vulnerables» muestra que más del 98 % de las personas afectadas por eventos climáticos extremos viven (o vivían) en *países en desarrollo* (Slenning, 2010). Ellas no participaron de las decisiones que afectaron sus vidas.

3.4. Dimensión interseccional crítica y política

El enfoque de equidad en salud exige la interseccionalidad crítica, política, y retomar el vínculo entre salud y ecopsicodeterminantes sociales evidenciando desigualdades múltiples a partir del análisis de las opresiones que se suscitan en el campo relacional de la salud. Esto nos lleva a reconocer que los espacios de privilegio que ocupan algunos sujetos/países en la estructura social tienen como reverso la exclusión de otros y son el efecto de procesos de jerarquización (racial, sexual, de clase y de género, diversidad, injusticia epistémica, geopolíticos) y formas de opresión. El desafío —en esta *di-*

mensión— es la confluencia entre la justicia ecopolítica interseccional y la ética del «cuidado para la vida» (De Ortúzar, 2024a; 2025). La interseccionalidad crítica y política, aunada en la resistencia colectiva, fomenta la fuerza de la re-existencia que nace de la participación colectiva y el agenciamiento epistémico y político de los grupos afectados en la coproducción de nuevas formas de vida y de conocimientos. De esta manera, se recuperan la sabiduría ancestral, el diálogo de saberes y el respeto de sus valores ancestrales (buen vivir, tecnologías andinas) para el cuidado de la salud de la tierra, las semillas y la salud de las comunidades. En este punto, a través de la escucha, el diálogo cultural y el reconocimiento del *otro concreto* (Benhabib, 1990, 2006), se visibilizan sus necesidades específicas y situadas, promoviendo el ejercicio de derechos humanos (*otro generalizado,* Benhabib, 1990) y no solo derechos humanos y culturales, sino también el derecho de la naturaleza para la convivencialidad multiespecies (De Ortúzar,2025).

4. Conclusión general

La definición de salud, como toda forma de categorización, no es inocua. La definición de salud junto con la equidad y la respectiva atribución de responsabilidad en salud son conceptos filosóficos claves que continúan debatiéndose en la arena teórico-práctica interdisciplinaria e intercultural política. Dependiendo de cómo definamos cada uno de ellos, de los lineamientos que tracemos en la evaluación de los determinantes (individual, social o eco), se establecerán diferentes criterios de acceso a la salud, con consecuencias prácticas distintas (De Ortúzar, 2017).

En efecto, las direcciones en políticas públicas de salud se definen a partir del concepto de salud. La definición de salud constituye un *criterio central* para determinar qué prioridades se favorecen en el acceso / la atención de la salud, qué dimensiones de equidad/justicia se amplían para evitar diferencias o qué dimensiones se olvidan generando las mismas desigualdades múltiples, los sesgos y más que sesgos, las exclusiones, los borramientos y las subordinaciones. Por lo tanto, la forma en que la definamos políticamente condiciona qué modelo de salud se persigue (a quién se incluye y a quién no; qué necesidades se privilegian y cuáles se ignoran; qué intereses se escuchan y a quién se deja participar; a quién se daña y a quiénes se beneficia) es la forma en que defendemos la equidad (¿qué modelo bio-ético?).

En otras palabras, se trata de definir si (1) se privilegia un modelo de salud centrado en la vigilancia y el control global —incluyendo el manejo de datos y la uniformidad de medidas globales que enfatizan la seguridad (el cual reproduce los mismos intereses corporativos criticados al enfoque individualista biomédico, con consecuencias y daños al ambiente)— o, por el contrario, (2) se promueve un modelo de salud integral y eco-psicosocial, planteado desde una concepción ampliada de derechos humanos que parte de reconocer al *otro concreto* (Benhabib, 1990), esto es —desde la complejidad de la sociedad actual— recuperar otras epistemes, ontologías y formas productivas para el cuidado de la vida y la equidad con justicia participativa, interseccionalidad crítica y proyecto político de re-existencia (De Ortúzar, 2025).

Concluimos que la definición global de «Una salud», si bien posee la ventaja de presentarse como una concepción diferente del modelo biomédico individualista y centrada en lo ambiental, descuida la cuestión ética: la equidad. Esta estrategia política de «Una salud» promete ser *un mantra mágico para futuras pandemias* desde la «vigilancia y el control» multisectorial de la interfaz salud humana, animal y ambiental propuesta a nivel central. Es importante distinguir claros elementos de racionalidad instrumental (medios-fines) que ocasionan desigualdades por su homogeneización abstracta, generando el olvido de los *eco-psicodeterminantes* sociales de la salud (Breihl, 2013; De Ortúzar, 2025) y el *borramiento de las «formas de vida y sabiduría» del otro concreto*.

¿De qué hablamos, entonces, cuando hablamos de «Una salud» y de «equidad en salud»? Parafraseando a Puyol (2012, p. 179), el impacto de los determinantes sociales de la salud debería redefinir los objetivos de la misma *equidad* y, *también,* de la concepción *de salud* como una cuestión ética clave. Sin embargo, es difícil imaginar que estas corporaciones de diversa naturaleza e intereses dediquen sus energías, y particularmente sus fondos, independientemente de sus intereses particulares (Horton, 2014), a asumir que la responsabilidad compartida es diferencial; lo cual implica asumir que la responsabilidad es fundamental para los países desarrollados/corporaciones internacionales, por existir una obligación por los daños ocasionados en su proceso científico, tecnológico y de transición energética con el despliegue del viejo «extractivismo» en salud-ambiente y en el territorio de las comunidades de «países en desarrollo». En este sentido, la equidad reclama la fuerza colectiva interseccional como proyecto político (Curiel, 2007) que establece la conexión de esos *otros* marginados, recuperando el valor de saberes tradicionales y la memoria ancestral para el cuidado de la vida (buen vivir). Esto es un modelo de conexión comunitario y con autonomía relacional para la defensa de derechos humanos culturales y del derecho de la naturaleza. En el reconocimiento de estas *moradas ocultas* subyace el mismo problema de equidad, siendo nuestro desafío «ampliar nuestra mirada y no repetir las experiencias fracasadas del siglo XX» (Fraser, 2023).

BIBLIOGRAFÍA

ACOSTA, A. (2013). *El Buen Vivir. Sumak Kawsay, una oportunidad para imaginar otros mundos.* Icaria.

American Veterinary Medical Association. (2007). *One Health Initiative Task Force*. AVMA.

Ansermet, F., & Magistretti, P. (2007). *A cada cual su cerebro. Plasticidad neuronal e inconsciente*. Katz.

Belvedresi, R. (2018). Historia de las mujeres y agencia femenina: algunas consideraciones epistemológicas. *Epistemología e Historia de la Ciencia,* 3(1), 5-17.

Benhabib, S. (1990). El otro generalizado y el otro concreto: la controversia Kohlberg-Gilligan y la teoría feminista. En S. Benhabib & D. Cornell, D. (eds.), *Teoría feminista y teoría crítica, ensayos sobre la política de género en las sociedades del capitalismo tardío* (pp. 119-150). Institució Alfons el Magnànim.

— (2006). *El ser y el otro en la ética contemporánea. Feminismo, comunitarismo y postmodernidad.* Gedisa.

Boorse, C. (1997). A rebuttal on health. En J. M. Humber & R. F. Almeder (eds.), *What is disease?* (pp. 1-20). Humana Press.

Breilh, J. (2013). La determinación social de la salud como herramienta de transformación hacia una nueva salud pública (salud colectiva). *Revista Facultad Nacional de Salud Pública,* 31 (supl. 1), 13-27.

Collins, P. H. (2000). *Black feminist thought: Knowledge, consciousness and the politics of empowerment*. Routledge.

Crenshaw Williams, K. (1989). Demarginalizing the intersection of race and sex: a black feminist critique of antidiscrimination doctrine. En *Feminist Theory and Antiracist Politics* (pp. 139-167). University of Chicago Legal Forum.

Curiel, O. (2007). Los aportes de las afrodescendientes a la teoría y la práctica feminista: desuniversalizando el sujeto «mujeres». *Perfiles del Feminismo Iberoamericano,* 3, 163-190.

Daniels, N. (1996). *Justice and justification*. Cambridge University Press. https://doi.org/10.1017/CBO9780511624988.017.

Dauphin, G. (2015). WHO/FAO/OIE, a tripartite coordination for the control and prevention of zoonotic influenza viruses. Example of flu, global network of veterinary expertise. *Bulletin de l'Académie Vétérinaire de France,* 168(3), 224-232.

De Ortúzar, M. G. (2006). Análisis crítico del concepto de enfermedad como criterio de acceso a la atención de la salud: «naturalismo» vs. «normativismo». *Revista Latinoamericana de Filosofía,* 32(1), 73-101.

— (2017, 8-11 de agosto [Ensenada, Argentina]). *Bioética, definiciones de salud y criterios de responsabilidad. Tensiones entre lo individual y lo colectivo.* En *Actas de las XI Jornadas de Investigación del Departamento de Filosofía FaHCE-UNLP.* Universidad Nacional de La Plata, Facultad de Humanidades y Ciencias de la Educación, Departamento de Filosofía. http://www.memoria.fahce.unlp.edu.ar/trab_eventos/ev.13740/ev.13740.pdf.

— (2021a). ¿Migrantes «vulnerables»? Políticas de migración y derecho a la salud en Argentina. *Revista Cadernos de Campo,* 30.

— (2021b). Ciudadanía y derechos humanos de migrantes latinoamericanos en el contexto de emergencia sanitaria por COVID-19 en Argentina. *Revista Política, Globalidad y Ciudadanía,* 7(13), 287-313.

— (2024a). Bio-ética, educación inclusiva y «vulnerabilidad programática interseccional» de migrantes regionales en Argentina. En S. Vercellino, A. Ocampo González, & M. L. Arciniegas Sigüenza (comps.), *Estudios sobre educación inclusiva en Latinoamérica* (pp. 311-389). Centro de Estudios Latinoamericanos de Educación Inclusiva.

— (2024b). Bioética interseccional na América Latina: agência política, autonomia relacional e cuidado com a vida. *Cadernos de Campo: Revista de Ciências Sociais,* 24(especial 2), e024014. https://doi.org/10.47284/cdc.v24iesp.2.19567.

— (2025). Bio-ética del cuidado para la vida, eco-psicodeterminantes sociales y salud colectiva en Latinoamérica. En A. Arpini (coord.), *Cuidados, ambiente y convivencia. Miradas críticas y propuestas desde el Sur.* Qellqasqa Editorial.

De Ortúzar, M., & Médici, A. (2018). El «derecho a la salud» como derecho humano: abordaje conceptual transdisciplinar. En M. Cristeche & M. Lanfranco Vázquez (coords.), *Investigaciones sociojurídicas contemporáneas* (pp. 57-78). Malisia.

Diderichsen, F., Evans, T., & Whitehead, M. (2001). The social basis of disparities in health. En T. Evans (ed.), *Challenging inequities in health* (pp. 13-23). Oxford University Press.

Diniz, D., & Dirce Guilhem, D. (2002). *O que é bioética.* Sao Paulo.

— (2008). Bioética feminista na América Latina: a contribuição das mulheres. *Estudos Feministas,* 16(2), 599-612.

Espinosa Miñoso, Y. (2017). De por qué es necesario un feminismo descolonial: diferenciación, dominación co-constitutiva de la modernidad occidental y el fin de la política de identidad. *Revista Solar. Revista de Filosofía Iberoamericana, Dossier Epistemologías feministas latinoamericanas,* 12(1), pp. 141-171.

Evans, B. R., & Leighton, F. A. (2014). A history of One Health. *Revue Scientifique et Technique (International Office of Epizootics),* 33(2), 413-420.

Falagas, M. E., Bliziotis, I. A., Kosmidis, J., & Daikos, G. K. (2010). Unusual climatic conditions and infectious diseases: observations made by Hippocrates. *Enfermedades Infecciosas y Microbiología Clínica,* 28(10), 716-718.

Filho, N. A. F., & Silva Paim, J. (2003). La crisis de la salud pública y el movimiento de la salud colectiva en Latinoamérica. *Cuadernos Médicos Sociales,* 75, 5-30.

Food and Agriculture Organization of the United Nations, World Organization for Animal Health, & World Health Organization (2010). *One Health.* https://www.woah.org/es/que-hacemos/iniciativas-mundiales/una-sola-salud/#ui-id-4.

Fraser, N. (2006). La justicia social en la era de la política de la identidad: redistribución, reconocimiento y participación. En N. Fraser & A. Honneth, *¿Redistribución o reconocimiento? Un debate político-filosófico* [cap. 1]. Morata.

— (2023). *Capitalismo caníbal.* Siglo XXI.

Fricker, M. (2007). *Epistemic injustice: power and the ethics of knowing.* Oxford University Press.

Gert, B. (1996). *Morality and the new genetics: a guide for students and health care providers.* Jones and Bartlett Publishers.

Gilligan, C. (1993). *In a different voice: psychological theory and women's development.* Harvard University Press.

Harding, S. (1996). *Ciencia y Feminismo.* Morata.

Horton, R. (2014). Offline: the case against global health. *The Lancet, 383,* 1705.

Lebov, J., Grieger, K., Womack, D., Zaccaro, D., Whitehead, N., Kowalcyk, B., & MacDonald, P. D. M. (2017). A framework for One Health research. *One Health,* 3, 44-50.

Lee, K., & Brumme, Z. L. (2013). Operationalizing the One Health approach: the global governance challenges. *Health Policy and Planning,* 28, 778-785.

Marano, N., & Pappiaoanou, M. (2004). Historical, new, and re-emerging links between human and animal health. *Emerging Infectious Diseases,* 10(11), 2065-2066.

Menéndez, E. L. (1988, abril 30-mayo 7). *Modelo médico hegemónico y atención primaria.* Segundas Jornadas de Atención Primaria de la Salud (pp. 451-464). Buenos Aires.

Moynihan, R., Heath, I., & Henry, D. (2002). Selling sickness: the pharmaceutical industry and disease mongering. *BMJ,* 324(7342), 886-891.

Okin, S. M. (1996). Desigualdades de género y diferencias culturales. En C. Castells (comp.), *Perspectivas feministas en teoría política* (pp. 45-68). Paidós.

Organización Mundial de la Salud. (S. f.). Constitución. https://www.who.int/es/about/governance/constitution.

— (2005). *Determinantes sociales de la salud.* https://www.paho.org/es/temas/determinantes-sociales-salud.

— (2021). COVAX: Colaboración para un acceso equitativo mundial a las vacunas contra la COVID-19. https://www.who.int/es/initiatives/act-accelerator/covax.

Organización Mundial de Sanidad Animal. (2009, 30 de abril). Un mundo, una salud. *Boletín,* 2009(2). https://www.woah.org/fileadmin/Home/esp/Publications_%26_Documentation/docs/pdf/bulletin/Bull_2009-2-ESP.pdf

Potter, V. R. (1971). *Bioethics: Bridge to the future*. Prebtis Hall.

— (1998). Bioética puente, bioética global y bioética profunda. *Cuadernos del Programa Regional de Bioética,* 7. Organización Panamericana de la Salud. Editorial Kimpres.

Puyol, À. (2012). Ética, equidad y determinantes sociales de la salud. *Gaceta Sanitaria,* 26(2), 178-181.

Ruiz, J. (2018). Reflexiones acerca del concepto de «Una salud». *Revista Peruana de Medicina Experimental y Salud Pública,* 35(4), 710. https://doi.org/10.17843/rpmesp.2018.354.3821

Schwabe, C. (1984). *Veterinary medicine and human health.* Williams & Wilkins.

Sherwin, S. (1992). *No longer patient. Feminist ethics and health care.* Temple University Press.

Slenning, B. D. (2010). Global climate change and implications for disease emergence. *Veterinary Pathology,* 47(1), 28-33.

Testa, M. (1996). *Pensar en salud.* Editorial Universidad de Lanús. https://isco.unla.edu.ar/edunla/cuadernos/catalog/book/12.

Vigoya, M. V. (2016). La interseccionalidad: una aproximación situada a la dominación. *Debate Feminista,* 52, 1-17. https://doi.org/10.1016/j.df.2016.09.005.

Whitehead, M., & Dahlgren, G. (2006). Concepts and principles for tackling social inequities in health. *Studies on Social and Economic Determinants of Population Health,* 1, 1-40.

Wilkinson, R., & Pickett, K. (2009). *Desigualdad: un análisis de la infelicidad colectiva.* Turner Publicaciones.

Young, I. M. (1990). *Justice and the politics of difference.* Princeton University Press.

Zunino, P. (2018). Historia y perspectiva de una salud. *Veterinaria,* 54(210), 46-51.

10. Experiencia estética, salud pública y bienestar. Bellezas naturales y cuidados[1]

Weronika Lucrecia Weil Parodi

1. Introducción

En general, cuando hablamos de salud pública tendemos a dirigir nuestro pensamiento a intervenciones de orden médico y manejo sanitario; sin embargo, muchos de los problemas que afectan a la salud individual y colectiva de las personas trascienden el ámbito biomédico. Ellos obedecen, también, a razones culturales, sociales, políticas, económicas y existenciales, entre otras. De este modo, cuando tratamos los problemas de salud pública desde la perspectiva meramente biomédica no lo hacemos de manera integral. Así las cosas, nos exponemos a dos situaciones delicadas: por un lado, que gran parte de los problemas que afectan a nuestra salud queden limita-

[1] Este capítulo es el resultado de la filiación al Centro Internacional Cabo de Hornos (Cape Horn International Center, CHIC) y forma parte de la investigación del proyecto financiado por ANID, código CHIC ANID / BASAL FB210018.

dos a soluciones de orden sanitario y tecnocientíficas y, por el otro, que las personas dejemos de asumir nuestro rol activo respecto de estos problemas, delegando la reflexión y la acción a la medicina.

Sin pretender desconocer el rol fundamental que la actividad sanitaria tiene en el mantenimiento de la salud pública, queremos presentar un enfoque diferente y poco explorado de esta problemática. En concreto, buscamos destacar el valor de la *experiencia estética* como fenómeno existencial y subrayar la importancia que el sentir estético por la naturaleza desempeña en el bienestar de las personas. Abordaremos esta problemática, desde la reflexión filosófica, analizando y actualizando la teoría estética que Immanuel Kant realiza en su *Crítica de la facultad de juzgar* (1791); en especial, trabajaremos en su fundamentación de las bellezas naturales[2].

Las conclusiones de este estudio sugieren que la experiencia estética por la naturaleza aportaría al bienestar personal y colectivo al menos en tres niveles fundamentales: en la constitución de una subjetividad armónica y vital, en facilitar el establecimiento de relaciones intersubjetivas saludables y en promover aproximaciones felizmente integradas con la naturaleza.

2. La teoría de la belleza en Kant y su contexto

2.1. *Sobre la estética filosófica y el término estética*

La filosofía de Kant no es fácil de entender y la comprensión de su pensamiento requiere de una primera aproximación a su sistema de filosofía. Por ello, nos permitiremos hacer una

---

[2] Cabe precisar que, en este contexto, Kant realiza el primer análisis sistemático de la experiencia estética y logra una explicación de esta que no alcanzan teorías estéticas posteriores.

breve introducción al contexto en que Kant desarrolla su «teoría del gusto» para luego extraer algunos argumentos que nos permitan justificar el sentido de estudiar la experiencia estética en el contexto de la pregunta por el bienestar, la salud pública y los cuidados.

En un sentido amplio, el término 'estética' se refiere a la ciencia del sentido y del sentir. Con este significado nació como una ciencia nueva o, más bien, como algo que en la escuela alemana de Wolf debía convertirse en una disciplina filosófica; ello, en una época en que en Alemania las obras de arte eran consideradas en relación con los sentimientos que debían producir (por ejemplo, sentimientos de agrado, de admiración, de temor, de compasión, entre otros) (Hegel, 1989). Baumgarten le da el nombre de estética a la disciplina como *teoría de la sensibilidad* y la propone como «una forma nueva y hasta el momento descuidada de la teoría del conocimiento» (Seel, 2010, p. 13). En la *Crítica de la facultad de juzgar,* Kant usa el término para referirse a los sentimientos estéticos de placer y displacer, y a su relación con las bellezas naturales y artísticas. Cabe destacar que, en dicho texto, se trata del *juzgar estético,* es decir, del juzgar o valorar según seamos afectados en el sentimiento. Con Hegel, la estética se convierte en *filosofía del arte* (Hegel, 1989). Esta, a su vez, entenderá al arte como la manifestación sensible del *espíritu absoluto* y como una forma de expresión de la verdad. En este sentido, el arte es considerado como «una aparición que significa algo» (Hegel, 1989, p. 7), una verdad que hay que descubrir. De este modo, a partir de Hegel, la estética filosófica deja de ocuparse de lo sensible en general y de las bellezas naturales, dejando de lado el orden estético de lo común y de las experiencias estéticas personales. En opinión de Bubner (2010), las dos grandes tendencias de la estética contemporánea, la hermenéutica de la línea de Heidegger y Gadamer, así como la hermenéutica crítica guiada por el modelo de Benjamin y Adorno, son seguidoras de Hegel en la medida que se abocan a la verdad inmersa en la creación artística. Así las cosas y de manera general, podríamos decir que dos grandes aspectos de nuestro ser estético han sido descuidados por la estética filosófica; por un lado, todo lo que se refiere a las bellezas naturales y, por el otro, el sentimiento, la afección y el impacto que la experiencia estética produce en aquel que la vive. La estética, como disciplina filosófica, se ha abocado fundamentalmente al arte, dejando olvidado al ser humano como sujeto estético y a la experiencia estética como fenómeno existencial. A partir de los años setenta se ha puesto en cuestión la forma de enfrentar el quehacer de la estética filosófica como mera teoría del arte y se han abierto líneas de pensamiento que rescatan a la experiencia estética y la ponen como centro de su reflexión. Autores como Marcuse, Bubner, Jauss y Seel, entre otros, destacan la importancia de volver a los orígenes de la disciplina en la línea de Baumgarten, Kant y Schiller; en este sentido, podríamos destacar propuestas tales como las de retomar el concepto de *aisthesis* como teoría de la sensibilidad, el de la experiencia estética como forma de afección y la belleza como un sentimiento de placer fundacional y de rango «nobiliario» (Marcuse, 2010; Bubner, 2010; Jauss, 2002; Seel, 2010). La presente argumentación se sitúa en el contexto de esta última línea de trabajo.

2.2. *Crítica del gusto y la experiencia estética*

El tratamiento dado por Kant a la belleza está enmarcado en el contexto de la reflexión estética del siglo XVIII. En aquella época, los filósofos de la Ilustración sostuvieron un fuerte debate sobre la esencia de lo estético, sin embargo, ellos coincidían en reducir la experiencia estética a otros fenómenos ya conocidos y a derivarla del conocimiento teórico o práctico (Höffe, 1986). Kant, en cambio, defiende la autonomía de lo bello y muestra a la experiencia estética como una manera especial de descubrir la realidad; en este sentido, contradice la estética racionalista de Baumgarten, que considera el saber estético como una forma confusa del conocimiento, critica la estética sensualista de Burke que reduce los juicios estéticos a un mero sentimiento y rechaza la estética empirista, según la cual, los juicios estéticos nacen del uso y de las convenciones (Höffe, 1986; Kant, 1991). Kant busca establecer la esencia del gusto estético y liberarlo de tutelas racionales o de la mera circunstancialidad de la moda; para él, la reflexión estética sería capaz de conciliar la esfera de lo racional con la esfera de lo sensual manteniendo un estatus de autonomía. En este sentido, los juicios estéticos valoran objetos respecto de una regla general, pero sin estar sometidos a conceptos científicos o principios morales (Kant, 1991).

La crítica kantiana del gusto estético gira en torno a la pregunta ¿cómo es posible la belleza? La pregunta de Kant no está orientada al objeto bello; no dice ¿qué es bello?, tampoco ¿cuán bello es algo? O ¿qué nos quiere decir esto bello? La pregunta se dirige a la posibilidad de la belleza y la respuesta se busca en el sujeto que juzga (en su manera de sentir y en el modo de comunicar ese sentimiento). ¿Por qué la investigación de Kant no se dirige al objeto bello? ¿Por qué la posibilidad de la belleza estaría en el sujeto que juzga y no en los objetos estéticos? Las respuestas a estas interrogantes se asocian a una característica esencial del pensamiento de Kant tanto de su sistema de filosofía crítica como de la metodología propia de la investigación trascendental. En el pensar de Kant, los seres humanos (por nuestra calidad de seres racionales finitos) no podemos acceder a la realidad en sí: solo podemos conocer fenómenos y la certeza de nuestro saber se limita a aquello que nosotros ponemos en las cosas[3]. Por ello,

[3] Recordemos que una característica fundamental de la filosofía crítica de Kant es la llamada *revolución copernicana del pensamiento* que, en

la pregunta de Kant no se dirige a la existencia de objetos estéticos, ni a su generación histórica o psicológica. La existencia de dichos objetos se da por supuesta, ellos constituyen la «cuestión de hecho» de la cual parte toda indagación trascendental. La investigación, entonces, se dirige a testear las condiciones de posibilidad que sustentan el juicio sobre los objetos estéticos (Cordua, 1954; Kant, 1991). Dichas condiciones se encontrarían en el interior de nuestra subjetividad, en nuestras facultades o capacidades internas y en el modo en que ellas interactúan en la experiencia de lo bello. A este nivel, la imaginación y el entendimiento coinciden libremente antes de todo concepto, sin la presión de tener que llegar a un concepto dichas facultades se relacionan en libre juego; este acuerdo lúdico y armónico entre facultades internas del sujeto produce placer y es lo que se advierte en el sentimiento de lo bello (Kant, 1991).

No obstante, lo anterior, cabe señalar, que la teoría de Kant no descarta a aquello que no es sujeto, a lo otro, a aquello que consideramos como bello o estético. La «cosa bella», natural o artística, tiene un rol importante en nuestra manera de sentir, solo que no podemos saber de ella a ciencia cierta. Para que una experiencia estética se dé, es necesario una adecuación entre el sujeto que siente y aquello que es sentido. La «cosa bella» tiene que armonizar con nuestra capacidad de sentir; sin embargo, los objetos estéticos mismos quedan inmersos en el misterio que encierra la realidad en sí (Weil, 2007).

Kant estudia los juicios estéticos en las expresiones artísticas, en las bellezas naturales, incluso, en lo meramente decorativo. Sin embargo, a diferencia de Hegel, la primacía del gusto estético no estará en la belleza artística, sino en las bellezas

síntesis, plantea que es el sujeto quien determina el objeto; como consecuencia de este principio, la investigación trascendental de Kant se vuelca sobre la actividad del sujeto y no en el objeto.

naturales. Kant despeja el principio del gusto estético a partir de lo bello en la naturaleza: una experiencia accesible para todos los seres humanos que no requiere de una cultura o de un saber artístico especial (Höffe, 1986). Según dijimos, la intención de Kant es buscar un principio que sustente la posibilidad de universalizar en el ámbito estético y, para ello, requiere de una instancia común a todos los que juzgan y solo las bellezas naturales permiten una presencia humana sin ideas preconcebidas (Höffe, 1986; Kant, 1991; Weil, 2007).

Kant define a la belleza como un sentimiento de placer que ocurre en el interior del sujeto y, aunque se trate de un sentimiento sin mediación conceptual, es universalmente comunicable; a su vez, esta forma especial de sentir se produciría frente a formas naturales adecuadas. De este modo, según la teoría estética de Kant, la belleza no está en las cosas, sino en nosotros y en nuestra manera de sentir. El juicio de gusto, por su parte, es la forma en que comunicamos dicho sentir (Kant, 1991).

A partir de la fundamentación kantiana del gusto por las bellezas naturales, proponemos que una debida actualización de la experiencia estética descrita por Kant nos permitiría una mejor comprensión de nuestra realidad al menos en tres niveles: en la conformación de una subjetividad armónica y vital, en facilitar relaciones intersubjetivas saludables y en establecer relaciones respetuosas y felizmente integradas a la naturaleza. Dicha comprensión, a su vez, estaría preñada de profundos lineamientos éticos e incluso filosófico-políticos (Arendt, 2003) y de este modo sería un aporte al desarrollo de la salud pública y a una ética integral del cuidado.

3. Experiencia estética y subjetividad

Tanto en la vida empírica corriente como en la científica, agrupamos los elementos de la experiencia formando complejos totales y reglas de conjunto. En esta forma de ver el mundo nos enfocamos en establecer relaciones de ordenación y supeditación causal. Un fenómeno aparece como una relación de dependencia de uno respecto del otro, de tal modo que ambos se comportan entre sí como causa y efecto. La concepción estética de un todo, sin desglosar los distintos momentos parciales, excluye este modo de ver el mundo, es decir, nos enfocamos en la experiencia directamente, tal y como se nos presenta.

En la belleza no incursionamos en causas y efectos conceptuales; simplemente, nos detenemos en la «cosa bella» misma para entregarnos, exclusivamente, a la impresión que su contemplación despierta en nosotros. En vez de tratar de descubrir las causas y efectos dentro de la cadena causal de un fenómeno, en la experiencia estética destacamos su puro valor de presente, tal como se nos revela en la intuición. Esta actitud de la conciencia estética nos permite, a su vez, diferenciarla de la conciencia práctica. La realización moral, si bien no desintegra lo existente en un complejo de causas y efectos, de condiciones y condicionalidades, lo reduce a una trama de fines y medios. La diferencia entre la concepción práctica y la teórica radica en que, en un caso, existe un elemento «por medio» de otro y, en el otro caso, existe un elemento «por razón» de otro (Cassirer, 1948). Por el contrario, en la concepción puramente estética desaparece toda desintegración del contenido en partes y causas correlativas. El contenido aparece pleno, cualitativamente acabado y no necesita ningún complemento, ninguna causa o fin externo a él mismo y tampoco lo tolera. En la contemplación de la belleza no nos ocupamos de investigar una causa anterior o un efecto posterior al objeto. Tampoco de actuar de acuerdo con una forma legal previa o de valorar efectos posteriores a nuestra acción. Lo bello simplemente *es* sin preguntarnos más acerca de ello. La vivencia estética es un sentimiento vital ascendente que no se agota. Se trata, básicamente, de acordar con un fenómeno individual y quedar detenidos en él, demorarnos indefinidamente en su contemplación sin agotar su admiración (Kant, 1991).

Dicho lo anterior, nuestra intención está dirigida a presentar a la belleza como una instancia de felicidad inmanente, aquí y ahora.

4. Experiencia estética e intersubjetividad

El análisis sistemático de la experiencia estética le permite a Kant postular que el carácter de lo estético está referido al sujeto y a su manera de sentir y de sentirse. Se trata de determinaciones sobre las cuales solo podemos tener conciencia a través del sentimiento y son por lo tanto subjetivas. No obstante, la experiencia estética es un hecho del cual podemos dar cuenta gracias a que ella se comunica. La comunicación de esta sensación subjetiva es posible gracias a que la naturaleza nos ha dotado de las mismas facultades y de la misma organización interior (Deleuze, 1997; Kant, 1991). Cada uno de nosotros cuenta con las condiciones subjetivas para una experiencia estética y su actualización solo depende de la actitud en que nos dispongamos frente a una ocasión adecuada. Sin embargo, para que el juicio estético se comunique de hecho, se exteriorice y funde las bases de un sentir común institucionalizado, exige de otra base natural: requiere de la tendencia natural de los seres humanos a la sociabilidad (Kant, 1991). Esto significa que, cuando se siente placer estético, gusta el objeto en cuanto a su forma, en cuanto a su idoneidad para con nuestras facultades internas. Pero cuando se expresa en un juicio o cuando se señala hacia el objeto para mostrarlo a los demás, no solo suponemos que los demás van a tener el mismo placer, sino que esta conducta, la de comunicar, está potenciada porque vamos a disfrutar un placer común. Este carácter común del placer lo sobre-determina y lo hace más profundo.

> Surgen así dos perfeccionamientos paralelos de nuestra naturaleza y de nuestra sensibilidad, dos momentos de felicidad: uno porque nuestras capacidades de conocimiento, nuestra intui-

> ción, nuestra imaginación, nuestra vista y nuestro tacto juegan con facilidad con la realidad; dos, porque nuestra sociabilidad natural se cumple, juega libremente, es motivo de placer y nos hace felices en su forma más básica: asistiendo a una felicidad de los demás que es común con la nuestra y no contraria a ella (Villacañas, 1987, pp. 240-241).

En la experiencia estética los seres humanos se reconocen como iguales en el sentir y disfrutar común. El carácter común del placer lo hace más profundo y lo potencia. Cada vez que disfrutamos una experiencia de esta naturaleza participamos de un placer común no objetivable que, sin embargo, podemos compartir legítimamente. Cada una de estas vivencias significa el acontecer de un sentimiento intersubjetivo que sustenta y se sustenta en la posibilidad de una comunidad del sentimiento.

5. Experiencia estética y naturaleza

El análisis kantiano de la experiencia estética nos dice que la belleza tiene una base natural subjetiva que la hace posible. Sin embargo, la belleza no depende solo del sujeto. En su génesis participa, también, la naturaleza que es valorada y juzgada como bella. La experiencia estética pone de manifiesto una relación especial entre los seres humanos y la naturaleza. Dicho en otras palabras, si bien somos los seres humanos quienes apreciamos la naturaleza y la dotamos de valor estético, la ocasión para el sentimiento de lo bello depende de formas naturales objetivas, de una cierta capacidad de la naturaleza de producir formas adecuadas que movilicen nuestro sentir. Cuando somos felices contemplando la naturaleza nos integramos a ella, pero, al mismo tiempo, nos hacemos centros autónomos del disfrute. El ser humano es observador e intérprete del lenguaje de la naturaleza para producir objetos que él traduce como bellos, dotándolos de sentido desde sí.

El ser humano, al valorar la naturaleza, es libre de ella, pero al disfrutarla, no puede dejar de estar incluido en ella, de formar parte de ella. Esta integración del ser humano con la naturaleza se manifiesta en un sentir placentero y desinteresado que pone de manifiesto que los seres humanos podemos trascender las relaciones naturales, precisamente, por ser capaces de darle inteligibilidad, valor y sentido a las cosas. Esta dinámica no contempla la posibilidad de la belleza como un placer privado, tampoco la de usar a los demás como medio. En la valoración estética de la naturaleza nos volcamos hacia ella y la llenamos de nuestra subjetividad, pero al mismo tiempo, gracias a su idoneidad, ella penetra en nosotros y resulta ser la ocasión del libre juego de nuestras facultades. Hay una mutua pertenencia, un idioma común que permite esta relación. La «naturaleza bella», idónea para nuestra capacidad de sentir, se muestra amable con nosotros que sentimos un placer desinteresado por ella. La amabilidad es mutua. En la belleza los seres humanos somos amables con la naturaleza, no estamos interesados en conocerla, en dominarla, en sacar partido. En la belleza no calculamos. La idoneidad de la naturaleza para con nuestra capacidad de sentir nos liga de una manera especial con ella. En esta experiencia de lo bello, la naturaleza no es un objeto para nosotros, es un otro sujeto, un igual. Podríamos decir que en la belleza «recordamos», aunque sea inconscientemente, que venimos de la naturaleza y nos identificamos con ella. Esta forma de aproximación a la naturaleza nos advierte que no podemos tratarla como mero medio y como fuente de recursos que se explotan a ultranza.

6. Abriendo caminos

Como bien afirmamos al inicio de este capítulo, en primer lugar, la salud pública no compete solo a decisiones y acciones de orden sanitario y dirigidas desde políticas de Estado;

la salud pública y los cuidados competen, también, a las personas, a las comunidades y a la sociedad civil. En segundo lugar, el rol que la función estética desempeñaría en la conformación de sociedades integralmente saludables es un aspecto poco explorado desde la concepción sanitaria de la salud pública. En este contexto, presentamos una primera aproximación de la dinámica que sustenta la experiencia estética por la naturaleza y nos preguntamos cómo dicha actividad podría actuar para favorecer el bienestar y la salud de las personas. Siguiendo esta línea argumental, proponemos que promover la experiencia estética por la naturaleza tendría que ser considerada como parte del fomento de la salud en general (nivel primario de prevención en salud) y los cuidados de la salud pública.

Los argumentos aquí expuestos muestran a la experiencia estética por las bellezas naturales como una instancia de felicidad inmanente. Esta felicidad se corresponde con algo; consiste en la armonía de nuestra propia constitución interna. La vivencia estética es un sentimiento vital ascendente y está representado, principalmente, en aquello que Kant reúne en el concepto de «libre juego» (Kant, 1991). De este modo, la experiencia estética sería esencial para la constitución de personas integralmente armónicas. Esta armonía no comprende solo un placer subjetivo, ella está inmersa en una unidad armónica con nuestros semejantes y con la naturaleza. A su vez, si consideramos a los cuidados como las actividades que hacemos para permanecer, continuar y reparar nuestro mundo para que podamos vivir en él lo mejor posible, la experiencia estética tendría que ser considerada como parte de las actividades que promueven la salud integral y global en nuestro mundo (Tronto, 2015).

Al estudiar, en primera instancia, la experiencia estética por la naturaleza lo hacemos siguiendo la propuesta kantiana de intentar comprender una forma de sentir que sea generalizable y solo las formas naturales bellas permitirían una presencia humana sin ideas preconcebidas e influenciadas por la moda o la cultura. Esto no significa, sin embargo, que la experiencia estética requiera la participación de naturalezas prístinas y del desplazamiento a lugares alejados de nuestro entorno habitual. Las formas naturales bellas podemos encontrarlas por doquier: vistas cordilleranas, parques, jardines, pájaros, animales domésticos e incluso en la naturaleza humana misma. Por cierto, iniciar esta propuesta a partir del estudio del sentimiento por las bellezas naturales no significa la exclusión de otras formas y/o categorías estéticas; sin embargo, su tratamiento excede las posibilidades de argumentación de este capítulo y quedará para escritos posteriores.

Como bien planteamos con el título de este cierre, el objetivo de este capítulo es mostrar el rol que la experiencia estética tendría en el bienestar de las personas y la comunidad biótica en general. Hoy más que nunca necesitamos comprender la salud pública en un ámbito de salud global y como una instancia que nos prepare para enfrentar los desafíos que la sociedad industrial moderna nos plantea. En la actualidad predomina el pensar científico-técnico de carácter instrumental y eficientista. En este modo de pensar, la actividad estética ha sido considerada como algo inútil, de poco rendimiento económico y limitada a la esfera de la bohemia, el museo y para personas con altos ingresos económicos. Nuestra propuesta de abrir caminos para la actividad estética se basa en que ella sería una actividad existencial fundamental y, como tal, necesaria para fomentar la salud individual, social y global. En este sentido, pone en evidencia la necesidad de democratizar la actividad estética y hacerla parte de nuestra vida habitual; por ejemplo, favoreciendo iniciativas que permitan instaurar políticas públicas y de salud que promuevan el desarrollo de ciudades amables, lugares de trabajo armónicos y escuelas lúdicas, entre otras.

Considerando la importancia que la educación tiene en el fomento y cuidado de la salud, así como, en nuestra forma de comprender y aproximarnos al mundo que nos rodea, cabría preguntarse por la educación que actualmente le estamos entregando a nuestros jóvenes. Resulta ser que en casi todas las naciones del mundo se están erradicando las materias y las carreras relacionadas con la sensibilidad, la estética, las artes y las humanidades. Dichos tópicos son concebidos por quienes definen las políticas educacionales como ornamentos inútiles «en un momento en que las naciones deben eliminar todo lo que no tenga ninguna utilidad para ser competitivo en el mercado global» (Nussbaum, 2010, p. 20). Cabe hacer notar que, con la aplicación de estas políticas, va perdiendo terreno el lado humanista del conocimiento científico, es decir, «el aspecto relacionado con la imaginación, la creatividad y la rigurosidad en el pensamiento crítico» (Nussbaum, 2010, p. 20). Con ello, se corre el riesgo de desvirtuar el sentido propiamente humano y ético de la ciencia; situación, que se ve corroborada, cada vez más, en la necesidad de tutelar y controlar el desarrollo de la investigación científica desde el punto de vista ético.

El conocimiento fáctico y la lógica no son suficientes para que las personas se relacionen adecuadamente con el mundo que las rodea. Se requiere para ello de una tercera capacidad. A partir del pensamiento de Kant, esta tercera capacidad se llamaría *imaginación, impulso del juego, facultad de juzgar estética, sentido común estético.* Nussbaum integra esta tercera facultad en el concepto de *imaginación narrativa,* «es decir, la capacidad de pensar cómo sería estar en el lugar de otra persona, de interpretar con inteligencia el relato de esa persona y de entender los sentimientos, los deseos y expectativas que podría tener esa persona» (Nussbaum, 2010, pp. 131-132).

La capacidad de imaginar la experiencia del otro es una condición fundamental para lograr una convivencia humana saludable, se trata de un potencial que todos los seres humanos poseemos; empero, ella debe ser pulida y enriquecida si queremos guardar alguna esperanza de sostener la dignidad a pesar de las abundantes divisiones que contienen las sociedades modernas (Nussbaum, 2001, 2010).

Bibliografía

Arendt, H. (2003). *Conferencias sobre filosofía política de Kant.* Paidós.

Bubner, R. (2010). *Acción, historia y orden institucional.* Fondo de Cultura Económica.

Cassirer, E. (1948). *Kant, vida y doctrina.* Fondo de Cultura Económica.

Cordua, C. (1954). *Introducción al estudio de la «Crítica del juicio».* Instituto Pedagógico, Universidad de Chile.

Deleuze, G. (1997). *La filosofía crítica de Kant.* Cátedra.

Hegel, G. W. F. (1989). *Lecciones sobre estética.* Akal.

Höffe, O. (1986). *Immanuel Kant.* Herder.

Jauss, H. R. (2002). *Pequeña apología de la experiencia estética.* Paidós.

Kant, I. (1991). *Crítica de la facultad de juzgar.* Monte Ávila.

Marcuse, H. (2010). *Eros y civilización.* Seix Barral.

Nussbaum, M. C. (2001). *El cultivo de la humanidad.* Andrés Bello Editorial.

— (2010). *Sin fines de lucro.* Katz Editores.

Seel, M. (2010). *Estética del aparecer.* Katz Editores.

Tronto, J. C. (2015). *Who cares? How to reshape a democratic politics.* Cornell University Press.

Villacañas, J. L. (1987). *Racionalidad crítica.* Tecnos.

Weil, W. (2007). *¿Cómo es posible la belleza? Kant, la nueva manera de pensar en la estética* [tesis de maestría inédita]. Universidad de Chile.

PARTE IV

Feminismo y salud pública

11. Violencia obstétrica y salud mental perinatal: tensiones epistémicas, voces maternas y desafíos en salud pública[1]

María Fernanda González, Lucía Angélica Brienza,
Ester Massó Guijarro y Pilar Jubany-Roig

1. Introducción: de los conceptos a las voces, y viceversa

La violencia obstétrica es considerada hoy un problema de salud pública global (Massó Guijarro, 2023, 2024): pese a los avances biomédicos en la atención obstétrica, las madres continúan siendo sometidas a prácticas deshumanizantes y opresivas en todas partes del mundo mientras están pariendo (incluyendo el embarazo y el puerperio). Sobre ello, la salud pública feminista (Hammerström, 2020; Hankivsky & Christoffersen, 2008; Rogers, 2022) propone una perspectiva críti-

[1] Proyecto IPOV-RESPECTUL CARE, convocatoria HORIZON-MSCA-2022-Staff Exchange Programme European Comission (grant agreement no. 101130141); Proyecto Política y Ética y Salud Pública (POyETICAS) (PID2023-148517NB-I00); Red Temática: Espacyos: Ética de la Salud Pública (RED2022-134551-T); ATLAS Bioethic Center.

ca y transformadora que exige un abordaje ético, que no busca solo mejorar la calidad de la atención, sino también erradicar las desigualdades de género que subyacen a las prácticas de violencia obstétrica. Muchos estudios, empero, se realizan desde un marco biomédico tradicional que limita la comprensión de los efectos subjetivos y sociales de la violencia obstétrica en las mujeres. En contraposición, desde un enfoque de salud pública feminista se enfatiza la necesidad de integrar perspectivas que incluyan no solo los impactos clínicos, sino también los procesos de resistencia y fortalecimiento que emergen a partir del intercambio de experiencias en espacios colectivos (Nyirenda *et al.,* 2020).

Esta mirada, así, complementa los recientes avances en el estudio de la salud mental perinatal[2], área en la que la violencia obstétrica produce efectos devastadores. Diversos estudios han documentado cómo el maltrato sufrido durante el parto puede generar secuelas psicológicas prolongadas, como trastornos de ansiedad, depresión y trastornos de estrés postraumático (Kohan *et al.,* 2025; Jubany-Roig & Massó Guijarro, 2024; Massó Guijarro, 2024). La violencia obstétrica no solo afecta, así, a la salud física de las madres y criaturas, sino que incide profundamente en su bienestar psicológico y emocional, alterando la capacidad de la madre para vincularse con el bebe y afectando su percepción de la maternidad. En este sentido, es imprescindible un análisis más profundo de la interacción entre violencia obstétrica y salud mental perinatal para comprender las complejas dinámicas de poder, violencia y resistencia que atraviesan las mujeres en estos contextos (González, 2019, 2020; Jerez, 2022).

---

2 La salud mental materna y perinatal está relacionada con los procesos fisiológicos, psicológicos y socioculturales implicados en la concepción, embarazo, parto, puerperio y vínculo temprano e incluye a la díada madre-bebé hasta el primer año de vida (Oiberman, 2013).

Este capítulo se adentra en una reflexión crítica sobre la relación entre violencia obstétrica y salud mental perinatal, a la luz del concepto de injusticia epistémica (Fricker, 2007), para analizar cómo las experiencias de las mujeres son silenciadas y deslegitimadas en el ámbito obstétrico. Se exploran los aportes de los movimientos activistas por un parto respetado, que han sido fundamentales en la visibilidad y la lucha contra la violencia obstétrica, dado que los conocimientos y experiencias de las madres víctimas de violencia obstétrica han sido históricamente relegados y deslegitimados, obstaculizando tanto sus procesos de recuperación personal como el reconocimiento social de estas problemáticas. A través de este activismo, se han generado contribuciones epistémicas valiosas que enriquecen el campo del estudio de la violencia obstétrica, reconociendo la importancia de escuchar las experiencias de las mujeres, considerándolas elementos clave para la reconstrucción de la justicia en la atención sanitaria (Massó Guijarro, 2023; López & Fernández, 2021).

En síntesis, este capítulo se adentra en algunos de los múltiples y complejos aspectos de la violencia obstétrica enfatizando su impacto en la salud mental perinatal, desde una perspectiva feminista que integra las experiencias de las mujeres, los enfoques críticos en salud pública y las discusiones epistemológicas actuales. Mediante un enfoque interdisciplinario y basado en investigaciones empíricas y teóricas, exploramos cómo la producción de conocimiento puede incidir en la transformación social y en la formación de comunidades epistémicas que desafíen y reconfiguren estructuras de opresión.

El capítulo se divide en dos partes. En primer lugar, hemos realizado una revisión crítica de los estudios recientes sobre salud mental perinatal y violencia obstétrica, para aproximarnos a los marcos conceptuales desde los cuales se diseñan y realizan aquellos. En segundo lugar, hemos indagado cuáles son las consecuencias de la violencia obstétrica sobre la salud mental materna que identifican los activismos por el parto respetado y contra la violencia obstétrica (especialmente en América Latina), que son aquellos que recuperan las voces y las experiencias de las mujeres de forma cualitativa.

2. La violencia obstétrica desde el saber científico: impacto en salud mental perinatal

Hemos de aclarar, antes de nada, que entendemos las posibles objeciones hermenéuticas que plantea distinguir entre lo que viene desde el «saber científico» y lo que viene «desde los activismos» al respecto de la violencia obstétrica (y su afectación a la salud mental perinatal), ya que muchos de los trabajos científicos estudiados a su vez parten de recogida empírica de narrativas de madres. Así, la dicotomía es seguramente espuria desde su origen, y aun así la mantenemos para distinguir entre lo analizado en la literatura existente (a modo de aproximación bibliográfica) y la aplicación específica que de ello se ha hecho a narraciones concretas en este capítulo. Así, en la revisión narrativa realizada sobre la literatura que vincula la violencia obstétrica con la salud mental materna, los principales hallazgos son los que siguen.

Para empezar, diversas investigaciones muestran el uso de una gran variedad de términos para referirse a la violencia obstétrica, enfatizándose, en algunos casos, solo los aspectos de maltrato y falta de respeto (Savage & Castro, 2017). Aun así, tanto los trabajos que subrayan los aspectos estructurales de la violencia como otros ligados propiamente a la atención sanitaria vinculan la vivencia de estas experiencias con consecuencias importantes en la salud mental materna y perinatal (Olza, 2013). En ese sentido, Leite *et al.* (2020) correlacionan las variables de falta de respeto y abuso con la depresión posparto, señalando también lo infraestudiadas que aún están las consecuencias y el impacto de estos abusos en la salud mental materna. La evidencia científica ha documentado de manera consistente los efectos adversos de la violencia obstétrica sobre el establecimiento del vínculo afectivo y el apego materno-infantil (Smorti *et al.,* 2019). En consonancia con estos hallazgos, Radoš *et al.* (2020) analizan la asociación entre el trastorno de estrés postraumático (TEPT) posparto y las dificultades en la construcción del vínculo madre-bebé, identificando tanto mecanismos directos como indirectos, estos últimos mediados por la aparición de síntomas depresivos maternos, en el período posnatal.

Por otro lado, muchos de los estudios sobre violencia obstétrica se han centrado en la importancia de la *percepción* de las mujeres en relación con su experiencia durante el parto. Según un estudio realizado por Kohan *et al.* (2025), la violencia obstétrica se entiende, en gran medida, desde la *percepción subjetiva* de las mujeres, quienes a menudo experimentan una sensación de deshumanización, maltrato y falta de respeto por parte de los profesionales de la salud. Esta investigación señala que las mujeres identifican comportamientos abusivos tanto en la interacción verbal como en la física y resaltan que la violencia obstétrica no solo se define por el daño físico, sino también por la violencia psicológica y la negación de la autonomía de la mujer durante el parto. Esta percepción tiene un impacto directo en su salud mental, generando efectos adversos a largo plazo, como depresión y ansiedad postparto, lo cual subraya la relevancia de considerar las voces de las mujeres en el análisis de este fenómeno (Kohan *et al.,* 2021). Cabe destacar que estas percepciones, si bien pueden ser puestas en cuestión justamente por su subjetividad, son especialmente relevantes cuando hablamos de salud mental, ya que esta no se reduce a indicadores objetivos.

Como reflexión de síntesis, la divergencia conceptual observada en el modo de nombrar la violencia obstétrica abre una posibilidad de examinar cómo la injusticia epistémica opera dentro del propio campo disciplinar de la psicología y la psiquiatría perinatal, donde este término no siempre se utiliza para articular las experiencias de daño psíquico. La inespecificidad del concepto de «violencia obstétrica» y lo que engloba termina incluyendo dentro de su definición tanto situaciones especialmente graves y amenazantes para la salud de la mujer y su bebé como otros episodios que no son evaluados con esa gravedad desde el punto de vista biológico/médico, pero que sí suelen ser narrados como «traumáticos» o dañinos por las mujeres que los vivieron, especialmente en cuanto a sus efectos en la salud mental. Todo ello nos motiva a ampliar la mirada sobre la relación entre la violencia obstétrica y la salud mental perinatal incorporando la experiencia narrada y vivida en primera persona, que muestra no solo las ya mencionadas consecuencias negativas de la violencia obstétrica, sino también algunas estrategias y recursos para su elaboración psíquica.

3. La violencia obstétrica desde los activismos: la injusticia epistémica en las voces maternas

El concepto de injusticia epistémica ya ha sido empleado en la literatura especializada para analizar la violencia obstétrica (Massó Guijarro, 2023), por su tremendo potencial en el terreno que nos ocupa, en sus dos tipos, testimonial y hermenéutico (Fricker, 2007). Al analizar los relatos de mujeres que han vivido violencia obstétrica —algunas de ellas vinculadas a activismos feministas— desde una perspectiva de epistemología feminista, emerge una comprensión alternativa de estas experiencias. Estos testimonios, concebidos como portadores de un saber, revelan significados que trascienden el marco estrictamente psicopatológico. Si bien estas categorías pueden ser aplicables, también se pone de manifiesto un daño subjetivo y moral que no puede comprenderse plenamente desde un enfoque exclusivamente clínico. Este daño adquiere una dimensión transformadora y reparadora en el acto mismo de narrar la experiencia y compartirla con otras mujeres, lo que genera nuevos significados y formas de conocimiento colectivo.

Por esta razón, la necesidad de *ir más allá* de las injusticias epistémicas cobra especial relevancia, ya que sugiere que la construcción de significados a través de palabras o acciones compartidas puede ser una práctica que promueva el bienestar psicológico y emocional. Esta dinámica de narración y acción colectiva, aunque con un claro potencial para la salud mental, suele quedar fuera del alcance de las investigaciones psicológicas tradicionales.

Es así que debieron pasar muchos años y mucha puesta en común de experiencias compartidas para que, finalmente, cientos de mujeres pudieran ponerle nombre a lo que habían vivido: que pudieran afirmar que en la atención de sus embarazos y partos habían sufrido violencia obstétrica. Durante largo tiempo, muchas de las prácticas que hoy sabemos que constituyen actos de ese tipo de violencia, desde las más controvertidas o «interpretables» (como la «falta de respeto» o el «abuso» que mencionábamos) hasta aquellas más contundentes (como el maltrato verbal o las prácticas violentas físicas y psicológicas), no tenían un nombre y no podían identificarse fácilmente debido a la falta de conceptualización.

Sin embargo, tras el largo y valeroso proceso de contar sus experiencias por parte de muchas mujeres y el hallazgo de múltiples factores comunes, tanto en las vivencias que habían protagonizado y la violencia sufrida como también en los *efectos psicológicos y subjetivos* de dichas experiencias, estas tuvieron que soportar un nuevo tipo de embate: la descalificación de sus expresiones a partir de distintas formas de desacreditar aquello que, con tanta dificultad de nomenclatura y política, intentaban transmitir. El primer gesto de menosprecio tenía que ver con el hecho de ser mujeres «comunes y corrientes», no médicas, no formadas en las áreas de la medicina: no eran ellas quienes podían *saber* acerca de qué había sucedido en sus embarazos o partos, ni mucho menos si la atención recibida era correcta o no. Esto es, una forma de injusticia hermenéutica.

A pesar de las décadas que ya habían transcurrido desde la publicación del famoso manifiesto *Nuestros cuerpos, nuestras vidas* (Colectivo de Mujeres de Boston, 2000), en donde las mujeres llamaban la atención sobre lo poco que se las había escuchado para hablar de la salud femenina, la violencia obstétrica continuó ejerciéndose y, a la vez, clausurando su propia existencia, a partir de la negación de la posibilidad mínima de que las mujeres pudieran tener razones válidas para impugnar el supuesto accionar científico a raíz de las experiencias vividas.

Así, se llevaba adelante el segundo tipo de injusticia que menciona Fricker: la injusticia testimonial. La lucha contra este tipo de injusticia que muchas mujeres se proponen, sin siquiera saber los nombres o los conceptos en juego, parte de la base de la creencia en los relatos de las otras compañeras, de otras mujeres: «Tu vivencia es cierta, tu dolor es verdadero, tu sufrimiento psíquico es real: hermana, yo sí te creo». Así, grupos de mujeres que aprovecharon e hicieron uso de la existencia de redes sociales fueron algunos de los tipos de experiencias que comenzaron a hacerse notar y a trascender los límites de la virtualidad, como es el caso, por ejemplo, del grupo de Facebook fundado por Verónica Marcote en Argentina y denominado Para Saber con Quién Parimos[3]. Estos grupos han ido mucho más allá del intercambio de información y se convirtieron en un espacio seguro donde compartir narrativas de experiencias de atención al parto. Quienes allí participan han ido poniendo nombres (como violencia obsté-

---

3 Los grupos de este tipo son legión. Aquí se menciona este de forma paradigmática, pero solo a modo de ejemplo significativo, ya que los estudios sobre blogosfera maternal en sí mismos ameritan ya un campo de estudio propio.

trica) a un conjunto de prácticas que, poco tiempo antes, estaban absolutamente normalizadas (y lo siguen estando, pero en menor medida).

Tal y como hemos señalado más arriba, en los grupos activistas por el parto respetado y contra la violencia obstétrica es muy frecuente encontrar momentos de «revelación» (como los denomina Fricker, 2007) que se pueden analizar como injusticia hermenéutica, enlazada también con injusticia testimonial; citamos aquí el testimonio de W. (citado en González, 2020) que es especialmente notorio por su riqueza heurística para nuestros objetivos, fragmentándolo para permitir incoar el análisis reflexivo más oportuno en cada lugar:

> Yo sentía que algo no había estado bien y eso me angustiaba mucho, sentí que no era la forma de tratar a una mujer en esa situación de parto. [...] Los tres primeros años los viví con dolor y angustia, sabía que algo no estaba bien, y luego comencé a investigar en profundidad, a ver documentales y fue tremendo porque dije «Claro, ahí está».

Encontramos aquí una clara alusión a la diferencia entre reconocimiento (más ligado al ámbito racional, que acude después) y aprehensión, más intuitiva, a menudo prerreflexiva, dicotomía butleriana que recoge Massó Guijarro (2023) para la violencia obstétrica como injusticia epistémica.

> Y lo que me pasaba re loco acá, que hablaba con mujeres que también habían tenido cesáreas y ellas [tenían] como muy naturalizado, y me decían: sí, yo tampoco la pasé muy bien, pero supongo que será así. El médico, ellos sabían, depositaban todo en ellos.

Aquí se alude a lo que sería una forma de injusticia hermenéutica padecida por madres que no contaban con toda la información para ponderar sus cesáreas.

> Después yo en el momento que realmente me sentí contenida y que dije: «Bueno, no estoy sola y no estoy loca» porque me pasaba eso también, de que la gente te empieza mirar como que bueno, pasan los años y vos seguís con ese tema, te ponés mal, te ponés a llorar y la gente te empieza a mirar. Y a mí me había pasado en reuniones que también surgen estos temas y de que vos ves que alguien le hace una cara a otra persona para que no toque ese tema, porque es un tema que a vos te pone mal y, a ver, ¡te *sentís* peor!

Se observa una descripción clara en términos coloquiales y emocionales de la permanencia de una afectación en forma de estrés postraumático.

> Y [...] en el momento que yo realmente me sentí que no estaba sola y que no estaba loca fue cuando fui a Mamakay, y ahí conocí a las chicas que trabajaban en esta problemática y que hacían encuentros con mujeres que también habían sufrido violencia obstétrica y bueno, y ahí como que empecé a sanar también con ellas, entre las mujeres, que también cada una contó su experiencia.

En este fragmento, el reconocimiento explícito, la posibilidad de ponerle palabras e incluso legitimidad epistémica a lo que se ha padecido, acude de la mano del grupo, de la vivencia compartida colectiva y su denuncia en voz alta.

La solidaridad que surge en este acto compartido de testimonio se comporta, en el terreno moral y político, de forma muy similar a lo que ocurre en el terreno epistémico, en donde se produce una transferencia mutua de autoridad: la receptora del testimonio pide ayuda a la testigo para resolver un problema de ignorancia, y en esta petición (Broncano, 2020, pp. 164 y ss.) cede su autoridad al otro/otra: «Yo te creo», mientras que la testigo pide confianza al oyente, «Créeme». Así, en la solidaridad, la acción política implica una mutua aceptación del otro como otro, a pesar de las diferencias y fricciones epistémicas.

A los múltiples problemas asociados a la violencia obstétrica y sus efectos psicológicos se suma una cuestión no menos importante, y es la que señala Ahmed (2022) cuando afirma que la falta de escucha se profundiza cuando a las mujeres se las «escucha» como si se estuvieran quejando. Por lo tanto, nos dice, «tener un oído feminista» es a veces algo tan simple y tan complejo como oír a quien no es oída. Y en cuanto a la violencia obstétrica y la salud mental, creemos que se producen dos sorderas casi simultáneas: primero, la que impide escuchar la experiencia de haber sufrido violencia obstétrica. La segunda, la que imposibilita pensar los nexos directos entre violencia obstétrica y efectos en la salud mental de las mujeres que la han sufrido. Ahmed (2022) dice: «Cuando una se involucra en una denuncia, se termina enterando de denuncias previas. Una llega a escuchar algo que antes no conocía» (p. 16).

El interrogante que debemos abordar ahora implica, pues, un paso más: ya no se trata solamente de preguntarnos sobre la existencia de la violencia obstétrica, de su conceptualización científico-académica, o incluso de la percepción que de ella han expresado diversos grupos de mujeres. Se trata también de ahondar en las posibles relaciones entre haber experimentado esta violencia de carácter estructural y sus consecuencias en la salud mental de quienes la padecieron. A nuestro entender, ese padecimiento rebasa las tradicionales categorías psiquiátricas de la depresión puerperal o del trastorno de estrés postraumático y se sitúa en un campo mayor, que podríamos denominar de los padecimientos para enfatizar su carácter psicosocial. Al mismo tiempo, la relación entre violencia obstétrica y salud mental perinatal se enriquecería con el análisis de los modos de acompañamiento y resignificación que se producen en espacios activistas.

4. Conclusiones

En este capítulo hemos expuesto y analizado la relación significativa entre la violencia obstétrica y sus efectos en la salud mental perinatal. No obstante, el análisis revela una notable diversidad terminológica en las investigaciones que abordan estas experiencias, empleando expresiones como *maltrato, abuso* o *falta de respeto,* las cuales no siempre son identificadas explícitamente como *violencia obstétrica*. Este pluralismo conceptual pone de manifiesto la necesidad de avanzar hacia una mayor coherencia teórica y metodológica que permita abordar integralmente la complejidad del fenómeno y sus implicancias en el bienestar materno-infantil.

Se ha explorado cómo la literatura científica suele centrar la atención en las consecuencias psicológicas de la violencia obstétrica mediante categorías diagnósticas provenientes de la psiquiatría o la psicología, tales como la depresión posparto o el trastorno de estrés postraumático. Sin desconocer la relevancia de estos aportes, ni la presencia de esta sintomatología en mujeres que han atravesado situaciones de violencia obstétrica, resulta igualmente crucial atender a otras formas de sufrimiento psíquico que no siempre son nombradas clínicamente, pero que constituyen expresiones legítimas de malestar subjetivo. Asimismo, es importante visibilizar otras consecuencias de estas vivencias, asociadas a procesos de resistencia que adquieren una dimensión colectiva, como puede observarse en la conformación de redes y colectivos activistas.

En ese sentido, el activismo en torno a estas problemáticas se erige como un espacio crucial para la articulación y resignificación de experiencias colectivas. Así, reclamamos el concepto de sororidad epistémica como un proceso mediante el cual las comunidades de mujeres, a través de entornos cognitivos compartidos, generan nuevos conocimientos y significados. Estas prácticas, ejemplificadas en los grupos mencionados (presenciales o virtuales), no solo facilitan el acompañamiento y la eventual recuperación emocional y psicológica de las participantes, sino que también cuestionan narrativas dominantes, promoviendo una mayor justicia epistémica en el ámbito de la salud reproductiva.

Como hemos visto, la injusticia epistémica deslegitima los testimonios de las mujeres que han sufrido violencia obstétrica, relegándolos a un lugar de invisibilidad o invalidez; esta forma de opresión cognitiva no solo perpetúa desigualdades, sino que también limita la posibilidad de transformación social. Sin embargo, desde la perspectiva de la salud pública feminista esta injusticia puede ser contrarrestada mediante la creación de sororidades epistémicas, entendidas como espacios de construcción colectiva de conocimiento. Tales comunidades permiten la resignificación de experiencias individuales y la generación de saberes que trascienden los marcos disciplinarios tradicionales (Broncano, 2020). Además, actúan como catalizadores de salud mental, fomentando la restauración subjetiva y fortaleciendo los lazos sociales.

Por todo ello, como cierre del capítulo nos interesa avanzar en la articulación de varios argumentos.

En primer lugar, es fundamental reivindicar la centralidad de las voces maternas como fuentes legítimas de saber en salud pública. Escuchar las narrativas de las mujeres que han atravesado experiencias de violencia obstétrica no solo permite una mejor comprensión del daño sufrido, sino que constituye un acto de justicia epistémica que desafía las jerarquías del conocimiento científico y de las prácticas en salud. Reconocer este saber situado no debe considerarse un complemento anecdótico, sino un componente imprescindible en la construcción de políticas públicas sensibles al sufrimiento y la subjetividad. La validación de estos testimonios y su integración en los procesos de formación profesional, investigación y diseño de intervenciones constituye una vía concreta para avanzar hacia una atención perinatal más justa, ética y humana.

En segundo término, resulta necesario ampliar la mirada sobre el sufrimiento psíquico perinatal y proponer una redefinición que trascienda las categorías diagnósticas tradicionales. Si bien los cuadros como la depresión posparto o el trastorno de estrés postraumático son herramientas útiles, su uso exclusivo puede invisibilizar otros modos de padecimiento asociados a experiencias de violencia estructural y simbólica. Este trabajo ha mostrado que muchas mujeres narran su sufrimiento en términos que no encajan fácilmente en los manuales diagnósticos, pero que tienen raíces claras en contextos de vulneración de derechos. Proponemos, por tanto, la elaboración de una perspectiva más amplia, situada e interseccional de la salud mental perinatal, una que no patologiza la respuesta subjetiva al trauma obstétrico, sino que la contextualiza y legitima como parte de un proceso de elaboración personal y colectivo.

Por último, consideramos crucial fortalecer los puentes entre el activismo feminista contra la violencia obstétrica y la producción académica crítica. Lejos de constituir esferas separadas, ambos espacios comparten el compromiso por desnaturalizar las violencias estructurales y crear condiciones para una transformación real del sistema de atención sanitario. Las comunidades activistas, al generar espacios de encuentro, escucha y significación colectiva, no solo acompañan procesos de recuperación subjetiva, sino que también producen saberes que cuestionan el monopolio epistémico sobre el que se basan algunos estudios y también algunas prácticas en salud. Articular estos saberes con la investigación académica permite configurar comunidades epistémicas inclusivas, capaces de nombrar lo silenciado y de imaginar nuevas formas de cuidado, conocimiento y justicia en el ámbito de la salud perinatal.

Asumiendo el presupuesto de una salud pública feminista, estas prácticas no deben considerarse periféricas, sino fundamentales en la construcción de un sistema de salud más equitativo, inclusivo y respetuoso en la salud perinatal. Integrar las narrativas de las mujeres afectadas y valorar los procesos colectivos permitirá un tratamiento más integral y transformador de la salud mental perinatal, uno que no solo mitigue el daño, sino que también promueva la justicia epistémica y social como pilar del bienestar (Olza, 2013; Ertan *et al.,* 2021).

Bibliografía

Ahmed, S. (2022). *¡Denuncia! El activismo de la queja frente a la violencia institucional.* Caja Negra.

Broncano, F. (2020). Teoría y práctica de las fraternidades epistémicas. *Dilemata,* 33, 11-21. https://www.dilemata.net/revista/index.php/dilemata/article/view/412000343.

Colectivo de Mujeres de Boston. (2000). *Nuestros cuerpos, nuestras vidas.* Plaza & Janés.

Ertan, D., Hingray, C., Burlacu, E., Sterlé, A., & El-Hage, W. (2021). Post-traumatic stress disorder following childbirth. *BMC Psychiatry,* 21, 155. https://doi.org/10.1186/s12888-021-03158-6.

Fricker, M. (2007). *Epistemic injustice: power and the ethics of knowing.* Oxford University Press.

González, M. F. (2019). Narrativas de mujeres activistas: participación y transformación entre lo personal y lo político. *Avances en Psicología Latinoamericana,* 37(3), 277-291. https://doi.org/10.12804/revistas.urosario.edu.co/apl/a.7949.

— (2020). Constituting childbirth activism in Argentina. Study of place, identity, and emotions. En F. van Alphen & S. Normann (eds.), *Cultural psychology in communities: Tensions and transformations* (pp. 23-41). Information Age Publishing.

Hammerström, A. (2020). Why feminism in public health? *Public Health Perspectives,* 34(3), 120-134. https://pubmed.ncbi.nlm.nih.gov/10724464/.

Hankivsky, O., & Christoffersen, A. (2008). Intersectionality and the health of populations: a critical analysis of feminist contributions. *Canadian Journal of Public Health,* 99(5), 451-454. https://doi.org/10.1080/09581590802294296.

Jerez, C. (2022). Darle voz a la violencia más silenciada: Experiencias de sufrimiento de activistas críticas de la violencia obstétrica en Buenos Aires. *Religación,* 7(34), e210991. https://doi.org/10.46652/rgn.v7i34.991.

Jubany-Roig, P., & Massó Guijarro, E. (2024). Violencia obstétrica entre rejas: experiencias de las madres encarceladas en el sistema penitenciario del Estado español. En D. Mena Tudela (ed.), *Violencia obstétrica e interseccionalidades* (pp. 37-64). Ágora Feminista. http://dx.doi.org/10.6035/AgoraFeminista.5.

Kohan, S., Mena-Tudela, D., & Youseflu, S. The impact of obstetric violence on postpartum quality of life through psychological pathways. *Sci Rep* 15, 4799 (2025). https://doi.org/10.1038/s41598-025-88708-8

Leite, T. H., Marques, E. S., Mesenburg, M. A., Freitas da Silveira, M., & Leal, M. D. C. (2023). The effect of obstetric violence during childbirth on breastfeeding: findings from a perinatal cohort «Birth in Brazil». *The Lancet Regional Health - Americas,* 16, 100438. https://doi.org/10.1016/j.lana.2023.100438.

Massó Guijarro, E. (2023). La violencia obstétrica como injusticia epistémica: el parto en disputa. *Salud Colectiva,* 19, e4464. https://revistas.unla.edu.ar/saludcolectiva/article/view/4464.

— (2024). Lactancia materna y violencia obstétrica: en el camino de una soberanía lactante. *Medica Review,* 12(1), 10-23. https://edulab.es/revMEDICA/article/view/5417.

Nyirenda, H. T., Mubita, B., Choka, N., Mulenga, D., Kapesha, R., Mukanga, B., Agina, P., Mobegi, D., Chongwe, E., Sakanga, V., Zulu, R., & Mubiana, I. (2020). Postpartum depression among postnatal women as a result of disrespect and abuse during labour and delivery. *Journal of Pregnancy and Child Health,* 3, 109. https://www.gavinpublishers.com/article/view/postpartum-depression-among-postnatal-women-as-a-result-of-disrespect-and-abuse-during-labour-and-delivery.

Oiberman, A. (2013). *Nacer y acompañar: abordajes clínicos de la psicología perinatal.* Lugar Editorial.

Olza Fernández, I. (2013). PTSD and obstetric violence. *Midwifery Today Int Midwife,* 105, 48-68. PMID: 23581206. https://iboneolza.org/en/2014/07/01/ptsd-and-obstetric-violence/.

RADOŠ, S. N., MATIJAŠ, M., ANĐELINOVIĆ, M., ČARTOLOVNI, A., & AYERS, S. (2020). The role of posttraumatic stress and depression symptoms in mother-infant bonding. *Journal of Affective Disorders,* 268, 134-140. https://doi.org/10.1016/j.jad.2020.03.006

ROGERS, W. (2022). Feminist approaches to public health. *Journal of Feminist Bioethics,* 15(2), 56-78.

SAVAGE, V., & CASTRO, A. (2017). Measuring mistreatment of women during childbirth: a review of terminology and methodological approaches. *Reproductive Health,* 14(1), 138. https://doi.org/10.1186/s12978-017-0403-5.

SMORTI, M., PONTI, L., & PANCETTI, F. (2019). A comprehensive analysis of post-partum depression risk factors: the role of sociodemographic, individual, relational, and delivery characteristics. *Frontiers in Public Health,* 7, 295. https://doi.org/10.3389/fpubh.2019.00295.

12. Gestar para otros. Una perspectiva ética de la llamada «gestación subrogada»[1]

Irene Gómez-Franco y Magdalena Caccia

1. Introducción

Las técnicas de reproducción humana asistida (TRHA) han permitido transformaciones en el campo de la reproducción que un siglo atrás hubieran sido impensables. Dentro de la diversidad de técnicas y prácticas que las TRHA contemplan, la gestación subrogada es una de las que suscita mayores polémicas. Propiciado por los avances de estas técnicas y la intensidad de los procesos globalizadores, el empleo de la gestación subrogada no ha cesado de aumentar exponencialmente marginando otras opciones como la adopción internacional, lo que se ha convertido en una cuestión que considerar de

[1] Este capítulo se enmarca en el proyecto Política y Ética y Salud Pública (POyETICAS), PID2023-148517NB-I00, financiado por el Ministerio de Ciencia, Innovación y Universidades de España.

manera urgente (Naciones Unidas [ONU], 2018)[2]. No obstante, el auge de este método no se ha visto acompañado de una disolución definitiva de las tensiones éticas que el gestar para otros despierta.

Los aspectos legales vinculados a la gestación subrogada difieren según la normativa de cada país, pero los posibles escenarios son los siguientes: ausencia de regulación, admisión amplia, prohibición o admisión únicamente de la gestación altruista. En los países donde la práctica está permitida ha surgido una industria muy lucrativa que ha dado lugar a clínicas y profesionales que se dedican exclusivamente a llevar adelante procesos de gestación subrogada. Estas clínicas se promocionan en ferias y eventos internacionales que de un tiempo a esta parte son cada vez más frecuentes. Las ciudadanas y los ciudadanos europeos, australianos y norteamericanos son quienes más apuestan por esta técnica, pero los países donde suelen llevar a cabo el procedimiento pertenecen al sur global (Pérez Hernández, 2018). Actualmente no existen datos fidedignos acerca del número de bebés nacidos a través de procesos de gestación subrogada; el subregistro se debe a que existen numerosos acuerdos fuera de los marcos regulatorios que no quedan asentados en ninguna parte. Lo cual debe examinarse no solo desde la salud pública, sino desde la salud global.

Desde sus inicios, las teóricas feministas han examinado críticamente el problema de la subrogación de la gestación condenando la instrumentalización de la mujer y la vulneración de los derechos de los niños, pues convertiría a la una en

---

[2] En 2024 el tamaño del mercado mundial era de 22 400 millones de dólares estadounidenses. La previsión es que crezca de 27 900 millones de dólares en 2025 a 129 900 millones de dólares en 2032, es decir, a una tasa de crecimiento anual compuesta del 24,6 % (*The Global Surrogacy Market Report,* Global Market Insights, 2025). https://www.gminsights.com/industry-analysis/surrogacy-market.

un objeto y a su capacidad reproductiva en mercancía, y a la descendencia en producto de un mercado. No obstante, ¿se encuentra bien fundamentado este rechazo? ¿Existen suficientes razones, entonces, para prohibir la gestación subrogada? ¿Adolece la versión altruista de los mismos defectos?

Este capítulo da respuesta a estas preguntas desde una perspectiva ética feminista de la salud pública explorando algunos de los nudos éticos en torno a la práctica para, en un segundo momento, detenernos en el caso de Uruguay. Las autoras parten de diferentes campos de estudio (filosofía y antropología) y anclajes institucionales, por lo que este trabajo supone un diálogo interdisciplinar.

2. Tensiones éticas de la llamada «gestación subrogada»

2.1. Cuatro paradojas y un sentimiento en disputa

Las razones más blandidas a la hora de auspiciar la práctica de la gestación subrogada suelen ser las siguientes: un supuesto derecho a procrear, la semejanza con otros métodos de reproducción aceptados ampliamente (como la adopción o la fecundación *in vitro*), la libertad de la mujer para tomar decisiones autónomas sobre su cuerpo, la similitud con otros tipos de trabajo en los que se usa el cuerpo de la mujer y, para finalizar, el sentimiento del altruismo.

En lo que concierne al derecho a la reproducción, en diferentes lugares se ha puesto de manifiesto que un derecho implica no solo un interés sino también una demanda; lo que conlleva que el Estado estaría obligado a satisfacerla o a proveer los recursos para ello, algo que no se recoge en ninguna carta de derechos humanos ni en ningún marco legislativo nacional existente. Tampoco contiene mucha enjundia analítica la idea de que, a fin de cuentas, solo es un tipo de método más. Otras formas de maternidades no consisten en la transferencia del derecho materno antes de la fecundación por dinero ni implican que una mujer geste con el fin de cumplir los deseos de otras personas. En nuestro ámbito, se trata en definitiva de cuestionar si los deseos de las personas y sus prejuicios genetistas pueden ser la razón principal que dé pie a una legalización en el ámbito de la salud pública (Comitè de Bioètica de Catalunya, 2025).

2.2. *El paradigma de la libre elección en el contrato de reproducción*

Observa Carole Pateman que la libertad individual, por antonomasia, es el principio emancipatorio con aspiraciones de universalidad artificiado en la Edad Moderna. La libertad da lugar a una «ficción política», el contrato social, que en realidad se construye sobre relaciones de explotación y subordinación de la mujer. Materialmente, la libertad, lejos de ser abstracta, se forja sobre el dominio patriarcal de las mujeres y sus cuerpos, de suerte que la libertad política de estas acaba siendo subordinada por el derecho patriarcal (Pateman, 1992).

En las sociedades contemporáneas no es difícil ver una cierta continuidad. El consentimiento como manifestación de la libertad civil constituye el núcleo duro del alegato a favor del contrato de subrogación en la modalidad comercial y en la altruista con la única diferencia de que en el segundo caso basta la presuposición de un sentimiento para justificar la práctica.

Aunque hablar de libertad no esté exento de dificultades —no es baladí que el pensamiento filosófico lleve siglos discutiendo su dimensión teórica y aplicada— resulta apremiante volver al concepto con el objeto de investigar un posible uso viciado que siente un tratamiento instrumentalizador y cosificador de la mujer.

Es este el caso cuando una capacidad distintiva de la mujer entra en la dinámica del mercado con un precio, en cuanto que objeto o servicio, para que otras personas puedan hacer usufructo de ella. En esta coyuntura, se produce una degradación, una depreciación (Anderson, 1990, p. 73): se reduce el valor de la persona que pasa a ser un medio para los fines de otras usando el lenguaje kantiano. Es decir, no se está considerando su valor intrínseco, como un fin en sí misma, como persona digna de respeto, cuando estos deberes de respeto son, según Kant, «de obligado cumplimiento por parte de todo sujeto moral, ya que conllevan la exigencia estricta de no rebajar al otro en su humanidad» (Mumbrú Mora, 2025, p. 9).

Para que haya una cosificación tiene que haber una violencia. Tengamos presente que el método reproductivo de la gestación subrogada exige para su próspero cumplimiento, esto es, para que la mujer que gesta ceda al hijo o la hija a los progenitores, su total desvinculación emocional, lo que supone una enajenación de la persona, es decir, un distanciamiento o una grieta en su propio yo. Iluminador es el hecho de que la gestación tradicional con vínculo genético se encuentra ampliamente desaconsejada (también que sean madres primerizas) por parte de intermediarios y agencias reproductivas. Se revela así el rostro más abusivo que subyace en el corazón de la práctica: evitar a toda costa que en el proceso se dé lo que se pretende evitar, una ligazón madre e hijo, un vínculo afectivo-maternal entre la mujer y el bebé, por lo que se sigue una pauta sistemática de violencia obstétrica con propósitos de mercado[3].

Las gestantes tienen que pasar por un proceso médico sumamente exigente que en la mayoría de las ocasiones atenta contra su dignidad ante la priorización de engendrar un bebé.

[3] En el capítulo 11 de este libro, María Fernanda González, Lucía Angélica Brienza, Ester Massó Guijarro y Pilar Jubany-Roig analizan de manera profunda la violencia obstétrica y la salud mental perinatal.

En este sentido, las cláusulas pueden ir de la implantación de numerosos embriones (en algunos portales de agencias es ilimitado) a la posibilidad de mantener viva a la gestante en caso de muerte cerebral (así figura en el contrato de la empresa México Subrogacy) (Navarro-Michel, 2022), la prohibición de tener relaciones sexuales (como los contratos comerciales de Israel), la reducción selectiva de los embriones y la cirugía fetal intrauterina si se considera necesario, la prohibición de abortar, pero la obligación de hacerlo si existen lesiones fetales, y el parto por cesárea planificada para que los progenitores de intención puedan llevarse consigo al bebé (Phillips, 2013, p. 83).

En consecuencia, a la mujer se la considera en condiciones de escoger libre y autónomamente formar parte de un contrato y luego se le aparta de la toma de decisiones sobre el embarazo; se le destierra del ámbito del juicio y del conocimiento, ni su percepción ni sus emociones cuentan. Es decir, se perpetra un acto de injusticia y violencia testimonial que viene acompañado de pocas evidencias científicas acerca de las repercusiones en su salud y su bienestar. Los escasos estudios que existen, poco concluyentes, suelen entrar en contradicción y, aunque algunos de ellos afirman que las mujeres no sufren ninguna secuela, un estudio publicado recientemente concluye que las mujeres con embarazos subrogados son más propensas a partos prematuros y tienen entre dos y tres veces más riesgo de sufrir problemas de salud como hemorragias posparto y preeclampsia (Velez *et al.,* 2024).

Pero volvamos a la idea de libertad y de libre elección. El argumento propone que la mujer tiene que poder elegir en cuestiones que implican su salud. Desde este ángulo, lo primero por destacar es si la idea del consentimiento nos exime, realmente, de oponernos a la utilización del cuerpo de la mujer como un servicio comercializado. Una posible interpretación de la segunda formulación del imperativo categórico kantiano iría por este camino. El imperativo práctico podría entenderse de manera que no entrara en contradicción con la parte racional del individuo y su libertad, es decir, que la mujer consintiera a ser tratada como un medio y que este consentimiento fuera fruto de su elección racional y sus fines. Vistas así las cosas, parecería que los objetivos de los progenitores intencionales no estarían violando la humanidad de la mujer gestante al tratarla como un instrumento. Su dignidad seguiría quedando intacta en cuanto la condición de la autonomía de la razón de la gestante prevalece ante la utilización de su ser como un medio para los deseos de otras personas.

No obstante, esta lectura parece entrar en conflicto con la misma idea de que la persona no debiera utilizarse a sí misma como un medio para un fin (el ejemplo paradigmático kantiano, a este tenor, es el del suicidio). Por otro lado, además, queda poco claro que el consentimiento de la persona disuelva el aspecto instrumental y cosificador de la práctica. Es decir, si atendemos a que el imperativo es susceptible de universalización, entonces, es antagónico desde las lentes kantianas que el ser humano pueda querer, al mismo tiempo, una cesación de su libertad. Utilizar la libertad para anularse a sí misma sería inconcebible, pues el ejercicio de la libertad no puede consistir en negarse a sí misma. Decidir no decidir (una suspensión de la voluntad) no sería posible en el esquema kantiano ni tendría sentido según su concepto de dignidad, pero tampoco, desde una perspectiva liberal como la de John Stuart Mill (2011), quien piensa que «no es libertad el poder de renunciar a la libertad» (p. 190). Trasladado a nuestro problema, significa que la autonomía de la mujer que gesta no puede consistir en una anulación de su capacidad de decidir acerca de su propia gestación. Además, el fundamento del imperativo categórico es la capacidad de legislación del sujeto autónomo y, por lo tanto, si es legislador en una comunidad, el resto de los miembros de la comunidad serán a la vez fines, porque son, como la persona, agentes legisladores. Nunca podrán ser considerados meramente como medios.

Entender el ser humano como agente autónomo y legislador aislado del resto de los seres humanos nos lleva por una senda estrecha y errónea. Al revés, debe tenerse bien en cuenta la comunidad y, por ello, el carácter intersubjetivo de la autonomía y de la libertad que ya contemplaba el mismo Kant[4].

Lo apremiante aquí, no es solo, pues, que se apunta a una idea deficiente de la libertad y de la autonomía, sino que el análisis minucioso de esta misma idea nos empuja a afirmar que ni la libertad ni el consentimiento pueden serlo todo, porque el resultado consiste en abrazar una postura individualista y desenraizada, vinculada a la conjetura de la independencia ontológica del ser, lo que es una ilusión de la ideología del neoliberalismo capitalista poco volcada a incluir una perspectiva relacional y a desarrollar las virtudes del cuidado que deberían cultivarse en todos los actores implicados.

Junto con este aspecto emerge una preocupación muy presente en los trabajos feministas: la dimensión simbólica de la utilización del cuerpo de la mujer. Son las mujeres, de nuevo, y no los varones, las que tienen que poner sus cuerpos en un mundo en que sus derechos están constantemente bajo asedio. Tampoco es trivial el hecho de que el varón sin tener acceso a esta capacidad no pueda tener descendencia. Lo novedoso, ahora, es que estas prácticas de subrogación se legitiman, precisamente, en democracias neoliberales a partir del principio del consentimiento y la libertad individual.

En efecto, la práctica de gestación subrogada se idealiza como un evento personal a través de lo que se considera el cuerpo individual, el de la mujer contratada, cuando la maternidad es un acontecimiento social. Se trata de una intersección entre la decisión personal y lo social, los estereotipos sociales

---

[4] Agradecemos a Àlex Mumbrú Mora sus aclaraciones sobre la interpretación de la segunda formulación del imperativo kantiano para este contexto, así como su indicación de recoger la necesidad de concebir el carácter intersubjetivo de este.

y el imaginario colectivo. Somos nuestros cuerpos y somos cuerpos marcados cultural y socialmente. Es en este dominio donde se refuerzan los estereotipos sobre los cuerpos de las mujeres y se asienta la idea de que es moralmente aceptable que las mujeres gesten para otras personas, reforzando el imaginario de la idea patriarcal de que las mujeres tienen un fin en la sociedad. Engendrar. En esta tesitura, la gestación subrogada se apropia de estas contradicciones normativas: erigiéndose como práctica subversiva y emancipadora para algunas mujeres, ejerce también de «refuerzo de las normas de género, los ideales sobre la familia y la idea sobre la maternidad» (Stuvøy, 2018, p. 35).

2.3. El altruismo de las mujeres

El altruismo, junto a la libertad, ha sido el razonamiento más socorrido para favorecer una actitud tolerante, pues la fuerza del altruismo es suficiente para viabilizar y permitir la práctica. Con todo, la internacionalización y translocación de la maternidad subrogada, que puede llevarse a cabo de manera fragmentada involucrando diferentes países en varios estadios, y los escándalos que desde un primer momento han marcado el procedimiento en su versión comercial han empujado a muchos países y territorios a legislar a favor únicamente de la variante altruista.

Este análisis no tiene el afán de negar las razones que las personas tienen para actuar, ni condenar o poner en duda que las mujeres puedan tener motivos altruistas a la hora de prestar su capacidad de gestación. Es más, en el campo de la salud pública existen ejemplos exitosos de otra índole, como el de la donación de órganos, cuando esta se realiza cumpliendo con la normativa y bajo la gestión de los entes públicos, canalizando así voluntades altruistas. El problema aparece cuando existe la posibilidad de que el servicio se haga transnacionalmente aduciendo el sentimiento de la gestante.

Aun siendo el sentimiento un motor encomiable, necesita ser reforzado con ciertos principios éticos que vayan en la dirección de evitar posibles daños y de velar porque las mujeres en el mundo tengan oportunidades socioeconómicas reales para llevar vidas valiosas, pues en la medida en que existe un negocio internacional, muchas mujeres se ven en la tesitura de elegir bajo la necesidad.

El contrato altruista, por ende, acaba siendo también deficitario. Cuando la maternidad subrogada se sitúa en un mundo donde los mecanismos y la lógica de mercado impregnan nuestras vidas, y el patriarcado sigue mermando los derechos de las mujeres, en un mundo globalizado donde las injusticias de género se siguen reproduciendo y la violencia contra las mujeres es el pan de cada día, es imposible cerciorarse de que no se instrumentalizará a la mujer y no se explotará su capacidad reproductiva. Por ello, no se puede reducir el análisis exclusivamente al altruismo y al consentimiento, dado que implica todo un aparato simbólico, de violencia machista y de injusticias de género en el cuerpo de las mujeres con un componente intergeneracional y global para nada desdeñable.

3. El caso de Uruguay: reflexiones sobre la modalidad altruista

En el año 1990 ocurrió en Uruguay el primer nacimiento por fertilización *in vitro,* no obstante, no fue hasta 2013, varios años después de que se hubiera presentado el primer proyecto de ley, que se aprobó la Ley 19.167, de Regulación de las Técnicas de Reproducción Humana Asistida. El Decreto 311/014 reguló los procedimientos de baja complejidad[5] y los incluyó

---

[5] Los tratamientos de baja complejidad son aquellos donde la unión entre el óvulo y el espermatozoide se realiza dentro del aparato genital femenino e incluyen inducción de la ovulación e inseminación artificial.

en el Plan Integral de Atención a la Salud, por lo que todas las instituciones del Sistema Nacional Integrado de Salud (SNIS)[6] tienen que cubrirlas. Un año después se aprobó el Decreto 84/015 con relación a las técnicas de alta complejidad[7] que pasaron a ser cubiertas por el Fondo Nacional de Recursos (FNR)[8]. Las prestaciones cubren un máximo de tres intentos y tienen copagos, es decir, las personas tienen que pagar una parte del costo total que se estipula a partir de una declaración jurada de ingresos.

En lo que respecta a la gestación subrogada, el capítulo IV (artículos del 25 al 28) decreta que serán nulos los contratos de subrogación y que la filiación materna estará determinada por el parto o cesárea; con la excepción de los casos donde exista parentesco en segundo grado de consanguinidad entre la mujer que engendrará y los padres de intención, promoviendo el carácter altruista de la práctica. Se aclara que el acuerdo debe ser de «naturaleza gratuita» y a él deben suscribirse todas las partes intervinientes. Al mismo tiempo, se exige que uno de los gametos pertenezca a la madre o al padre de intención; y que se presente un informe que constate la

---

6 El Sistema Nacional Integrado de Salud (2008) implicó una transformación radical en el sistema de salud uruguayo, promoviendo la salud como derecho, el abordaje integral y la cobertura universal desde un paradigma de justicia redistributiva. El SNIS se financia mediante el Fondo Nacional de Salud (FONASA), con aportes obligatorios de trabajadores y empleadores.

7 Entre las técnicas de alta complejidad se encuentra la fertilización *in vitro* y la inyección intracitoplasmática de espermatozoides, la transferencia de embriones y criopreservación de estos, la donación de espermatozoides, ovocitos y embriones y la gestación subrogada.

8 El Fondo Nacional de Recursos es una institución regulada por ley, cuya competencia es brindar cobertura financiera universal para procedimientos de alta complejidad, dispositivos y medicamentos de alto costo a todas las personas radicadas en el país con cobertura de salud por el SNIS.

«incapacidad médica» para concebir o gestar, avalado por la Comisión Honoraria de Reproducción Humana Asistida[9]. Una vez que la Comisión aprueba el procedimiento, este se financia a través del FNR. Para concretar el acuerdo, todas las partes involucradas deben firmar un consentimiento informado en el que asumen los aspectos de la subrogación y sus consecuencias filiatorias, médicas, psicológicas y legales.

Según datos del FNR (2024), Uruguay es uno de los países de América Latina que presenta tasas más altas en lo que respecta a la utilización de técnicas de reproducción humana asistida. Sin embargo, hasta el momento de la finalización de la escritura de este artículo (marzo de 2025) no se ha concretado ningún acuerdo de gestación subrogada en Uruguay, a pesar de que la Comisión sí ha evaluado solicitudes, llegando incluso a aceptar algunas que luego no iniciaron el proceso. Las principales razones que se aducen para explicar la ausencia de casos tienen que ver con lo restrictiva que resulta la ley. Por este motivo, y a pesar de que los costos son muy elevados, algunas parejas han decidido realizar la subrogación en el extranjero, principalmente en Estados Unidos (Viera & Caccia, 2024). Este dato resulta interesante, ya que evidencia un punto ciego en la legislación: mientras que la gestación comercial está prohibida en el país, las familias que optan por hacerlo en el exterior no enfrentan mayores inconvenientes en el momento de probar los lazos filiatorios, ya que en Uruguay se acepta la filiación que se asigne en el lugar del nacimiento (Sánchez, 2022). Esto genera una gran diferencia para quienes pueden optar por la gestación comercial y quienes única-

[9] La Comisión Honoraria de Reproducción Humana Asistida está integrada por el Ministerio de Salud Pública, que la preside, el Instituto Nacional de Donación y Trasplante de Células, Tejidos y Órganos, la Facultad de Medicina y la Facultad de Derecho de la Universidad de la República, la Sociedad Uruguaya de Reproducción Humana, el Colegio Médico del Uruguay y un representante de los usuarios (Sánchez, 2022).

mente pueden apelar a realizarla en el país, cumpliendo con los requisitos de la ley. Ante esta situación, en 2022 se presentó un proyecto de ley que busca ampliar la consanguinidad hasta el cuarto grado (primero se intentó quitar el requisito del parentesco, pero esa iniciativa no prosperó). Este ya fue aprobado por la Cámara de Diputados del Parlamento uruguayo, pero resta su aprobación en la Cámara de Senadores.

Ahora bien, el caso de Uruguay resulta de especial interés para plantear algunos interrogantes en relación con la gestación subrogada en su modalidad altruista. Si bien a nivel discursivo pareciera existir cierto acuerdo en que lo restrictivo de la ley uruguaya es el grado de consanguinidad que existe, cabe preguntarse qué sucede con la disposición sobre el carácter altruista de la práctica. La modalidad altruista tiene como fin evitar un posible fin lucrativo, bajo la premisa de que la gestación no se puede vender ni un bebé se puede comprar. Por tanto, dicha modalidad reduciría (sin eliminarlo) el riesgo de explotación de las gestantes en un contexto marcado por la vulnerabilidad social y económica. No obstante, si en un escenario donde la gestación altruista está permitida no es posible rastrear casos que hayan culminado el proceso, surge la pregunta obligada acerca de si efectivamente las mujeres que deciden gestar para otros lo hacen por altruismo y no por la compensación económica. Dicho en otras palabras, si la práctica no está mercantilizada (y esto se prohíbe explícitamente), que no haya mujeres dispuestas a gestar es un dato que no puede pasarse por alto[10].

---

[10] Este es el caso también de otros países donde la variante altruista está permitida, como en Reino Unido. En dicho país la gestante conserva sus derechos de filiación independientemente de que haya firmado un acuerdo de gestación subrogada contando con hasta seis meses para renunciar a ellos mediante una orden de adopción. El número de mujeres dispuestas a llevar a cabo la gestación altruista en Reino Unido es tan escaso y la ley protege tan estrictamente los derechos maternos de filiación

La gestación altruista se relaciona con la idea de que la maternidad es un acto de amor y de generosidad. La sociedad uruguaya, como todas las sociedades occidentales, no escapa a un orden de género que equipara a mujer con madre; la histórica naturalización de la función materna conlleva además una responsabilidad exclusiva de las mujeres por las tareas de cuidado. El trabajo etnográfico realizado por Ragoné (1996) da cuenta de cómo las mujeres que atravesaron embarazos o partos complejos durante sus acuerdos de subrogación idealizaron la experiencia, e incluso el sufrimiento, a la luz de una imagen romantizada de lo que debería ser la entrega maternal. Esta devoción, que se presenta como intrínsecamente femenina, ha implicado una sobrecarga histórica para las mujeres, denunciada por el feminismo como una forma de explotación de la fuerza de trabajo femenina. La asignación diferencial de responsabilidades a mujeres y varones se expresa en diferentes ámbitos de la vida cotidiana (Viveros, 1998), no obstante, la reproducción de la vida es uno de los ámbitos de desigualdad por excelencia. Por tanto, cabe preguntarse si la gestación subrogada altruista entre familiares podría llegar a instalar una cierta obligación o «coerción moral» (Shenfield *et al.,* 2025) entre parientes, que se apoye a su vez en las desigualdades de género. El altruismo, cuando aparece en las narrativas relacionadas a la gestación comercial, busca, de alguna manera, transmitir una imagen de que no es «solo por dinero» por lo que las gestantes se involucran en los procesos (Jacobson, 2016), una suerte de justificación de su decisión a nivel social (Mora, 2021). ¿Qué sucede entonces cuando no hay dinero mediante? En los hechos, parecerían existir menos casos de mujeres que estén dispuestas a gestar «solo por altruismo» y el caso uruguayo resulta esclarecedor para reflexionar sobre estos interrogantes.

---

que los progenitores intencionales acuden a otros países donde la modalidad comercial está permitida, lo que alimenta el turismo reproductivo.

4. Conclusiones

La gestación subrogada es un asunto que incumbe no solo a la ética, sino que necesita de un análisis que ahonde en las dimensiones políticas y socioeconómicas de la práctica desde un ángulo y una preocupación global. A la perspectiva ética se le añade, de este modo, la reflexión acerca del bien colectivo, pues se encuentran en juego también preguntas fundamentales para el avance democrático y justo de nuestras sociedades. Es decir, la interrogación acerca de qué tipos de procesos y bienes queremos promover, amparar y transmitir en el ámbito de la salud pública según principios de cuidado y justicia global. La perpetuación de desigualdades e injusticias a nivel global, y la continuidad y el ensanchamiento de la práctica, que lejos de desaparecer se intensifica tentacularmente replicándose en algunos lugares de manera cada vez menos estricta, nos lleva a subrayar el carácter no presentista de este tipo de reproducción. Sus consecuencias intergeneracionales y a largo plazo, si bien todavía no han sido exhaustivamente estudiadas, son preocupantes.

La maternidad biológica no asegura un buen cuidado hacia los hijos, tampoco una maternidad subrogada ni una maternidad adoptiva. Este es un principio y un valor que suele olvidarse a la hora de pensar las maternidades tanto desde un ámbito más individual como colectivo. Es decir, ¿dónde quedan las relaciones de cuidado, las relaciones conciliadoras con la idea de la vulnerabilidad y la interdependencia de las personas? Las feministas han realizado enormes y valiosas contribuciones en esta dirección entendiendo los cuidados como un objetivo político, que valdría la pena incorporar a los estudios sobre la gestación subrogada (Camps, 2021).

En esta dirección, un abordaje productivo sería acometer un viraje de prioridades en el que se pasaría de concebir la gestación subrogada en cuanto que un problema *solo* de las mujeres (de sus sentimientos, su disponibilidad, su voluntad) a una perspectiva ética que implica y cuestiona el papel de las instituciones y de las personas que, contando también con su autonomía moral, deciden pagar por esta práctica en su modalidad comercial. De esta manera, definimos lo que es el ser humano y nuestro mundo compartido.

Prediciendo que la gestación subrogada seguirá efectuándose a un ritmo multiplicador, la perspectiva ética debe no perderse por el camino, antes bien, debe seguir viéndoselas con el desarrollo y la transformación de esta práctica aplicando una necesaria mirada crítica tanto situada como global[11].

Bibliografía*

Anderson, Elizabeth S. (1990). Is women's labor a commodity? *Philosophy & Public Affairs,* 19(1), 71-92.

Camps, Victoria. (2021). *Tiempo de cuidados: otra forma de estar en el mundo*. Arpa.

Comitè de Bioètica de Catalunya. (2025). *La gestació subrogada: reflexions i propostes per a una possible regulació*. https://scientiasalut.gencat.cat/handle/11351/12758?show=full&locale-attribute=es.

Fondo Nacional de Recursos. (2024). *Técnicas de reproducción humana asistida de alta complejidad: reporte de resultados*. https://www.fnr.gub.uy/wp-content/uploads/2023/07/informe_resultados_rhaac.pdf.

Jacobson, Heather. (2016). *Labor of love: gestational surrogacy and the work of making babies*. Rutgers University Press.

[11] Existen propuestas basadas en el altruismo dignas de ser estudiadas con mayor detenimiento que eliminan todo carácter comercial que pueda tener la práctica (Comitè de Bioètica de Catalunya, 2025; Ortega Lozano, 2020).

* A petición de las autoras de este capítulo, se han mantenido los nombres completos de las autoras y los autores en las referencias bibliográficas, en lugar de abreviarlos con iniciales, como se hace en el resto de los capítulos.

Mill, John S. (2011 [1969]). *Sobre la libertad.* Alianza Editorial.

Mora, Jesús. (2021). Parenthood, altruism, and the market: a critique of essentialist constructions of women's nature in commercial surrogacy. *The Age of Human Rights Journal,* 17(1), 276-299.

Mumbrú Mora, Àlex. (2025). The systematic significance of gratitude in Kant's practical philosophy. Con-Textos Kantianos. *International Journal of Philosophy*, 21, 31-39.

Naciones Unidas. (2018). *A/HRC/37/60. Informe de la Relatora Especial sobre la venta y la explotación sexual de niños, incluidos la prostitución infantil, la utilización de niños en la pornografía y demás material que muestre abusos sexuales de niños.* https://digitallibrary.un.org/record/1473378?ln=en.

Navarro-Michel, Mónica. (2022). La filiación derivada de gestación por sustitución: posesión de estado e interés del menor, orden público y derechos fundamentales. *Revista de Bioética y Derecho,* 56, 5-28. https://dx.doi.org/10.1344/rbd2022.56.40741.

Ortega Lozano, Ramón. (2020). La única vía para garantizar que la gestación subrogada sea éticamente correcta. *Eidon,* 53, 36-46.

Pateman, Carole. (1992). *The sexual contract.* Stanford University Press.

Pérez Hernández, Yolinliztli. (2018). Gestación subrogada: una revisión etnográfica para contribuir al debate en México. *Debate Feminista,* 56(1), 85-109.

Phillips, Anne. (2013). *Our bodies, whose property?* Princeton University Press.

Ragoné, Helene. (1996). Chasing the blood tie: surrogate mothers, adoptive mothers and fathers. *American Ethnologist,* 23(2), 352-365.

Sánchez, Delia. (2022). La gestación por subrogación en Uruguay. En N. Espejo-Yaksic, C. Fenton-Glynn, F. Lathrop Gómez, & J. M. Scherpe (eds.), *La gestación por subrogación en América Latina* (pp. 373-394). Suprema Corte de Justicia de la Nación.

Shenfield, Francoise, Tarlatzis, Basil, Baccino, Guiliana, Bounartzi, Theofano, Frith, Lucy, Pennings, Guido, Provoost, Veerle, Vermeulen, Nathalie, & Mertes, Heidi (2025). Ethical considerations on surrogacy. *Human Reproduction,* 40(3), 420-442. https://doi.org/10.1093/humrep/deaf006.

Stuvøy, Ingvill. (2018). Troublesome reproduction: surrogacy under scrutiny. *Reproductive BioMedicine and Society Online,* 7, 33-43.

Velez, Maria P., Ivanova, Marina, Shellenbergerm, Jonas, Pudwell, Jessica, Ray & Joel G. (2024). Severe maternal and neonatal morbidity among gestational carriers: a cohort study. *Annals of Internal Medicine,* 177(1), 1482-1488. https://doi.org/10.7326/M24-0417.

Viera, Mariana, & Caccia, Magdalena. (2024). Gestación subrogada en Uruguay: aportes para una discusión latinoamericana. *Ambivalencias: Revista de Antropología do PPGA-UFS,* 12(23), 81-103.

Viveros, Mara. (1998). Orden corporal y esterilización masculina. *Horizontes Antropológicos,* 4(9), 145-170.

13. La muerte y el morir, una prioridad de la salud pública feminista[1]

Iris Parra Jounou

1. Introducción

A menudo se habla de la muerte como la gran igualadora. Sin embargo, ¡cuánta diferencia en los morires de la Tierra! El presente capítulo tiene como objetivo esbozar una panorámica sobre distintas formas de muerte, sus connotaciones etico-políticas y el impacto que tienen en términos de salud pública. En él, defiendo la necesidad de que las aproximaciones feministas a la ética y la filosofía política de la salud pública piensen el acompañamiento a la muerte y el morir en sociedad, tanto en condiciones catastróficas como estables, de forma integrada y sistemática. Nacidas de la necesidad de reparar los sesgos de género tanto en la provisión de cuidados como en las causas de muerte y su potencial prevención, que

[1] Este capítulo se enmarca en el proyecto POyÉTICAS: Política y Ética de la Salud Pública, PID2023-148517NB-100, financiado por el Ministerio de Ciencia, Innovación y Universidades de España.

afectan con especial fuerza a las mujeres, las aproximaciones feministas resultan clave[2]. Para ello, me centraré primero en cuestiones como los suicidios por desahucio, los hundimientos de cayucos en alta mar, los feminicidios y las guerras silenciadas, entendidas todas ellas como fenómenos de excepcionalidad cada vez más recurrentes. Después, abordaré la organización social de las prácticas del final de la vida en *condiciones normales,* como los cuidados paliativos o la eutanasia. Finalmente, concluiré argumentando que una salud pública feminista alineada con los retos presentes y venideros debe ineludiblemente resolver los problemas de inequidad, libertad e injusticia social (y global) de las estructuras públicas existentes en lo tocante a la muerte y el morir, poniendo especial énfasis en el papel de sostenimiento y cuidado atribuido de forma desproporcionada a las mujeres.

2. La excepción deviene norma

2.1. Pizarnik

«Partir / en cuerpo y alma / partir». Así empezaba la poeta argentina Alejandra Pizarnik sus versos en «La última inocencia». «Partir / deshacerse de las miradas / piedras opresoras / que duermen en la garganta. // He de partir / no más inercia bajo el sol / no más sangre anonadada / no más fila para morir». Y sentenciaba: «He de partir // Pero arremete, ¡viajera!».

Como tantas otras poetas (Anne Sexton, Sylvia Plath, Violeta Parra, Florbela Espanca, Alfonsina Storni o Marina Tsvetáyeva), Pizarnik se suicidó. De hecho, más de 700 000 personas mueren cada año por suicidio, lo que convierte esta

[2] Véase el profundo análisis sobre el abordaje feminista de la ética de la salud pública desarrollado por Susana Rostagnol en el capítulo 14 de este libro.

práctica en una de las principales causas de muerte en el mundo. En 2014, la OMS declaró su prevención un «imperativo global» y elaboró un plan estratégico para reducir a un tercio los números para 2030, prestando atención especial a colectivos vulnerables (LGBTIQ+, jóvenes y otros grupos según el contexto social) (Organización Mundial de la Salud [OMS], 2014, 2022). El suicidio es, pues, una prioridad de la salud pública (Pirkis *et al.,* 2024). Sin embargo, gran parte de la literatura y de las estrategias políticas de prevención se han enfocado en la salud mental, dejando de lado el impacto que ejercen los determinantes sociales[3] en los índices de suicidio (Pirkis *et al.,* 2024; Na *et al.,* 2025) y los análisis en función del género.

2.2. Boochani

«Todos nuestros sueños, todos nuestros miedos, todas nuestras valientes almas…, / todo ahogado, / una catástrofe masiva en una catástrofe masiva, / hundiéndose en montañas de olas, / ahogándose en la oscuridad, / hundiéndose en el im-

[3] Uno de los ejemplos más preocupantes que colma la opinión pública es el de los casos de suicidio por desahucio, agravados por el crítico problema de acceso a la vivienda en España. Bajo el lema «No son suicidios, son asesinatos», la Plataforma de Afectados por la Hipoteca (PAH) y otras entidades sociales exigen el fin de las muertes por la especulación inmobiliaria y la falta de protección institucional ante situaciones de alta vulnerabilidad. En 2024, dos hermanas de cincuenta y cuatro y sesenta y cuatro años se suicidaron en Barcelona horas antes de ser desahuciadas por una deuda de nueve mil euros contraída por impago del alquiler tras la muerte de su madre. Pocos meses antes, un hombre de setenta años se suicidó en Sabadell tras ser desahuciado (junto con su esposa, con movilidad reducida) también por impago de alquiler tras treinta años viviendo en el mismo piso. Véase «Las cifras ocultas de los suicidios por desahucio» para un seguimiento más exhaustivo de los casos que cubrió la prensa (https://www.aquimicasa.net/blog/vivienda/compraventa-de-viviendas/las-cifras-ocultas-de-los-suicidios-por-desahucio/. Accedido: 4 de febrero de 2025).

placable océano, / engullido por el océano, / engullido sin piedad». (O casi). Behrouz Boochani, periodista y defensor de los derechos humanos de origen kurdoiraní, fue ilegalmente detenido en la isla de Manus, un centro de detención de inmigrantes cerca de la costa de Australia en 2013 cuando buscaba asilo como refugiado. En *Sin más amigos que las montañas* narra su periplo por la supervivencia —y el de tantos otros compañeros que no llegaron a la costa—.

La llamada «crisis migratoria» tomó una relevancia política especial a partir de 2015 cuando un número sin precedentes de personas intentaron cruzar las fronteras europeas, tanto por el Mediterráneo (Grecia, Lesbos; Italia, Lampedusa; España, Melilla) como por la ruta Atlántica (islas Canarias), provenientes mayoritariamente del continente africano; ello comportó un endurecimiento de las políticas migratorias en la «Fortaleza Europa» (Walia, 2022), la externalización de fronteras a terceros países y el aumento de la xenofobia y los discursos de odio.

La Organización Internacional para la Migración (IOM, por sus siglas en inglés) desarrolló en 2014 el proyecto Missing Migrant Project para documentar las muertes y desapariciones de migrantes en todo el mundo. Desde su inicio, se han contabilizado más de 63 000 personas desaparecidas o muertas, de las cuales 32 431 pertenecen al área del Mediterráneo[4]. En esta última década, uno de cada tres migrantes que escapaba de una situación de conflicto ha muerto, siendo el ahogamiento la causa principal de muerte (60 %). A ello, hay que añadir el colapso de las estructuras de acogida a refugiados y migrantes, así como las formas de violencia, trata o abandono a las que se ven sometidos los supervivientes —especialmente

---

[4] Datos actualizados periódicamente, consultables en la página web del proyecto: https://missingmigrants.iom.int/region/mediterranean. Accedido: 6 de agosto de 2025.

mujeres y menores no acompañados— (Cortés Maisonave, 2019; Cortés Maisonave & Morales, 2022; Torrado Martín-Palomino, 2015).

Las fronteras españolas constituyen la frontera sur de la Unión Europea —tanto Ceuta y Melilla, con múltiples incidentes reportados de violencia policial contra los migrantes y sus consecuentes muertes en las vallas, como la ruta atlántica hacia las islas Canarias—. Esta última es, desde hace años, una de las rutas más mortíferas debido a la longitud del viaje (que puede durar días o semanas) en alta mar, la precariedad de las embarcaciones (pateras, cayucos sobrepoblados) y la falta de capacidad de servicios de búsqueda y rescate. Desde 2023, Canarias ha vivido un repunte de llegadas de embarcaciones que colapsan los sistemas humanitarios de atención y ponen en riesgo la salud (Fradejas-García & Loftsdóttir, 2023). Es por ello por lo que cualquier estrategia de salud pública debe incorporar la salud de migrantes y refugiados (OMS, 2018; United Nations High Commissioner for Refugees [UNHCR], 2021; Abbas *et al.,* 2018; Priebe *et al.,* 2016).

2.3. Bolaño

«Esto ocurrió en 1993. En enero de 1993. A partir de esta muerte comenzaron a contarse los asesinatos de mujeres. Pero es probable que antes hubiera otras. La primera muerta se llamaba Esperanza Gómez Saldaña y tenía trece años. Pero es probable que no fuera la primera muerta. Tal vez por comodidad, por ser la primera asesinada en el año 1993, ella encabeza la lista. Aunque seguramente en 1992 murieron otras. Otras que quedaron fuera de la lista o que jamás nadie encontró, enterradas en fosas comunes en el desierto o esparcidas sus cenizas en medio de la noche, cuando ni el que siembra sabe en dónde, en qué lugar se encuentra». El escritor chileno Roberto Bolaño dedicó trescientas sesenta y nueve páginas (sección «La parte de los crímenes») de su novela *2666* a reportar los feminicidios, sobre todo de trabajadoras migrantes y prostitutas, sucedidos entre 1993 y 1997, así como sus infructuosas investigaciones policiales, en Santa Teresa, una representación ficcional de la fronteriza Ciudad Juárez (Carrasco Luján, 2021; Ramírez, 2021; Cabrera García, 2016).

Por feminicidio entendemos «el asesinato misógino [motivado por el odio, el desprecio o el sentimiento de propiedad] de una mujer o una niña a manos de un hombre» (Radford & Russell, 1992, xi); o dicho de otro modo, «homicidios (intencionales) de mujeres y niñas por razones de género» (UN Woman, 2022, p. 4)[5]. Se trata de un tipo de violencia patriarcal «de carácter estructural, direccional y asimétrico» (Carcedo, 2010, p. 1) enmarcada dentro de un continuo de prácticas de terror que incluye abusos verbales o físicos, violación, acoso sexual, esterilización forzada u otras mutilaciones contra las mujeres, que solemos nombrar con otros términos como violencia de género o violencia sexual. El feminicidio, aunque ampliamente estudiado en Latinoamérica, tiene un carácter global cuya magnitud cuesta de definir (UN Woman, 2022; Sanz-Barbero *et al.,* 2016) dadas las dificultades para distinguir el asesinato por razones de género de otros homicidios de mujeres. Según un informe de 2024, en 2023, 51 000 mujeres y niñas fueron asesinadas en el mundo a manos de sus parejas o familiares (United Nations Office on Drugs and Crime & UN Women [UNODC & UN Women], 2024, p. 4). A esta

---

5 Entre las formas de feminicidio, Belén Sanz-Barbero *et al.* (2016) mencionan los asesinatos cometidos por la pareja o expareja (algo que la prensa española llama «violencia machista» o «víctima mortal por violencia de género»), los crímenes «de honor» para restablecer la *honra* familiar, relacionados con violaciones o prostitución, o los crímenes selectivos durante las guerras (p. 393). Las razones de género no se refieren solo a dimensiones subjetivas del perpetrador, sino a causas estructurales como los roles estereotipados de género, la discriminación y las relaciones de poder desiguales en la sociedad patriarcal.

cifra, hay que sumarle los feminicidios fuera del ámbito privado (entre el 5 % y el 10 %). En España, los datos del Ministerio de Igualdad de ese mismo año muestran un total de cincuenta y ocho mujeres asesinadas[6]. Se trata de un problema social y una emergencia de salud pública reconocido por la OMS (Tejeda Puentes, 2014; Ávila-Agüero, 2007) que requiere de una estrategia conjunta a gran escala.

2.4. *Parra Jounou*

«Vuelve el tañido de la campana, / niebla de muerte en el camino. / Las olas apagan el grito ahogado / de un cuerpo sucumbido, silenciado. / Luna nueva en los versos del poeta / Lorca». Así da inicio el largo poema «La choza de los emboscados», escrito tras la exhumación del dictador Francisco Franco del Valle de los Caídos. En él, leemos un alegato en favor de la memoria histórica y la necesidad de abrir las más de tres mil fosas comunes de la Guerra Civil presentes en el territorio español «para que regresen *todos* nuestros muertos»[7].

El 20 de octubre de 2022, España aprobó la Ley 20/2022 de Memoria Democrática, bajo la premisa de que es «un deber moral que es indispensable fortalecer para neutralizar el olvido y evitar la repetición de los episodios más trágicos de la historia» («Preámbulo I»). Sin embargo, los conflictos armados, lejos de aminorarse han reaparecido con fuerza (por ejemplo, la guerra ruso-ucraniana, el genocidio en Gaza o la guerra civil en Yemen), dejando millones de muertos y graves crisis huma-

---

6 Datos consultables por años en https://estadisticasviolenciagenero.igualdad.gob.es/.

7 El Ministerio de Política Territorial y Memoria Democrática español tiene un mapa público consultable de las fosas y su estado. Véase https://www.mpr.gob.es/memoriademocratica/mapa-de-fosas/Paginas/buscadorfosas.aspx.

nitarias y de salud pública. A corto plazo, una guerra conlleva la interrupción de los servicios sanitarios y sociales preexistentes (Jansà, 1999, p. 253) —con efectos en la salud reproductiva e infantil (Kaseya *et al.,* 2024)—, exposición a sustancias tóxicas, brotes de epidemias, mutilaciones (Goko *et al.,* 2022), escasez de recursos, pérdida de infraestructuras o violencia sexual, entre otros. A largo plazo, por citar algunos, problemas de salud mental y estrés postraumático, destrucción de comunidades, desplazamientos forzosos o efectos duraderos en el medio ambiente (Webster & Neal, 2022; Benjamin, 2007). Sin embargo, el papel de la salud pública en los conflictos armados (Jecker *et al.,* 2024) sigue poco desarrollado[8].

3. Las condiciones normales

«La parte de este ser que es roca / la parte de este cuerpo que es estrella, /últimamente siento que quieren regresar y volver a ser lo que eran. // Al irnos acercando a la frontera / le susurran a veces a mi alma: / Tanto tiempo alejados del orden, / ay, ¿cuándo seremos un todo? // Pronto, pronto, responde mi alma, / brillaréis en la estrella y dormiréis en la piedra, / cuando yo que os hice sufrir con ojos / y dolores y vigilia me haya ido». Con estos versos de «En la frontera», una Ursula K. Le Guin ya mayor abordaba el deseo de morir.

Si hasta ahora hemos mostrado formas catastróficas o (supuestamente) excepcionales de morir[9] que requieren respues-

[8] En este sentido, es preciso destacar el pionero trabajo *War and Public Health* de Barry S. Levy y Victor W. Sidel (2008), donde se abordan cuestiones como la epidemiología de guerra, los derechos humanos, las armas y sus efectos para la salud pública, los refugiados y prisioneros de guerra y el papel de los sistemas de salud en la prevención y reducción de consecuencias.

[9] En este artículo, he decidido tomar una aproximación antropocéntrica de la muerte y el morir debido a limitaciones de espacio. Sin

tas por parte de la salud pública, ahora es el turno de pensar en aquellas formas de muerte que se dan en *condiciones normales,* es decir, en las estructuras fundamentales que nuestras sociedades y comunidades han creado para acompañar a sus ciudadanos al final de sus vidas (como cuidados paliativos, eutanasia, atención domiciliaria o residencias, entre otros).

El cuidado al final de la vida es, cada vez más, una prioridad de la salud pública (Organisation for Economic Cooperation and Development [OECD], 2023; Sallnow *et al.,* 2016; Rao *et al.,* 2002; Kellehear, 1999). Ante el aumento de la esperanza de vida y de las enfermedades crónicas (en especial, las demencias), cada vez más personas mueren tras largos periodos de enfermedad. Según la OECD (2023), cerca de siete millones de personas necesitaron cuidados al final de la vida en 2019 y se calcula que esta cifra alcanzará los diez millones para 2050 (p. 3). Si a estos datos les añadimos el déficit global de personal sanitario (Michaeli *et al.,* 2024)[10], el futuro no es muy prometedor.

El cuidado al final de la vida[11] incluye una gran variedad de prácticas que llevan a cabo las personas, familias, amigos,

---

embargo, no puedo evitar incluir una mención a las formas de morir no humanas, incluyendo la actual sexta extinción masiva de especies, de origen antropogénico, o el maltrato y la explotación animal, entre otros.

10 La OMS estima un déficit de unos diez millones de trabajadores sanitarios en 2030, la mayoría de los cuales en países de renta baja o media-baja. Pueden consultarse los datos por países en *The National Health Workforce Accounts Database* (https://apps.who.int/nhwaportal). Además, hay que tener en cuenta que el 67 % de la fuerza de trabajo sanitaria y social del mundo son mujeres, sin contar los cuidados informales.

11 En mi manejo particular del término, el cuidado al final de la vida incluye toda forma de cuidado que se da en cualquier nivel y de cualquier forma en el periodo cercano a la muerte de una persona. Por lo tanto, va más allá de lo que tradicionalmente se entiende por cuidados paliativos e incluye una dimensión socializada de la vida y la muerte. También defiendo que las leyes de eutanasia vigentes (como la Ley Orgánica 3/2021 o LORE,

profesionales de la salud, otros grupos sociales e instituciones con el objetivo de acompañar a las personas al final de sus vidas[12] y dar respuesta a las necesidades físicas, psicológicas, sociales y espirituales que se deriven de ello. Las direccionalidades del cuidado que se dan en un contexto de final de la vida son múltiples si se entienden en una red de relaciones. Se trata, pues, de acciones no solo encaminadas al moribundo, sino también a cada uno de los vectores de la red. Esta aproximación holística a la muerte puede verse comprometida por los retos económicos, sociales, legales o de organización y, a la práctica, presenta inequidades producidas por mor de género (con un número desproporcionado de mujeres cuidadoras), etnia, clase social, nivel de estudios, lugar geográfico, profesión o capacidad (Wong & Phillips, 2023; Santos Salas *et al.,* 2023; Cross, 2023; Agom *et al.,* 2021).

Por salud pública del final de la vida entendemos «una serie de esfuerzos de las comunidades, Gobiernos e instituciones públicas, así como de organizaciones médicas o sociales que tienen como objetivo mejorar el bienestar en un contexto de final de vida» (Sallnow *et al.,* 2016), cuidadores incluidos. Entre los tipos de intervenciones que incluye están la movilización de recursos comunitarios, a través de redes ya

en España) forman parte del continuo de cuidados al final de la vida y que garantizan el derecho a la autodeterminación respecto de la propia muerte en contextos eutanásicos, como declara la STC 19/2023 del Tribunal Supremo.

12 Por final de la vida se entiende la fase de un problema de salud donde la esperanza de vida es limitada y hay una previsión de muerte en un futuro cercano (normalmente, seis meses previos a la muerte, pero también las horas o días, previos) según quede establecido en el marco legal. Puede ir acompañada de un rápido deterioro de las funciones físicas y psicológicas, además de un aumento de la sintomatología; puede estar relacionado con procesos naturales o causas sobrevenidas, y no solo por el progresivo deterioro debido a una enfermedad crónica o incurable (Parra Jounou *et al.,* en prensa).

existentes o dadas desde fuera de la comunidad, la coordinación de servicios, la prevención del aislamiento social, la educación ciudadana sobre la percepción de la muerte y el morir, la información sobre voluntades anticipadas, la eliminación de barreras de acceso o la buena financiación y la calidad de los servicios. Se trata de una estrategia para socializar y desmedicalizar en lo posible los contextos de final de la vida de las poblaciones.

4. El porqué de una ética de la salud pública feminista

Conocer la situación actual de las inequidades al final de la vida es imprescindible, pero no suficiente. Si queremos cambiar el paradigma que rige la aproximación a la muerte y el morir y redistribuir las responsabilidades de cuidado para que no recaigan sobremanera en las mujeres, debemos atender a sus dimensiones sociales y políticas de forma integrada. De nada sirve pensar el final de la vida en *condiciones normales* si no se hace en intersección con el resto de las problemáticas sociales y los estados *excepcionales* que condicionan nuestras posibilidades. Del mismo modo, el análisis de la explotación (de personas y recursos), la violencia y la injusticia queda incompleto si se pasa por alto la muerte. En este sentido, desarrollar una ética de la salud pública feminista resulta imperativo. La salud pública feminista es un campo de estudio transversal, poco desarrollado[13], en el que se toman con especial consideración las relaciones de poder para la distribución desigual de salud en las poblaciones y los llamados determinantes sociales de la salud, tomando especial atención en la dimensión de género. Este enfoque se alinea con

[13] Entre las pioneras destacamos a Anne Hammarström (1999) y Wendy Rogers (2006). En el ámbito español, Parra Jounou (ed.) (en prensa).

la defensa de la justicia social y se aleja del modelo de estilo de vida de orientación individual en pro de un modelo relacional, interdependiente y situado contextualmente. Su potencial disruptivo se desarrolla en al menos cuatro niveles: 1) ontológico, 2) ético, 3) epistémico, 4) político.

Las éticas y políticas feministas del cuidado, por ejemplo, pueden proponer una nueva estructura de organización social con el fin de redistribuir las responsabilidades de cuidado y los apoyos necesarios en el final de la vida para 1) garantizar el acceso a una buena muerte cuando esta sea posible, 2) prevenir o minimizar el impacto de potenciales situaciones *excepcionales,* 3) evitar la irresponsabilidad privilegiada por razón de género u origen geográfico.

A través de aproximaciones como la democracia del cuidado (Tronto, 2013), basada en valores públicos como la atención, la responsabilidad, la competencia, la capacidad de respuesta y la solidaridad, como los modelos de autonomía y libertad, entendidas como prácticas relacionales (Mackenzie, 2014; Bianco, 2023), o como las redefiniciones de la vulnerabilidad (Luna, 2009) y la dependencia (Kittay, 2011), podemos luchar para ampliar las posibilidades de decidir cómo o cuándo morimos y combatir los determinantes sociales de muerte, que desencadenan una mortalidad prematura no deseada. Sin embargo, es imprescindible que desde el feminismo se incorporen discusiones sobre la muerte y el morir y que dichos marcos se implementen de forma sistemática a la hora de crear políticas de salud pública si queremos la mejor de las muertes posibles en cada contexto. Quizás, con el tiempo, podamos cuidar de toda muerte y cumplir con nuestros actos los versos de bell hooks en *Cuando los ángeles hablan de amor:* «Tras una lenta muerte / el amor debe limpiar la casa / elegir qué memorias tomar / y cuáles dejar marchar / dar a cada lamento / un oído que lo escuche / un corazón que lo regace / que alma alguna olvide / que una eternidad de deseo le espera».

Bibliografía

Abbas, M., Tammam, B., Bortolomei, J., Carballo, M., Durieux-Paillard, S., Gabus, L., Jablonka, A., Jackson, I., Kaojaroen, K., Koch, D., Martínez, E., Mendelson, M., Petrova-Benedict, R., Tsiodras, S., Christie, D., Saam, M., Hargreaves, S., Pittet, D. (2018). Migrant and refugee populations: a public health and policy perspective on a continuing global crisis. *Antimicrobial Resistance & Infection Control,* 7, 113. https://doi.org/10.1186/s13756-018-0403-4.

Agom, D. A., Onyeka, T. C., Iheanacho, P. N. & Ominyi, J. (2021). Barriers to the provision and utilization of palliative care in Africa: a rapid scoping review. *Indian Journal of Palliative Care,* 27(1), 3-17. https://doi.org/10.4103/IJPC.IJPC_355_20.

Ávila-Agüero, M. L. (2007). Violencia basada en género: un problema de salud pública. *Acta Médica Costarricense,* 49(4), 178-179.

Benjamin, D. (2007). War and public health. *Healthy Generations,* 7(3), 1-3.

Bianco, M. (2023). *Breaking free. The lie of equality and the feminist fight for freedom*. Public Affairs.

Cabrera García, E. (2016). La parte de los crímenes en *2666*: la visibilización del concepto «feminicidio» como política de la literatura. *Revista Letras,* 16, 28-39.

Carcedo, A. (coord.). (2010). *No olvidamos ni aceptamos: femicidio en Centroamérica 2000-2006*. CEFEMINA Asociación Centro Feminista de Información y Acción. https://biblioteca.corteidh.or.cr/adjunto/20697.

Carrasco Luján, C. (2021). Cuerpos de mujeres como desechos del neoliberalismo: los feminicidios en *2666* de Roberto Bolaño. *TRANS-,* 26. https://doi.org/10.4000/trans.5818.

Cortés Maisonave, A. (2019). Mujeres migrantes y refugiadas en la frontera sur: resistencias de género y violencias encarnadas. *Anuario CIDOB de la Inmigración,* 128-140. https://raco.cat/index.php/AnuarioCIDOBInmigracion/article/view/360992.

Cortés Maisonave, A., & Morales, E. (2022). Crossing political and gender borders: a feminist analysis of migration. *Frontera Norte,* 34, e2318. https://doi.org/10.33679/rfn.v1i1.2318.

Cross, S. H. (2023). Public health and palliative care. *Clinical Geriatric Medicine,* 39(3), 395-406. https://doi.org/10.1016/j.cger.2023.04.003.

Fradejas-García, I., & Loftsdóttir, K. (2023). Regímenes de inmovilidad y crisis migratoria en la ruta canaria. *Perifèria: Revista de Recerca i Formació en Antropologia,* 28(2), 146-176. https://doi.org/10.5565/rev/periferia.931.

Goko, R., Guerrero, A. P. S., Speranza, M., Fung, D., Paul C. & Skokauskas, N. (2022). War is a public health emergency. *The Lancet,* 399(10332), 1302.

Hammarström, A. (1999). Why feminism in public health? *Scandinavian Journal of Public Health,* 27(4), 241-244.

Jansà, J. M. (1999). La guerra también es un problema de salud pública. *Gaceta Sanitaria,* 13(4), 253-255.

Jecker, N. S., Atuire, C., Ravitsky, V., Behrens, K. & Ghaly, M., (2024). War, bioethics, and public health. *The American Journal of Bioethics,* 1-15. https://doi.org/10.1080/15265161.2024.2377118.

Kaseya, J., Dereje, N., Raji, T., Ngongo, A. N., Fallah, M. P. & Ndemin, N. (2024). Public health emergencies in war and armed conflicts in Africa: what is expected from the global health community? *BMJ Global Health,* 9(3), 1-3.

Kellehear, A. (1999). *Health promoting palliative care.* Oxford University Press.

Kittay, E. F. (2011). The ethics of care, dependence, and disability. *Ratio Juris,* 24(1), 49-58. https://doi.org/10.1111/j.1467-9337.2010.00473.x.

Levy, B. S., & Sidel, V. W. (eds.). (2008). *War and public health* (2.ª ed.). Oxford Academic.

Luna, F. (2009). Elucidating the concept of vulnerability: layers not labels. *International Journal of Feminist Approaches to Bioethics,* 1, 120-138.

Mackenzie, C. (2014). Three dimensions of autonomy: a relational analysis. En A. Veltman & M. Piper (eds.), *Autonomy, oppression, and gender. Studies in feminist philosophy* (pp. 15-41). Oxford Academic.

Michaeli, D. T., Michaeli, J. C., Albers, S. & Michaeli, Th.(2024). The healthcare workforce shortage of nurses and physicians:

practice, theory, evidence, and ways forward. *Policy, Politics & Nursing Practice,* 25(4), 216-227. https://doi.org/10.1177/15271544241286083.

Na, P. J., Shin, J., Kwak, H. R., Lee, J., Jester, D. J., Bandara, P., Kim, J. Y., Moutier, Ch. Y., Pietrzak, R. H., Oquendo, M. A. & Jeste, D. V. (2025). Social determinants of health and suicide-related outcomes: a review of meta-analyses. *JAMA Psychiatry*. https://doi.org/10.1001/jamapsychiatry.2024.4241.

Organisation for Economic Co-operation and Development. (2023). *Time for better care at the end of life*. OECD Publishing. https://doi.org/10.1787/722b927a-en.

Organización Mundial de la Salud. (2014). *Preventing suicide: a global imperative*. WHO Press. https://iris.who.int/bitstream/handle/10665/131056/9789241564779_eng.pdf?sequence=1.

— (2018). *Report on the health of refugees and migrants in the WHO European Region: no public health without refugee and migrant health*. WHO Regional Office for Europe. https://iris.who.int/bitstream/handle/10665/311347/9789289053846-eng.pdf.

— (2022). *Plan de acción integral sobre salud mental 2013-2030* [Comprehensive mental health action plan 2013-2030]. Organización Mundial de la Salud. https://iris.who.int/bitstream/handle/10665/357847/9789240050181-spa.pdf?sequence=1.

Parra Jounou, I. (ed.). (en prensa). *Care ethics and public health*. Lovaina: Peeters.

Parra Jounou, I., Martínez López, M. V., Liedo, B. & Vallès, M. (en prensa). *Cuidados al final de la vida. Glosario crítico sobre bioética y final de la vida.* https://www.inedyto.com/cuidados-al-final-de-la-vida.html.

Pirkis, J., Bantjes, J., Dandona, R., Knipe, D., Pitman, A., & Robinson, J. (2024). Addressing key risk factors for suicide at a societal level. *The Lancet Public Health,* 9(10), *e816-e824*.

Pirkis, J., Dandona, R., Silverman, M., Kahn, M. & Hawton, K. (2024). Preventing suicide: a public health approach to a global problem. *The Lancet Public Health,* 9(10), *e787-e795*.

Priebe, S., Giacco, D., & El-Nagib, R. (2016). *Public health aspects of mental health among migrants and refugees: A review of the evidence on mental health care for refugees, asylum seekers and irregular migrants in the WHO European Region*. WHO Regional Office for Europe.

Radford, J., & Russell, D. E. H. (eds.). (1992). *Femicide: the politics of woman killing*. Twayne Publishers.

Ramírez, S. F. (2021). Violencia feminicida en *2666* de Roberto Bolaño. *Letras (Lima),* 92(135), 66-77. https://doi.org/10.30920/letras.92.135.6.

Rao, J. K., Anderson, L. A., & Smith, S. M. (2002). End of life is a public health issue. *American Journal of Preventive Medicine,* 23(39), 215-220.

Rogers, W. A. (2006). Feminism and public health ethics. *Journal of Medical Ethics,* 32(6), 351-354.

Sallnow, L., Richardson, H. & Murray, S. A. (2016). The impact of a new public health approach to end-of-life care: A systematic review. *Palliative Medicine,* 30(3), 200–211. https://doi.org/10.1177/0269216315599869.

Santos Salas, A., Bablitz, C., Morris, H., Vaughn, L., Bardales, O., Easaw, J., Wildeman, T., Duggleby, W., Salami, B. & Watanabe, S. (2023). Improving access to palliative care for people experiencing socioeconomic inequities: findings from a community-based pilot research study. *Health Promotion and Chronic Disease Prevention in Canada: Research, Policy and Practice,* 43(8), 365-374. https://doi.org/10.24095/hpcdp.43.8.02.

Sanz-Barbero, B., Otero-García, L., Boira, S., Marcuello, C. & Vives Cases, C. (2016). Acción COST Femicide Across Europe: un espacio de cooperación trasnacional para el estudio y el abordaje del feminicidio en Europa. *Gaceta Sanitaria,* 30(5), 393-396.

Tejada Puentes, D. (2014). Feminicidio: un problema social y de salud pública. *La Manzana de la Discordia,* 9(2), 31-42.

Torrado Martín-Palomino, E. (2015). La necesaria reconceptualización de las migraciones de menores no acompañados en Canarias, España. *Estudios Fronterizos,* 16(32), 11-32.

Tronto, J. C. (2013). *Caring democracy: markets, equality and justice*. New York University Press.

United Nations High Commissioner for Refugees. (2021). *UNHCR global strategy for public health 2021–2025*. https://www.unhcr.org/sites/default/files/legacy-pdf/612643544.pdf.

United Nations Office on Drugs and Crime, & UN Women. (2024). *Femicides in 2023: Global estimates of intimate partner/ family member femicides*. United Nations publication.

UN Woman. (2022). *Marco estadístico para medir el homicidio de mujeres y niñas por razones de género (también denominado «femicidio/feminicidio»)*. https://data.unwomen.org/sites/default/files/documents/Publications/CEGS/Marco-estadistico-homicidios-por-razones-de-genero_2022.pdf.

Walia, H. (2022). *Frontera y ley*. Rayo Verde.

Webster, P., & Neal, K. (2022). War and public health. *Journal of Public Health,* 44(29), 215-216.

Wong, A. D., & Phillips, S. P. (2023). Gender disparities in end of life care: a scoping review. *Journal of Palliative Care,* 38(1), 78-96. https://doi.org/10.1177/08258597221120707.

14. Prácticas éticas en salud pública desde un abordaje feminista

Susana Rostagnol

La ética es una disciplina filosófica de vocación normativa basada en una pretendida imparcialidad, sirve como fundamento de sistemas jurídicos que basan sus preceptos en un sujeto abstracto con pretensiones universalistas. Puesta en práctica, puede considerarse que se trata del examen y la justificación de acciones basadas en principios y normas que rigen la sociedad, en el caso que nos ocupa, el ámbito de la salud pública. Por consiguiente, considero prácticas éticas en la salud pública la puesta en acción de normas que rigen el comportamiento y las decisiones de las instituciones y equipos de salud, así como las interacciones de ellos derivadas. El pensamiento occidental en cuyo seno se ha desarrollado la ética es androcéntrico, esto es, siguiendo a Puleo (2013), «el sesgo patriarcal de la cultura vinculado al rango de género. Todo lo que se considera masculino es más valorado, y lo femenino, asimilado a la naturaleza, es menos apreciado» (p. 8).

Las teorías feministas han intentado deconstruir el pensamiento androcéntrico sustituyéndolo por uno más complejo e inclusivo. El feminismo despliega un aspecto teórico y epistemológico; uno político que se refiere a la praxis, y uno subjetivo que alude a las maneras en que se viven las relaciones de dominación/opresión en la cotidianidad. En conjunto, estas tres dimensiones implican un compromiso emancipatorio.

Las prácticas éticas en la salud pública tradicionalmente se han diseñado desde el punto de vista deontológico o el utilitarista, difícilmente se habían tomado en cuenta otras perspectivas. Ya a fines del siglo pasado, desde los estudios feministas se habían publicado artículos que daban cuenta de la contribución de este campo de saber académico a la salud pública (Hammarström, 1999), en especial, la introducción del giro epistemológico hacia un marco constructivista que lo aleja del positivismo. Este abordaje pone el foco en aspectos sociales, como las jerarquías de género, de clase social, de etnia-raza y generacionales, que consideran que distintos sectores de la sociedad vivencian diferentes experiencias de salud-enfermedad-atención, dando por tierra la noción de sujeto universal.

Desde esta perspectiva feminista, la salud pública pasa a ser abordada de una manera «más holística y multidisciplinar [...] basada en el pluralismo teórico, en las perspectivas abiertas y en las acciones colectivas con tal de mejorar la salud de los grupos subordinados» (Parra Jounou *et al.,* 2022, p. 2). Desde esta conceptualización organizo mi reflexión.

En primer lugar, abordo una epistemología feminista que puede ampliarse a otros campos de estudio. En segundo lugar, se analizan ciertas concepciones y prácticas de la salud pública interpeladas desde los enfoques feministas. Por último, examino algunos temas de la salud pública que el feminismo ha contribuido a visibilizar o profundizar.

1. Epistemología y bioética feminista

La epistemología feminista ha profundizado en los mecanismos de construcción social de la ciencia. Esto significa que ubica a la ciencia anidada y producida en cada contexto sociocultural espaciotemporalmente acotado. El conocimiento considerado científico tiene sus orígenes en Europa, en cuanto pensamiento occidental, se caracteriza por ser androcéntrico y blancocentrado. Cada contexto histórico responde a la episteme de su tiempo. Así, considerando por ejemplo las conceptualizaciones sobre el cuerpo humano en el siglo XVI, al descubrirse el clítoris se lo describe como un pene miniaturizado, capaz solo de una corta eyaculación; en el siglo XVII la medicina planteaba la existencia de un solo sexo, por lo que las mujeres eran una subespecie; y en el siglo XIX se hablaba de dimorfismo sexual (Rostagnol, 2016). Puede observarse que las conceptualizaciones corresponden a distintas cosmovisiones y marcos de referencia sociopolíticos.

La epistemología feminista considera que

> el estudio de las articulaciones entre género y ciencia permite discutir de qué modo las relaciones desiguales de género influencian en la producción científica y, al mismo tiempo, como dicha producción ha servido históricamente de fundamento para la afirmación y actualización de las jerarquías de género (Grabino & Magnone, 2016, p. 20).

Un ejemplo lo brinda Hernando (2012) al analizar los estudios desde la primatología sobre el proceso de hominización. Estos toman como base al chimpancé común *(Pan troglodytes)* caracterizado por su capacidad para utilizar instrumentos, por las luchas de los machos por la territorialidad mientras las hembras quedan a merced de ellos. Los babuinos de la sabana tienen una organización liderada por los machos alfa. Se supone que el *Australopithecus* reunía características de ambos. Los estudios no toman en cuenta el cambio climático ocurrido posteriormente en África, luego del cual aparece el *Homo sapiens* con características diferentes del *Australopithecus.* En las últimas décadas del siglo pasado se estudia otro chimpancé, el bonobo *(Pan paniscus),* que constituye sociedades cooperativas con dominio alternativo del macho y de la hembra, con contacto sexual entre individuos del mismo sexo. Las diferencias entre *Homo sapiens* y *Pan paniscus* no son mayores que aquellas con *Pan troglodytes*. Sin embargo, se continúa considerando al chimpancé común como «antepasado» de los humanos. La invisibilización de los bonobos para pensar el origen de las sociedades humanas resulta en reforzar un origen «natural» del orden patriarcal y de la heterosexualidad normativa. Este ejemplo muestra el papel de las relaciones sociales en el desarrollo científico.

Desde lugares subordinados, pensadoras feministas indagaron en las formas en que los intereses sociales y políticos influyen en quienes practican la ciencia, aun cuando ellos no tengan conciencia, estarán influyendo en sus preguntas de investigación, en las opciones de respuestas plausibles y en todo el proceso de investigación. Haraway (1995) desarrolla el concepto de «conocimiento situado y encarnado» (p. 328). Esto significa que el sujeto cognoscente ocupa un lugar social, teórico e ideológico, a su vez que encarnado, por lo que sus características y capacidades físicas, así como las interacciones sociales de ellas derivadas, influyen en su construcción de conocimiento, sin que ello deje de lado la objetividad. Esta radica en la posibilidad de «conocimientos parciales, localizables y críticos que admiten la posibilidad de conexiones llamadas [...] conversaciones compartidas en la epistemología» (p. 329).

A contrapelo de la propuesta de Haraway, el conocimiento biomédico, base de las prácticas en la salud pública, se ha caracterizado por una mirada androcéntrica y naturalista, la cual toma al varón como patrón de medida y separa drásticamente el conocimiento de base biológica de los contextos socioculturales. Por un lado, no considera la parcialidad y situacionalidad de su conocimiento; por el otro, deja de lado los aspectos socioculturales. Los organismos vivos, además de recibir influencias medioambientales, pueden presentar diferencias significativas entre un individuo y otro. Se hace necesario considerar el interjuego que articula los aspectos biológicos y sociales del sujeto en un continuum específico en cada caso. Por supuesto que existen abundantes investigaciones médicas que toman en cuenta los aspectos socioculturales. En tal sentido, en su estudio para Uruguay sobre el incremento de nacimientos de prematuros y con bajo peso al nacer con ausencia de variables relativas a patologías o infecciones por el SARS-CoV-2, Briozzo *et al.* (2021) plantean el concepto de enfermedades crónicas socialmente transmisibles, cuyo origen está en la pobreza e inequidad. Más recientemente Mulliga *et al.* (2025) descubrieron en nietos de sobrevivientes de la masacre de 1982 en Hama (Siria) que catorce áreas en el genoma fueron modificadas en respuesta a la violencia experimentada por sus abuelas.

Así como el feminismo ha propuesto que el conocimiento es situado y encarnado, también ha interpelado a la bioética tradicional. En 1979 Beauchamp y Childress en su trabajo seminal de bioética postulan cuatro principios básicos: autonomía, beneficencia, no maleficencia y justicia, en conjunción con la ética normativa. Desde la bioética feminista se cuestiona el lugar del enunciador, pues el sujeto que evalúa la aplicación de estos principios necesariamente está inmerso en una red de relaciones de poder. En su pretendida universalidad, el pricipialismo no considera las particularidades de los distintos contextos culturales ni de las personas. América Latina y el Caribe se caracterizan por su diversidad cultural y desigualdad socioeconómica, lo cual imposibilita la aplicación exitosa de la bioética principialista.

El principio de autonomía ha tenido mayor predominancia, implica que todas las personas deben ser tratadas como agentes autónomos y en caso de tener disminuida su autonomía deben ser protegidos. Se refiere a un individuo que gestiona su propia vida sin influencia de otras personas. «[L]a autonomía personal es, como mínimo, la norma propia, libre tanto de interferencia controlada por otros como de las limitaciones de una comprensión inadecuada, que impiden decisiones significativas» (Beauchamp y Childress, 2001 [1979], p. 58). En la vida social la existencia de autonomía como atributo universal para todas las personas es una falacia. El abanico de opciones que se le abre a cada sujeto para ejercer su autonomía varía según los contextos sociales y el lugar que la persona ocupe en una variedad de complejas relaciones sociales. En un mundo y un tiempo pautado por profundas inequidades, la referencia a la autonomía como atributo universal de las personas no resulta plausible.

La bioética feminista venía apuntando estos temas, pero el canon de la bioética la marginalizó por algún tiempo. En palabras de Sherwin (2014):

> En su mayoría, quienes se especializan en bioética se comportan como si su campo tuviera efectos neutros sobre la opresión y se encargara solo de cuestiones alejadas de aquellas que competen a las feministas. Con excepción de algunos cuantos temas que es evidente que afectan a las mujeres de manera distinta que a los hombres (en particular el aborto y las nuevas tecnologías reproductivas), la mayoría de las y los especialistas dan por sentado que su trabajo no tiene impacto de género (p. 47).

A la bioética feminista se sumaron otras vertientes que critican la autonomía como atributo ya no solo universal, sino también individual. Estas perspectivas reconocen el comunitarismo como organizativo de la sociedad, y en muchos casos reivindican el principio ético del *ubuntu,* concepto tradicional del sur de África que se refiere al valor de lo comunitario al subrayar la importancia del buen relacionarse entre las personas, ya que cada uno es porque es en comunidad. Estas perspectivas alimentan la noción de autonomía relacional, que podría definirse como la capacidad de la persona para ejercer su agencia en relación con su entorno y a los sujetos con quienes interactúa. Los seres humanos nos hacemos humanos en relación con otros. Desde una perspectiva focalizada en aspectos biológicos, es necesario señalar que nuestra mera existencia depende de otras personas. El ser humano nace inmaduro en relación con el resto de los mamíferos; sus huesos no son suficientemente firmes, no puede alimentarse solo, su cerebro está creciendo, su mollera está abierta, no controla la temperatura, no puede desplazarse por sí mismo. Todo esto hace que se hable de exterogestación. Esta etapa en que la vida de una persona depende de los cuidados que recibe es crucial para la supervivencia de la especie y marca la necesidad de sociabilidad para el resto de sus vidas.

2. La ceguera al género y al yo concreto en el campo de la salud pública

La salud pública como campo de conocimiento surge una vez finalizada la Segunda Guerra Mundial apuntando a la salud colectiva, por lo que los conceptos de justicia y bien público adquieren valor, y exige abordar las poblaciones en distintas situaciones de vulnerabilidad y precariedad. Desde este ángulo aparece el cuestionamiento al sujeto abstracto. El feminismo insistentemente ha señalado que el uso del término hombre como genérico, en realidad, se corresponde a un *cis*varón, heterosexual, blanco, clase media o alta, sin portar discapacidades. Quedan fuera quienes no cumplen con este patrón: todas las mujeres, las personas sexo-genéricas diversas y aquellos varones fuera del modelo, pero también la población pobre, racializada, las personas neurodiversas, etc. Por lo tanto, la ceguera no es exclusivamente al género, sino también a cualquier diferencia con respecto al patrón modelo.

Esta situación remite a lo que Benhabib (2006) define como el «punto de vista del otro generalizado y el del otro concreto». El primero se refiere a los agentes hablantes y actuantes racionales entre quienes puede existir igualdad y reciprocidad formal. Mientras que el segundo alude a individuos con una historia, identidad y construcción afectivo-emocional concreta, entre quienes puede existir una equidad y reciprocidad complementaria. La autora afirma que la distinción entre un punto de vista y el otro no es prescriptiva sino crítica. Concluye su posición considerando que la complementariedad de ambos permite una teoría moral que reconoce la dignidad del otro generalizado a través del reconocimiento de la identidad moral del otro concreto. Propone un universalismo interactivo (pp. 182-189). La propuesta de Benhabib ofrece argumentos para considerar la pertinencia de la «autonomía relativa» en el campo de la ética de la salud pública.

La noción de autonomía se entrelaza con la de vulnerabilidad. Así, Kottow Lang (2023) nos advierte que «la agencialidad autónoma está limitada, incluso anulada, en los mal llamados vulnerables [quienes tienen] cercenadas sus opciones de ejercer autonomía decisional» (p. 4). Desde distintas corrientes críticas, el feminismo entre ellas, se le ha exigido a la salud pública deconstruir el concepto de vulnerabilidad, a fin de reconocer las especificidades. En tal sentido, Luna (2009) habla de capas de vulnerabilidad, ya que una misma población —o un mismo individuo— puede estar en una situación donde se cruzan distintas vulnerabilidades. Tomar en cuenta la idea propuesta por la bioeticista en las prácticas éticas en la salud pública exige aproximaciones específicas en los procesos de salud-enfermedad-atención para cada individuo o grupo social. Por su parte, el concepto de interseccionalidad —definido de manera esquemática como la imbricación de distintos sistemas de opresión en los que se encuentran las personas en sus diversos contextos vitales— también puede ser de utilidad para afinar las políticas de salud pública dirigida a los distintos grupos poblacionales.

Los integrantes de los equipos de salud que adhieren a la noción de capas de vulnerabilidad o a abordajes interseccionales enriquecen significativamente sus prácticas éticas al disolver el sujeto universal en sujetos encarnados en contextos y situaciones particulares. De acuerdo con Fodor (2003), «el problema de la bioética tradicional [es que] no puede dar cuenta de problemas generados en contextos de desigualdad, frente a grupos vulnerables y sin tomar en cuenta conceptos como interseccionalidad» (p. 10).

La ceguera al género no ha permitido que buena parte de los integrantes de los equipos de salud profundicen en la concepción del cuerpo generizadamente sexuado. El cuerpo no es una sustancia objetiva, exacta, sobre la cual el método científico positivista puede obtener información. Cuerpo no es una categoría neutra, ajena a las construcciones socioculturales. Sin embargo, desde las prácticas en el campo de la salud pública parece no haber diferenciación entre hombres y mujeres (exceptuando aquellas relativas a los aparatos y órganos reproductivos) en el abordaje de la salud-enfermedad-atención. Esto hace que, a pesar de las investigaciones llevadas a cabo en los últimos años que examinan las relaciones entre género y salud (Sinha *et al.,* 2024; Matud, 2017; entre otros) no se considere las diferencias entre hombres y mujeres al estudiar, por ejemplo, la sintomatología de problemas cardiovasculares. La ausencia de la perspectiva de género perjudica tanto a hombres como a mujeres, ya que impide que se implementen políticas ajustadas a las necesidades de la población beneficiaria.

3. Contribuciones feministas a las prácticas éticas en la salud pública

Si bien son numerosos los aportes realizados por el feminismo, en este momento resultan especialmente relevantes los referidos a la justicia y gobernanza reproductiva.

El marco de la justicia reproductiva incluye el derecho de las mujeres a tener a sus hijos de la manera que estimen más conveniente, a vivir su maternidad en un entorno seguro y su derecho a no tener hijos. Desde esta perspectiva, uno de los temas medulares se refiere a las condiciones del parto y, ligado a este, a la ocurrencia de episodios de violencia obstétrica. En el capítulo 11 de este volumen María Fernanda González, Lucía Angélica Brienza, Ester Massó Guijarro y Pilar Jubany-Roig profundizan en la violencia obstétrica y salud mental perinatal, por lo que acá se presentarán solo unos breves apuntes. Magnone (2020) señala que, si bien el modelo de asistencia médica al parto es ampliamente cuestionado, la denominación de violencia obstétrica surge en América Latina. Castro y Frías (2020) afirman que

> la violencia obstétrica debe conceptualizarse como una forma más de la violencia que se ejerce contra las mujeres, es decir, como producto de diversas determinaciones de género y estructurales. Si esta hipótesis es correcta, debería ser posible demostrar que la violencia obstétrica se asocia a otras formas de violencia y a otros indicadores de desigualdad de género (p. 59).

En tanto que estructural es multidimensional y multicausal, son importantes las implicancias de la violencia institucional.

A pesar de lo escurridizo de su definición, la figura de violencia obstétrica ha ingresado en las legislaciones de varios países[1] como una de las formas de la violencia basada en el género. Sin embargo, aún son pocas las estrategias de las políticas de salud pública para evitarla, así como escasa su inclusión en la formación de profesionales de la salud. Por supuesto que no es sencilla su identificación dada su ambigüedad y polisemia, se trata de traducir una sensación, un padecimien-

[1] En Venezuela en 2006, en Argentina en 2009, en México en 2014, en Brasil y Uruguay en 2017, en Ecuador en 2018.

to subjetivo en dato objetivo. Puede considerársela como una categoría que pone en tensión relaciones de poder, incluso se ha dificultado su aceptación en el campo médico, donde frecuentemente permanece naturalizada o invisibilizada. Se trata de una contienda epistémica, jurídica y política anidada en la salud pública. Cuando la maternidad es pensada como destino para la mujer privilegiando al neonato, pueden naturalizarse prácticas violentas durante el parto.

El abordaje de la maternidad al servicio de la reproducción de la especie nos permite ahondar en el concepto de gobernanza reproductiva, introducido por las antropólogas feministas Morgan y Roberts (2012), para dar cuenta de

> Los mecanismos por los cuales diferentes configuraciones históricas de actores, como instituciones estatales, religiosas o financieras internacionales, ONG y movimientos sociales usan controles legislativos, incentivos económicos, mandatos morales, coerción directa e incentivos éticos para producir, monitorear y controlar comportamientos reproductivos y prácticas poblacionales (p. 243).

Los feminismos, en cuanto que fuerzas emancipatorias, se interesan en evitar que se cercenen los derechos reproductivos de las mujeres. Ya en los noventa Ginsburg y Rapp en un trabajo seminal (1995) habían quitado la reproducción del ámbito íntimo al sostener que se trata de un hecho político. Esto se alinea con la propuesta general del feminismo que plantea que lo privado es público y, por lo tanto, político. Ellas se detienen en la complejidad de lo político, definiéndolo como los arreglos sociales resultantes de la intersección de los acuerdos entre los Estados y otras instituciones (empresas, medicina occidental, religiones, organismos internacionales, entre otros) en que se enmarcan las relaciones reproductivas. Morgan y Roberts (2012) profundizarán esta idea al observar que estos actores al enmarcar la reproducción inciden intencionalmente en ella. Insisten en una mirada sobre los regímenes morales, los cuales tienen influencia normalizadora en las prácticas reproductivas. La salud pública integra el entramado sociopolítico interviniente en la gobernanza reproductiva, instaura un régimen moral en el cual la maternidad y la atención del recién nacido son moralmente valoradas.

Privilegia la capacidad reproductiva de las mujeres por lo que durante su período reproductivo recibe una atención especializada brindada por la ginecología. Al observar el desarrollo histórico de esta especialidad médica, se observa que tiene más peso el control y el cuidado sobre la reproducción que la atención a las mujeres pensadas como sujetos morales. Solo recientemente algunos colectivos médicos han modificado esta perspectiva. Pero en tanto el valor de las mujeres devenía (o deviene) de su aparato reproductivo, el disciplinamiento de sus cuerpos era esencial para mantener el control sobre la reproducción. Martin (2001) analiza la idea de fragmentación del cuerpo femenino, donde las imágenes provenientes de la medicina yuxtaponen dos imágenes: el útero como máquina que produce bebés y, por lo tanto, merecedor de atenciones especiales por parte de la medicina; y la mujer como continente que habilita la producción de bebés, y en cuanto tal, se la debe cuidar. Sobrevuela la imagen de útero-máquina que produce niños. La fragmentación del cuerpo deriva en el desagenciamiento de la persona, quedando así en una situación de vulnerabilidad que la deja a merced de las fuerzas que actúan sobre ella. Los actores que accionan la gobernanza reproductiva no enfrentarán entonces una resistencia activa.

Morgan y Roberts (2012) aluden que la gobernanza reproductiva apunta a «producir, monitorear y controlar comportamientos reproductivos y prácticas poblacionales», lo cual inhabilita a las mujeres para el acceso a la justicia reproductiva. Por el contrario, sus cuerpos constituyen un espacio público y político sobre el que recae el poblamiento de la nación. Desde los movimientos autodenominados contrarios a la «ideología de género» se promueve la idea de la *trad wife,* es decir, amas de casa tradicionales, cuyo principal rol está en la crianza de sus hijos. En algunos países europeos con Gobiernos de derecha se ha llegado a incentivar la natalidad, junto con los discursos antiaborto, como forma de contrarrestar la proporción de la población migrante que tiene altas tasas de fecundidad. Para estas posturas nacionalistas la reproducción adquiere valor patriótico, por lo que es deseable que las mujeres dediquen tiempo a la crianza de sus hijos. Sus cuerpos se convierten en instrumentos privilegiados de la política de Estado.

La salud pública, depositaria de una moralidad pocas veces discutida, se ve obligada a prestar atención a sus prácticas éticas a fin de transparentar los objetivos políticos de las políticas públicas en el ámbito de la salud. El feminismo contribuye a explicitar las diferentes estrategias —en ocasiones contradictorias— que siguen los distintos actores intervinientes en la gobernanza reproductiva, siendo el movimiento feminista uno de ellos. Desde ese lugar observa e interpela las prácticas éticas en la salud pública, llamando la atención a aspectos subyacentes para velar por una justicia reproductiva.

4. Palabras finales

El abordaje feminista ha aportado una crítica al pensamiento tradicional de la ética en la salud pública y a la bioética al focalizar la atención en la problemática de la desigualdad de género, extensivo a otras desigualdades sociales. Así, cuestiona las nociones de autonomía como atributo individual y universal. Propone la disolución del sujeto abstracto en múltiples sujetos concretos para alcanzar un universalismo interactivo, y una autonomía relacional. Varios estudios han mostrado la importancia de considerar el género en los procesos de salud-enfermedad-atención. Existen abundantes estudios feministas que desde distintas disciplinas se detienen en el análisis de la ética en la salud.

Este ensayo pretendió mostrar que una de las mayores contribuciones del feminismo a la ética en la salud pública radica en mantener una actitud crítica y de sospecha, en el sentido de alerta epistemológica y política que permita explicitar las moralidades detrás de las políticas de salud en el entramado de agentes intervinientes. La salud pública tiene una serie de especificidades que hacen de ella un campo particular de desarrollos y prácticas, pero es en la interacción con otros agentes (Estado, Iglesia, movimientos sociales, recursos económicos, desarrollos científicos, redes financieras internacionales, entre otros muchos) que se moldea su moralidad, sus propuestas para incidir en la población en lo que a salud se refiere. En particular, aquí hemos restringido la discusión a la gobernanza reproductiva intentando mostrar las varias capas que subyacen a cada una de las prácticas en el campo de la salud pública, y el papel que la ética está llamada a desempeñar.

Bibliografía*

Beauchamp, Tom, & Childress, James. (2001 [1979]). *Principles of biomedical ethics*. Oxford University Press.

Benhabib, Seyla. (2006). *El ser y el otro en la ética contemporánea. Feminismo, comunitarismo y posmodernismo*. Gedisa.

Briozzo, Leonel, Tomasso, Giselle, Viroga, Stephanie, Nozar, Fernanda, & Bianchi, Antonella. (2021). Impact of mitigation measures against the COVID-19 pandemic on the perinatal results of the reference maternity hospital in Uruguay. *The Jour-*

* A petición de las autoras de este capítulo, se han mantenido los nombres completos de las autoras y autores en las referencias bibliográficas, en lugar de abreviarlos con iniciales, como se hace en el resto de los capítulos.

nal of Maternal-Fetal & Neonatal Medicine, 35(25), 5060-5062. https://doi.org/10.1080/14767058.2021.1874911.

Castro, Roberto, & Frías, Sonia. (2020). Violencia obstétrica en México: hallazgos de una encuesta nacional de violencia contra mujeres. En Patrizia Quattrocchi & Natalia Magnone (comps.), *Violencia obstétrica en América Latina: conceptualización, experiencias, medición y estrategias* (pp. 57-75). Universidad Nacional de Lanús.

Fodor, Sandra. (2023). Mirar la bioética con lentes violetas. Crítica al Principalismo desde la bioética latinoamericana y la bioética feminista. *Boletín Bioeticar,* 3(8), 1-14. https://www.bioeticar.com.ar/boletin/8/LAZOS_FODOR.pdf.

Ginsburg, Faye, & Rapp, Rayna. (1995). *Conceiving the new order: the global politics of reproduction.* University of California Press.

Grabino, Valeria, & Magnone, Natalia. (2016). De la reacción a la afirmación: hacia una epistemología feminista. En Emilia Calisto Echeveste, Valentina Gómez Sóñora, Valeria Grabino Etorena, Natalia Magnone Alemán, Laura Recalde Burgueño, Susana Rostagnol Dalmas & Mariana Viera Cherro, *Trashumancias. Búsquedas teóricas feministas sobre cuerpo y sexualidad* (pp. 15-37). Universidad de la República.

Hammarström, Anne. (1999). Why feminism in public health? *Scandinavian Journal of Public Health,* 27, 241-244.

Haraway, Donna. (1995). *Ciencia, «cyborgs» y mujeres. La reinvención de la naturaleza.* Cátedra.

Hernando, Almudena. (2012). *La fantasía de la individualidad: sobre la construcción sociohistórica del sujeto moderno.* Katz Editores.

Kottow Lang, Miguel. (2023). Autonomía relacional en bioética. *Revista Iberoamericana de Bioética,* 22, 1-17. https://doi.org/10.14422/rib.i22.y2023.001.

Luna, Florencia. (2009). Elucidating the concept of vulnerability: layers not labels. *International Journal of Feminist Approaches to Bioethics,* 2(1), 121-139.

Magnone, Natalia. (2020). Presentación: por una mejor asistencia del parto y nacimiento. En Patrizia. Quattrocchi & Natalia Magnone (comps.), *Violencia obstétrica en América Latina: conceptualización, experiencias, medición y estrategias* (pp. V-VI). Universidad Nacional de Lanús.

MARTIN, Emily. (2001). *The woman in the body: a cultural analysis of reproduction*. Beacon Press.

MATUD, María Pilar. (2017). Gender and health. En Aida Alvinius (ed.), *Gender differences in gender contexts* (pp. 57-76). Intech-Open. https://www.intechopen.com/chapters/52472.

MORGAN, Lynn, & ROBERTS, Elizabeth. (2012). Reproductive governance in Latin America. *Anthropology & Medicine,* 19(2), 241-256.

MULLIGAN, Connie, QUINN, Edward, HAMADMAD, Dima, DUTTON, Christopher L., NEVELL, Lisa, BINDER, Alexandra M., PANTER-BRICK, Catherine, & DAJANI, Rana. (2025). Epigenetic signatures of intergenerational exposure to violence in three generations of Syrian refugees. *Scientific Reports,* 15, 5945. https://doi.org/10.1038/s41598-025-89818-z.

PARRA JOUNOU, Iris, TRIVIÑO CABALLERO, Rosana, & MARTÍNEZ-LÓPEZ, María Victoria. (2022). Por una salud pública feminista: otra lectura sobre la pandemia. *Revista Española de Salud Pública,* 96, 1-5.

PULEO, Alicia. (2013). El concepto de género como hermenéutica de la sospecha: de la biología a la filosofía moral y política. *ARBOR Ciencia, Pensamiento y Cultura,* 189(763), a070. https://doi.org/10.3989/arbor.2013.763n5007.

ROSTAGNOL, Susana. (2016). *Aborto voluntario y relaciones de género: políticas del cuerpo y de la reproducción*. Universidad de la República.

SHERWIN, Susan. (1996). Hacia una ética feminista del cuidado de la salud. En Gloria Careaga Pérez, Juan Guillermo Figueroa, & María Consuelo Mejía (comps.), *Ética y salud reproductiva* (p. 84). PUEG.

SINHA, Tanya, BAKHT, Danyal, HUSSAIN BOKHARI, Syed Faqeer, AMIR, Maaz, FATIMA, Rida, BAKHT, Kinza, AMIR, Aisha, ASLAM, Asma, HUSSAIN, Muzaffer, & TARIQ, Tamseer (2024). Gender matters: a multidimensional approach to optimizing cardiovascular health in women. *Cureus,* 16(6), e61810. https://doi.org/10.7759/cureus.61810.

PARTE V

Inteligencia artificial (IA) y salud pública

15. ¿Confiamos en los sistemas de IA? La confianza como requisito indispensable en políticas de salud pública[1]

Marcos Alonso Fernández, Ramón Ortega Lozano
y Aníbal M. Astobiza

1. Introducción

La incorporación de inteligencia artificial (IA) en todos los sectores de la sociedad se perfila como uno de los fenómenos más impactantes y transformadores de nuestra época (Maslej *et al.,* 2024). En este contexto, la confianza se convierte en un elemento crucial en el desarrollo y la aceptación de estas nuevas tecnologías. Dentro de las distintas áreas de utilización, la salud es uno de los campos más destacados para la aplicación de la IA, generando un considerable interés

[1] Este capítulo se enmarca en el proyecto Confianza y Nuevas Formas de Integración de la Inteligencia Artificial (CONFIIA: PID2024-156166OA-I00), financiado por el Ministerio de Ciencia, Innovación y Universidades, Agencia Estatal de Investigación (MICIU/AEI/10.13039/501100011033 y por el FSE+).

tanto en el ámbito público como en el privado. Esto se debe no solo a su capacidad para mejorar la atención sanitaria y el bienestar general de las personas, sino también a los riesgos que podría implicar su uso con relación a los derechos fundamentales (Lazcoz, 2022). La implementación de IA en salud se convierte, por tanto, en un objeto de interés para la ética de la salud pública.

Las tecnologías de IA en el ámbito sanitario se centran, principalmente, en el apoyo a la toma de decisiones sobre el diagnóstico, el pronóstico y los tratamientos de posibles enfermedades (Xing *et al.,* 2021). También se emplean algoritmos de aprendizaje automático que mejoran la precisión diagnóstica y pueden ofrecer recomendaciones personalizadas de tratamiento. Además, se encuentra la posible reducción de tareas administrativas y la mejora de la eficiencia en los costos generales de la atención sanitaria. Todo ello se ha convertido en una motivación para la investigación en IA en el ámbito de la salud para reducir la alarmante prevalencia del derroche de recursos y evitar el error humano en la práctica asistencial (Makary & Daniel, 2016).

Sin embargo, la implementación de la IA en el ámbito sanitario está plagada no solo de desafíos técnicos, sino también éticos. Los problemas de transparencia, responsabilidad y sesgos que existen detrás del desarrollo de sistemas son tan significativos que su riguroso análisis puede suponer un problema para la confianza en la utilización de estos sistemas (Vereschak *et al.,* 2021). Garantizar la calidad y la representatividad de los datos es crucial para abordar estas preocupaciones éticas. Los sistemas de IA deben entrenarse a partir de conjuntos de datos diversos y precisos para ofrecer resultados confiables y sin sesgos y es necesario un monitoreo y una evaluación continuos de estos sistemas para identificar y mitigar posibles errores.

Por otro lado, la naturaleza de «caja negra» de muchos algoritmos de IA dificulta que los profesionales de la salud comprendan y confíen completamente en las decisiones del sistema. Esta falta de transparencia en los sistemas de IA dificulta identificar riesgos y atribuir responsabilidades. A estos problemas ligados a la IA en salud se suma, como señalan Sparrow y Hatherley (2019), una amenaza a la privacidad y una intensificación de la vigilancia, debido a la recopilación masiva de datos necesaria para entrenar los sistemas de IA. La adopción de la IA también puede redistribuir el poder dentro de los sistemas de salud, empoderando a las/los especialistas en informática en detrimento de las/los profesionales de la salud tradicionales. Tampoco se puede soslayar que una dependencia excesiva de la IA puede generar «puntos únicos de falla» (SPOF, por sus siglas en inglés), donde un único componente o elemento fallido, puede provocar un colapso del conjunto, lo que aumenta la fragilidad y seguridad de todo un sistema de atención sanitaria. Por último, la creciente presencia de la IA podría colaborar en la deshumanización de la relación de profesionales de la salud con sus pacientes.

Todo lo anterior tiene una incidencia en la salud pública, ya que ofrece el potencial de mejorar la precisión diagnóstica, optimizar los tratamientos y reducir errores humanos, lo que podría mejorar la calidad de la atención. Así, la integración de la IA en el ámbito asistencial puede analizarse desde la ética de la salud pública para proponer un marco normativo que asegure que estos avances tecnológicos contribuyan a la mejora del bienestar social sin comprometer los derechos fundamentales.

En las siguientes páginas se abordará el tema de la confianza como pilar incondicional en el manejo de sistemas de IA en el ámbito de la salud. Por un lado, una confianza ciega en estas tecnologías puede llevar al desarrollo de aplicaciones que no cuenten con medidas de seguridad que tengan en cuenta los problemas mencionados arriba y, con ello, se ponga en riesgo la salud de las personas. Por otro lado, una ausencia total de la confianza puede ser un obstáculo para la implementación de una tecnología que puede ofrecer una atención más precisa y de calidad para las personas. Por tanto, encontrar un equilibrio entre estos dos polos parece una necesidad insoslayable en la implementación de estas tecnologías.

2. ¿Confianza en la IA o confianza mediada por la IA?

La confianza es un concepto con una larga tradición filosófica que se ha adaptado al contexto tecnológico para describir la disposición a ser vulnerable frente a las acciones de otro agente, humano o no, esperando que su actuación sea beneficiosa (Mayer *et al.,* 1995). Desde esta perspectiva, la confianza es la firme creencia o esperanza en la fiabilidad, veracidad o competencia de alguien o algo. Es muy difícil separar la dimensión antropológica presente en la definición de la confianza. Esto se debe a que «la confianza es un mecanismo humano necesario para lidiar con la vulnerabilidad, la incertidumbre, la complejidad y la ambigüedad, que en conjunto suponen un riesgo» (Choung *et al.,* 2022, p. 10). Es decir, la confianza está vinculada a las relaciones entre personas y es necesaria para que la comunicación humana se dé en términos de reciprocidad e interdependencia entre las partes. La confianza en la tecnología (a veces conceptualizada como confianza en la automatización) es la expectativa, basada en interacciones previas, de que las acciones de una tecnología están alineadas con nuestras expectativas y suponen una ventaja para la población usuaria (Gefen, 2000).

Sin embargo, la confianza no siempre es positiva; puede ser excesiva, inapropiada o incluso ciega, lo que podría acarrear consecuencias negativas y, por tanto, la necesidad de crear formas institucionalizadas de desconfianza (Reinhardt, 2023). Aunado a esto, como afirman Hengstler *et al.* (2016), «la confianza es un fenómeno evolutivo y frágil que puede destruirse mucho más rápida y fácilmente de lo que puede crearse» (p. 106). Por ello, no se debe adoptar de forma inconsciente e irresponsable el esfuerzo de fomentar confianza en la IA de cualquier manera y a cualquier precio. Es esencial aclarar el concepto de confianza en la IA, buscando no tanto una precisión terminológica inalcanzable, sino una comprensión amplia del fenómeno que permita comprender su valor, función y problemática. Por ello, parece operativo el paradigma de IA confiable *(Trustworthy AI),* que busca garantizar un equilibrio entre confianza óptima y escepticismo necesario (Floridi, 2019; Thiebes *et al.,* 2020).

La IA en salud no es una herramienta más. No se trata de un estetoscopio o un bisturí; la IA presenta la posibilidad de socavar la autoridad práctica y epistémica de los humanos (Hatherley, 2020). La IA ha demostrado capacidades comparables o incluso superiores a la de profesionales de la salud en diversas áreas. Se podría reemplazar a los seres humanos o, al menos, sustituir en ciertas tareas sanitarias (Choung *et al.,* 2022). Esta capacidad para sustituir acciones humanas genera incertidumbres éticas y filosóficas produciendo un cambio de paradigma con consecuencias difíciles de anticipar (Topol, 2019).

La confianza en la IA difiere de la confianza interpersonal porque los sistemas carecen de intencionalidad, voluntad y agencia moral. Como se ha explicado arriba, la confianza en las personas se define, entre otros aspectos, en la disposición a depender de otro debido a las características de ese otro, como podría ser la benevolencia. Sin embargo, este concepto es menos aplicable a la tecnología, que carece de voluntad y agencia moral. Como explican Mcknight *et al.* (2011), «la confianza en las personas y la confianza en la tecnología difieren en términos de la naturaleza del objeto de dependencia» (p. 5), requiriendo que se reemplace la benevolencia con la utilidad, la competencia con la funcionalidad o la integridad con la fiabilidad (Lankton *et al.,* 2015).

En el contexto de la salud, la confianza se ha considerado tradicionalmente un elemento crucial, tanto de manera intrínseca, al crear un vínculo entre pacientes y profesionales de la salud, como de manera instrumental, al facilitar la aceptación del tratamiento. Algunos autores se refieren específicamente al nivel irreductible de las intenciones al afirmar que la fiabilidad no es suficiente para generar confianza, ya que esta requiere una creencia en la buena voluntad y una correcta motivación del agente proveedor de la atención sanitaria (Hatherley, 2020). Los sistemas de inteligencia artificial, al carecer de voluntad y motivaciones, no podrían, desde esta perspectiva, ser verdaderos objetos de confianza. Confiar en los seres humanos implica una responsabilidad moral que, según se argumenta, no puede transferirse a las máquinas.

Aunque hablar de confianza en las relaciones humano-IA podría ser una forma inapropiada de expresarlo, lo cierto es que la inclusión de la IA en el ámbito de la salud afecta a todo el contexto asistencial (Sparrow *et al.,* 2019). Afecta a la confianza entre profesionales de la salud y pacientes (Nundy *et al.,* 2019); al mismo personal asistencial (personal médico, de enfermería, trabajo social, etc.) (Hall *et al.,* 2002) y a las instituciones de salud y su personal administrativo (Balkrishnan *et al.,* 2004). Por ello aquí se propone que es más adecuado hablar de «confianza mediada por la IA» en lugar de confianza en la IA. Dado que, *stricto sensu,* los sistemas o modelos de IA carecen de intencionalidad, voluntad y agencia moral, salvo que se les atribuyan tales facultades de forma vicaria o, en el extremo opuesto, mediante antropomorfización. En su lugar, la «confianza mediada por la IA» designa la situación en la que la tecnología actúa como extensión de la mente clínica. Así ocurre cuando un algoritmo de visión computacional o artificial resalta patrones en una imagen radiológica, cuando un sistema relee la historia electrónica para detectar correlaciones o cuando un asistente de IA generativa sugiere diagnósticos alternativos. En estos casos, el/la paciente sigue confiando en la persona que firma la orden médica, aunque esa confianza se ve modulada por las nuevas capacidades analíticas que la IA pone a disposición del profesional. Así conciben muchos autores (Topol, 2019) la convergencia humano-máquina: la IA como herramienta que mejora o aumenta la precisión y productividad del profesional. Cuando hablamos de «confianza en la IA» corremos el riesgo de confundir confianza con mera fiabilidad técnica. Para evitar esta ambigüedad es necesario distinguir el plano de la «confianza mediada por la IA». La tabla siguiente resume con mayor claridad esta distinción conceptual.

Criterio	Confianza en la IA	Confianza mediada por la IA
Objeto primario	El sistema algorítmico considerado como pseudoagente autónomo.	El profesional humano cuya capacidad diagnóstica o terapéutica se amplifica con la IA.
Base epistémica	Supuesta fiabilidad y precisión intrínsecas del modelo.	Valor añadido demostrable que la IA aporta al juicio clínico (sensibilidad mejorada, reducción de error, exploración de hipótesis).
Vulnerabilidad aceptada	Se confía directamente en el resultado y, por tanto, se asume el riesgo de sesgos algorítmicos o fallos de diseño.	Se confía en el criterio humano mantenido sobre el resultado; la IA actúa como prótesis cognitiva que optimiza la deliberación.
Rendición de cuentas posible	Difusa; la IA carece de agencia moral, la responsabilidad queda diluida entre desarrollador y usuario.	Clara; el personal médico o la organización sanitaria responde ante el/la paciente y la ley.
Riesgo dominante	Sesgo de automatización y sobredelegación de la decisión clínica.	Dependencia tecnológica que puede atenuar la experiencia o atrofiar habilidades si no se preserva el juicio crítico.

Tabla 1. Distinción conceptual entre «confianza en la IA» y «confianza mediada por la IA»

3. Constructos relacionados con la confianza

Desde una perspectiva fenomenológica, puede establecerse una distinción inicial entre lo que podríamos llamar el polo subjetivo de la confianza (*trustor,* confiador o quien confía), el polo objetivo de la confianza (*trustee,* confiado o en quien se confía) y el contexto relacional. La diferencia entre el confiador y el confiado radica en la diferencia entre la persona que confía y la persona o cosa en la que se confía (Mayer *et al.,* 1995; Mcknight *et al.,* 2011). En cualquier relación de confianza, el confiador es quien otorga la confianza y el confiado es quien la recibe y debe actuar en consecuencia para mantenerla.

Más allá de este contraste, puede considerarse lo que podríamos denominar un nivel relacional, que ha sido algo estrechamente conceptualizado en la literatura como «factores relacionados con el contexto». Entre estos se incluirían las incertidumbres y beneficios percibidos, las regulaciones, las leyes, las salvaguardas, la influencia social o ciertos factores culturales (Li *et al.,* 2024; Baer *et al.,* 2018; Westjohn *et al.,* 2022). Como analiza Reinhart (2023) las tecnologías están entrelazadas en la sociedad, son como sistemas sociotécnicos y forman parte de los contextos sociales y políticos. De hecho, los algoritmos basados en aprendizaje automático ya están moldeando la vida de las personas y sus interacciones sociales.

Para comprender la confianza en la IA es fundamental identificar constructos relacionados como precisión, explicabilidad y responsabilidad. Para ello, es útil agruparlos en aspectos subjetivos, objetivos y relacionales. Sin embargo, la confianza es intrínsecamente relacional, ya que conecta las dimensiones subjetiva y objetiva. Esta clasificación busca ayudarnos a entender el papel de cada constructo en la confianza, especialmente en el ámbito de la atención médica mediada por IA.

Por un lado, los constructos subjetivos enfatizan la percepción del usuario, incluyendo la motivación, las experiencias pasadas y la propensión individual a confiar (Brown *et al.,* 2004). La motivación y las experiencias previas desempeñan roles fundamentales: las interacciones positivas con la IA fomentan la confianza, mientras que las experiencias negativas pueden generar escepticismo. La familiaridad con la IA también aumenta la confianza (Gefen *et al.,* 2000), destacando la importancia de las interacciones iniciales positivas.

Por otro lado, los constructos objetivos se agrupan cuando apuntan principalmente al desempeño de la IA. Estos incluyen capacidad (Malle & Ullman, 2021), precisión, fiabilidad (London, 2019) e integridad de la robustez (Asan *et al.,* 2020). Estos atributos fortalecen la confianza al garantizar la competencia y consistencia de la IA. La explicabilidad es crítica (Shin, 2021), pero debe equilibrarse, ya que un requerimiento absoluto sería injustificado (Li *et al.,* 2024). Como comenta London (2019), durante casi un siglo, los médicos recetaron aspirina como analgésico sin entender el mecanismo por el cual funcionaba.

En cualquier caso, la dimensión relacional es la más fundamental; es el punto de vista fenomenológico que se debería adoptar en esta discusión. Constructos como responsabilidad, rendición de cuentas, antropomorfismo y alineación de valores destacan las dinámicas compartidas entre los humanos y la IA. La responsabilidad implica la colaboración entre humanos e IA, fomentando la confianza a través de acciones justificadas (Matthias, 2004; Leo y Huh, 2020). La rendición de cuentas refuerza la confianza al garantizar que cualquier acción realizada por la IA pueda ser explicada y justificada, y que las consecuencias de dichas acciones serán asumidas y, si es necesario, compensadas (Shin y Park, 2019). Por el contrario, «cuando las personas piensan que la IA no puede ser responsabilizada, están menos dispuestas a permitir que la IA tome decisiones» (Li *et al.,* 2024, p. 7).

El antropomorfismo, que consiste en otorgar cualidades humanas a la IA, puede mejorar la confianza al facilitar conexiones emocionales (Cominelli *et al.,* 2021; Kim *et al.,* 2018). La alineación de valores asegura que la IA actúe de acuerdo con los principios éticos de los usuarios, surgiendo de una relación dinámica y bidireccional (Israelsen & Ahmed, 2019).

Sin embargo, existen constructos frecuentemente asociados con la confianza que no deberían incluirse en esta discusión, ya que pueden resultar engañosos: controlabilidad, transparencia y seguridad. De hecho, Castelfranchi y Falcone (2010) llegan a afirmar que control y confianza son «dos nociones opuestas» (p. 192). La verdadera confianza implica gestionar, no eliminar, la incertidumbre. La controlabilidad implica una falta de confianza, ya que un control completo niega la necesidad de confiar. La transparencia, aunque beneficiosa para garantizar la equidad, no es un sustituto de la confianza, que acepta ciertos parámetros, aunque sean desconocidos. La seguridad, al proteger contra riesgos, es esencial, pero no sinónima de confianza. Un énfasis excesivo en estos constructos puede vaciar el concepto de confianza, ya que esta implica intrínsecamente navegar por incertidumbres. Por lo tanto, comprender la confianza en la IA requiere un enfoque matizado que reconozca la interacción de los constructos subjetivos, objetivos y relacionales.

4. Factores de confianza

El propósito de este capítulo es una clarificación que conduzca a estudios experimentales más ricos y precisos. Con este fin, se considera que el trabajo teórico previo debería traducirse en una serie de factores de impacto para la confianza en la IA médica que puedan servir como referencia para futuros trabajos empíricos. Por lo tanto, se han distinguido siete factores de impacto específicos para el campo de la IA en salud:

1) **Función de la IA:** se refiere a la tarea específica que la IA realiza dentro del campo asistencial, como el diagnóstico, pronóstico, tratamiento, monitoreo, etc. Puede influir en la confianza dependiendo de cuán crítica o compleja sea la tarea. Por ejemplo, una IA utilizada para el diagnóstico puede generar más desconfianza que una IA utilizada para la gestión de citas, debido a sus implicaciones directas en la salud del/de la paciente.
2) **Características de los resultados:** se refieren a las propiedades específicas de los resultados generados por la IA, que pueden ser precisos o imprecisos, explicables o inexplicables. Los resultados también pueden influir en la confianza generada, dependiendo de si son favorables o adversos, innovadores o convencionales, etc.
3) **Tipo de patología:** se refiere a la naturaleza de la enfermedad o condición médica que la IA aborda, como enfermedades crónicas o agudas, habituales o raras, graves o leves, sintomáticas o asintomáticas, etc. El uso de la IA en patologías comunes puede fortalecer la confianza, mientras que en enfermedades raras podría generar dudas.
4) **Tipo de tratamiento:** se refiere a la clase de intervención sugerida o administrada por la IA, como medicación, cirugía, terapias físicas, administración de fármacos, etc. Los tratamientos invasivos o aquellos que implican altos riesgos requieren un mayor nivel de confianza frente a los tratamientos no invasivos o preventivos.
5) **Disposición del profesional de salud:** incluye su disposición, aceptación, conocimiento y experiencia previa con la tecnología. La actitud del proveedor de salud hacia la IA puede influir en la aceptación y el uso de la tecnología. Se desarrolla en constructos subjetivos, como «motivación» o «propensión a confiar». Una actitud positiva y un conocimiento profundo de la IA mejoran la confianza en el sistema, mientras que la ignorancia o el escepticismo pueden generar lo contrario.

6) **Formato de presentación de la IA:** puede haber diferencias si la IA tiene apariencia humana o artificial, si su forma es robótica o digital. Este factor también podría incluir la distinción entre IA autónomas y aquellas que operan en conjunto con humanos. Los constructos tangibles relacionados con este factor incluyen «antropomorfismo», «humanización» y «alineación de valores», los cuales probablemente mejoren significativamente la confianza, así como la interactividad y la calidez de las interacciones.
7) **Contexto de la IA:** son las características del entorno en el que se utiliza la IA. Puede incluir lugares físicos (consultas médicas, residencias de ancianos, hogares, etc.), pero también otros elementos contextuales como las leyes y regulaciones existentes, la aceptación social y cultural de la IA, entre otros. Los constructos como «responsabilidad», «alineación de valores» y «fiabilidad» aparecen de manera prominente en relación con este factor contextual.

5. Estudiar la confianza empíricamente

Como explican Vereschak *et al.* (2021, p. 1), a pesar de la importancia crítica de estudiar el problema de la confianza en la IA, «investigar empíricamente la confianza es un desafío», y una de las principales razones es la «falta de protocolos estándar para diseñar experimentos sobre confianza». Para concluir este capítulo, el objetivo es contribuir a abordar este problema presentando una forma concreta en la que las secciones anteriores, con sus aclaraciones y distinciones sobre la confianza, podrían materializarse en un estudio empírico. Específicamente, proponemos un caso de muestra, parte de un estudio experimental en curso sobre confianza en IA en salud, que toma en cuenta los factores de confianza, sus detalles de impacto y los constructos asociados.

Caso de muestra

(Condición grave + recomendación de intervención quirúrgica: A) equipo de salud inexperto y escéptico; B) equipo de salud experimentado y confiado).

A) *Elena tiene una afección cardíaca grave. El equipo de cardiología utiliza una tecnología de IA que recomienda una intervención quirúrgica mayor basada en un análisis detallado de su genética, historial clínico y síntomas. Aunque la tecnología de IA sugiere la cirugía como la mejor opción, el equipo de salud, sin experiencia previa en el uso de herramientas de IA, muestra reservas sobre su uso.*
B) *Elena tiene una afección cardíaca grave. El equipo de cardiología utiliza una tecnología de IA que recomienda una intervención quirúrgica mayor basada en un análisis detallado de su genética, historial clínico y síntomas. El equipo de salud, convencido de la precisión y los beneficios de la IA a partir de experiencias previas, apoya plenamente la recomendación y el uso de la IA.*

Los principales factores evaluados en este caso son «tipo de patología», «tipo de tratamiento» y «disposición del profesional de la salud». El «tipo de patología» se describe como grave y relacionado con un órgano vital como el corazón; el «tipo de tratamiento» se describe como «intervención quirúrgica», que suele considerarse más invasiva que otros tratamientos, por ejemplo, farmacológicos; finalmente, la «disposición del profesional de la salud» se describe como inexperto/escéptico (caso A) y experimentado/confiado (caso B). La «función de la IA» no se destaca específicamente, ya que se describe en términos generales como una tecnología o herramienta que abarca el diagnóstico y la planificación del tratamiento. También las «características del resultado», la «presentación de la IA» y su «contexto» quedan indeterminados.

Este enfoque podría ser criticado por mezclar varios factores, lo que podría contribuir a una posible identificación errónea de los problemas de confianza. Sin embargo, esta objeción puede responderse de dos maneras. Primero, siguiendo la reflexión de Reinhardt (2023), se debe medir la confianza tal como ocurre en el mundo real, donde no es posible aislar factores y donde es inevitable que ocurran compromisos entre ellos. En segundo lugar, el conjunto completo de casos busca mitigar la posible confusión de factores de confianza al presentar diferentes escenarios que, mediante la comparación, permitirán aislar en cierta medida la fuerza de cada factor.

6. Conclusiones

La IA en el ámbito de la salud tiene el potencial de transformar radicalmente la atención asistencial, lo que la convierte en un problema de salud pública. Sin embargo, para su adopción efectiva, la confianza es un factor esencial para analizarse. La confianza no depende únicamente de la fiabilidad, precisión o explicabilidad de la tecnología, sino que surge de una dinámica entre la IA y el sistema sanitario: profesionales de la salud, pacientes e institución sanitaria. Esto subraya la necesidad de un marco integral para evaluar la confianza, considerando dimensiones subjetivas, objetivas y relacionales.

El análisis revela que la confianza en la IA está determinada por múltiples factores, como la función de la IA, las características de sus resultados, el tipo de patología tratada y la naturaleza de los tratamientos recomendados. También influyen la actitud de los profesionales de la salud, la forma en que se presenta la IA y el contexto en el que se aplica. Estos elementos moldean la forma en que la confianza se desarrolla, se mantiene y, en algunos casos, se deteriora en entornos médicos.

En última instancia, fomentar la confianza en la IA en salud exige una comprensión integral del entorno sociotécnico en el que opera, así como el fortalecimiento de la supervisión humana y la consideración ética. La integración responsable y ética de la IA en la atención médica no solo preservará los derechos de los/las pacientes, sino que también mejorará los resultados en salud y la confianza en los avances en el ámbito sanitario.

Bibliografía

Asan, O., Bayrak, A. E., & Choudhury, A. (2020). Artificial intelligence and human trust in healthcare: focus on clinicians. *Journal of Medical Internet Research,* 22(6), e15154-e15154. https://doi.org/10.2196/15154.

Baer, M. D., Matta, F. K., Kim, J. K., Welsh, D. T., & Garud, N. (2018). It's not you, it's them: social influences on trust propensity and trust dynamics. *Personnel Psychology,* 71, 423-455. https://doi.org/10.1111/peps.12265

Balkrishnan, R., Hall, M. A., Blackwelder, S., & Bradley, D. (2004). Trust in insurers and access to physician: associated enrollee behaviors and changes over time. *Health Services Research,* 39(4), 813-824.

Brown, H. G., Poole, M. S., & Rodgers, T. L. (2004). Interpersonal traits, complementarity, and trust in virtual collaboration. Journal of Management *Information Systems,* 20, 115-138. https://doi.org/10.1080/07421222.2004.11045785.

Castelfranchi, C., & Falcone, R. (2010). *Trust theory: a socio-cognitive and computational model.* Wiley.

Choung, H., David, P., & Ross, A. (2022). Trust in AI and its role in the acceptance of AI technologies. *International Journal of Human-Computer Interaction,* 1-13. https://doi.org/10.1080/10447318.2022.2050543

Cominelli, L., Feri, F., Garofalo, R., Giannetti, C., Meléndez-Jiménez, M. A., Greco, A., Nardelli, M., Scilingo, E. P., &

Kirchkamp, O. (2021). Promises and trust in human-robot interaction. *Scientific Reports,* 11, 9687. https://doi.org/10.1038/s41598-021-88622-9.

Floridi, L. (2019). Translating principles into practices of digital ethics: five risks of being unethical. *Philosophy and Technology,* 32, 185-193.

Gefen, D. (2000). E-commerce: the role of familiarity and trust. *Omega: The International Journal of Management Science,* 28, 725-737. https://doi.org/10.1016/S0305-0483(00)00021-9.

Hall, M. A., Camacho, F., Dugan, E., & Balkrishnan, R. (2002). Trust in the medical profession: conceptual and measurement issues. *Health Services Research,* 37(5), 1419-1439.

Hatherley, J. J. (2020). Limits of trust in medical AI. *Journal of Medical Ethics,* 46(7), 478-481. https://doi.org/10.1136/medethics-2019-105935.

Hengstler, M., Enkel, E., & Duelli, S. (2016). Applied artificial intelligence and trust: the case of autonomous vehicles and medical assistance devices. *Technological Forecasting & Social Change,* 105, 105-120. https://doi.org/10.1016/j.techfore.2015.12.014.

Israelsen, B. W., & Ahmed, N. R. (2019). «Dave... I can assure you... that it's going to be all right...». A definition, case for, and survey of algorithmic assurances in human-autonomy trust relationships. *ACM Computing Surveys,* 51(6), 1-37. https://doi.org/10.1145/3267338.

Kim, K., Boelling, L., Haesler, S., Bailenson, J., Bruder, G., & Welch, G. F. (2018). Does a digital assistant need a body? The influence of visual embodiment and social behavior on the perception of intelligent virtual agents in AR. *IEEE International Symposium on Mixed and Augmented Reality (ISMAR),* 105-114. https://doi.org/10.1109/ISMAR.2018.00039.

Lankton, N., Mcknight, D. H., & Tripp, J. (2015). Technology, humanness, and trust: rethinking trust in technology. *Journal of the Association for Information Systems,* 16(10), 880-918. https://doi.org/10.17705/1jais.00411.

Lazcoz Moratinos, G. (2022). Sistemas de IA en la asistencia sanitaria: cómo garantizar la supervisión humana desde la normativa de protección de datos. [Premio de Investigación Emilio Aced,

AEPD]. https://www.aepd.es/documento/premio-emilio-aced-2022-guillermo-lazcoz.pdf.

Leo, X., & Huh, Y. (2020). Who gets the blame for service failures? Attribution of responsibility toward robot versus human service providers and service firms. *Computers in Human Behavior*, 113, 106520. https://doi.org/10.1016/j.chb.2020.106520

Li, Y., Wu, B., Huang, Y., & Luan, S. (2024). Developing trustworthy artificial intelligence: insights from research on interpersonal, human-automation, and human-AI trust. *Frontiers in Psychology,* 15, 1382693. https://doi.org/10.3389/fpsyg.2024.1382693.

London, A. J. (2019). Artificial intelligence and black-box medical decisions: accuracy versus explainability. *Hastings Center Report,* 49(1), 15-21.

Makary, M. A., & Daniel, M. (2016). Medical error: the third leading cause of death in the US. *British Medical Journal,* 353, i2139.

Malle, B. F., & Ullman, D. (2021). A multidimensional conception and measure of human-robot trust. En S. Nam, & J. B. Lyons (eds.), *Trust in human-robot interaction* (pp. 3-25). Academic Press.

Maslej, N., Fattorini, L., Perrault, R., Parli, V., Reuel, A., Brynjolfsson, E., Etchemendy, J., Ligett, K., Lyons, T., Manyika, J., Niebles, J. C., Shoham, Y., Wald, R., & Clark, J. (2024). *The AI Index 2024 annual report.* AI Index Steering Committee, Institute for Human-Centered AI, Stanford University.

Matthias, A. (2004) The responsibility gap: ascribing responsability for the actions of learning automata. *Ethics Inf Technol* 6(3), 175-183. https://doi.org/10.1007/S10676-004-3422-1.

Mayer, R. C., Davis, J. H., & Schoorman, F. D. (1995). An integrative model of organizational trust. *The Academy of Management Review,* 20, 709-734. https://doi.org/10.5465/amr.1995.9508080335.

Mcknight, D., Carter, M., Thatcher, J., & Clay, P. (2011). Trust in a specific technology: an investigation of its components and measures. *ACM Transactions on Management Information Systems,* 2(2), 1-25. https://doi.org/10.1145/1985347.1985353.

Nundy, S., Montgomery, T., & Wachter, R. M. (2019). Promoting trust between patients and physicians in the era of artificial intelligence. *Journal of the American Medical Association,* 321, 497-498.

Reinhardt, K. (2023). Trust and trustworthiness in AI ethics. *AI Ethics,* 3, 735-744. https://doi.org/10.1007/s43681-022-00200-5.

Shin, D. (2021). Why does explainability matter in news analytic systems? Proposing explainable analytic journalism. *Journalism Studies,* 22(8), 1047-1065. https://doi.org/10.1080/1461670X.2021.1916984.

Sparrow, R., & Hatherley, J. (2019). The promise and perils of AI in medicine. *International Journal of Chinese & Comparative Philosophy of Medicine,* 17(2), 79-109. https://doi.org/10.24112/ijccpm.171678.

Thiebes, S., Lins, S., & Sunyaev, A. (2020). Trustworthy artificial intelligence. *Electronic Markets,* 31, 447-464. https://doi.org/10.1007/s12525-020-00441-4.

Topol, E. J. (2019). *Deep medicine: how artificial intelligence can make healthcare human again.* Basic Books.

Vereschak, O., Bailly, G., & Caramiaux, B. (2021). How to evaluate trust in AI-assisted decision making? A survey of empirical methodologies. *CSCW 2021 - The 24th ACM Conference on Computer-Supported Cooperative Work and Social Computing,* 5(CSCW2), 1-39. https://doi.org/10.1145/3476068.

Westjohn, S. A., Magnusson, P., Franke, G. R., & Peng, Y. (2022). Trust propensity across cultures: the role of collectivism. *Journal of International Marketing,* 30, 1-17. https://doi.org/10.1177/1069031X211036688.

Xing, L., Giger, M., & Min, J. (2021). *Artificial intelligence in medicine: technical basis and clinical applications.* Academic Press.

16. «Doctor, ¿hablamos el mismo idioma?». Ética, traducción e inteligencia artificial en salud pública

Mar Díaz-Millón y Gonzalo Díaz-Cobacho

1. Introducción

La migración es un fenómeno global. Según el informe *2024 World Migration Report* de la Organización Internacional para la Migración (IOM, 2024), en 2020, el 3,6 % de la población (aproximadamente doscientos ochenta millones de personas) era considerada migrante (persona nacida en un país, pero residente en otro). La literatura científica constata que las personas migrantes buscan y acceden a atención sanitaria con menor frecuencia que la población nativa y, aunque se identifican múltiples barreras, la más significativa es sin duda la lingüística, la cual disminuye la confianza de los pacientes en el sistema sanitario y limita sus conocimientos sobre su funcionamiento (Barrio-Ruiz *et al.,* 2023; De Freitas *et al.,* 2020; Fair *et al.,* 2020; Gerchow *et al.,* 2021; Sawadogo *et al.,* 2023; Vange *et al.,* 2023).

Cuando pacientes y profesionales sanitarios no comparten la misma lengua, suelen surgir problemas como los siguientes: un menor uso de la asistencia sanitaria, diagnósticos erróneos, tratamientos inadecuados, escasa adherencia a los tratamientos, riesgos para la seguridad de los pacientes, uso ineficiente de los recursos, aumento de los costes médicos, visitas al centro de salud más frecuentes o estancias hospitalarias más largas, regreso al país de origen para recibir asistencia y una reducción de la satisfacción de los pacientes y de su autonomía para tomar decisiones sobre su propia salud (De Freitas *et al.,* 2020; Vange *et al.,* 2023).

La traducción e interpretación (TeI) es una disciplina que, por su propia naturaleza, puede ayudar a superar la barrera lingüística que separa a las personas migrantes del acceso a la salud ya que, cuando intervienen traductores e intérpretes profesionales, se obtienen beneficios como la reducción del tiempo de consulta, un mejor entendimiento de los tratamientos (con el consecuente incremento en su efectividad) y visitas menos frecuentes al centro de salud (Kwan *et al.,* 2023). Sin embargo, varios estudios señalan que, a nivel global, el acceso a los servicios de TeI en contextos sanitarios sigue siendo limitado (Jiménez-Castro *et al.,* 2022; Jiménez-Ivars & León-Pinilla, 2018) debido a factores como la falta de disponibilidad inmediata, la falta de profesionales para algunas lenguas específicas, el desconocimiento de estos servicios por parte de los profesionales sanitarios, los costes añadidos, la reticencia de algunos profesionales a utilizar intérpretes y la desconfianza de los pacientes hacia los intérpretes (Vange *et al.,* 2023).

Por ello, algunos estudios señalan las barreras lingüísticas como un problema de salud pública. La falta de acceso a servicios preventivos, como la vacunación y el control de enfermedades transmisibles, pone en riesgo tanto a los migrantes como a la población en general (Barreto *et al.,* 2024; Rousseau & Frounfelker, 2019; Thonon *et al.,* 2021). La capacidad limitada de los migrantes para acceder a la atención primaria, combinada con las precarias condiciones de vida que muchos experimentan, facilita la propagación de enfermedades infecciosas, lo que supone un reto importante para los sistemas de salud pública de los países de acogida, señalando la necesidad de soluciones para cerrar la barrera que impide a personas migrantes acceder a servicios sanitarios.

Algunos autores han teorizado sobre el uso de la inteligencia artificial (IA) en contextos médicos como una posible solución a situaciones en las que los profesionales sanitarios no tienen la capacidad técnica, el conocimiento o los recursos para atender a sus pacientes, por ejemplo, en los cuidados asociados a la vejez (Martínez-López *et al.,* 2024). Sin embargo, Gama *et al.* (2022), tras una revisión de literatura sobre marcos de implementación de la IA en contextos sanitarios (tecnologías de recopilación de datos y generación de diagnósticos, y aplicaciones de telemedicina), llegan a la conclusión de que hay lagunas en el conocimiento actual sobre el tema. Los marcos de implementación existentes no abordan los retos específicos de la IA, como cuestiones éticas, necesidades de regulación o la interacción entre personas y la IA.

En otra revisión sobre el uso de herramientas electrónicas para facilitar la comunicación entre migrantes y profesionales sanitarios que no comparten idioma, la evaluación de su aceptabilidad y eficacia (Thonon *et al.,* 2021) mostró que el 69 % de estas herramientas solo están disponibles en dos lenguas. Además, solo el 50 % fue evaluada y únicamente el 25 % mostró mejoras significativas en la comunicación médico-paciente, tiempo de consulta y ansiedad del paciente. Algunas de estas herramientas contienen servicios (o son específicamente) de apoyo lingüístico o traducción automática (TA), es decir, traducción realizada por un *software* informático sin intervención humana (Rivera-Trigueros, 2022).

En la actualidad, los tres principales tipos de TA son, desde el punto de vista de la tecnología que se emplea, la basada en reglas, la estadística y la neuronal. Esta última, basada en redes neuronales e IA, domina actualmente los paradigmas de la TA. La TA neuronal «intenta construir y entrenar una única red neuronal de gran tamaño que lea una frase y produzca una traducción correcta» (Rivera-Trigueros, 2022).

Si bien el uso de este tipo de tecnologías puede ser interesante como solución al problema de escasez de traductores e intérpretes humanos en entornos sanitarios, surge la necesidad de aplicar una perspectiva ética a la aplicación de la IA en contextos tan sensibles como el acceso a la atención sanitaria para personas migrantes.

2. Ética del uso de inteligencia artificial en traducción e interpretación

En el campo de la TeI, la ética se ha interesado tradicionalmente en definir principios deontológicos de la práctica profesional, como la discreción y confidencialidad, la neutralidad o imparcialidad, la precisión lingüística, los conflictos de interés, el tratamiento de información privada o la protección de la dignidad de la profesión (International Association of Conference Interpreters [AIIC], 2022). En el campo específico de las implicaciones éticas de la IA, la literatura precedente ha explorado múltiples aspectos. Uno de los más discutidos es el de la recopilación y uso de los datos. La TA depende de grandes volúmenes de datos de traducción, a menudo obtenidos sin el consentimiento explícito de los traductores, por lo que existen preocupaciones sobre la reutilización de datos en entrenamiento de TA y su uso en aplicaciones que los traductores desconocen o no aprueban (Cadwell *et al.,* 2018; Moorkens, 2022). No debe perderse de vista tampoco que la TA no es neutral y puede amplificar sesgos presentes en los datos utilizados para entrenarla (Moorkens, 2022).

Asimismo, la propiedad de las traducciones puede ser ambigua, especialmente cuando los clientes o empleadores reclaman derechos sobre los datos. El régimen general de protección de datos (RGPD) en la UE establece restricciones sobre el uso de datos personales, pero aún hay riesgos en la anonimización y seguridad de los datos (Moorkens, 2022).

Otro aspecto por considerar es la evaluación de la TA. Los métodos de evaluación pueden sobrevalorar la calidad de las traducciones (Moorkens, 2022). Además, la evaluación por trabajadores no especializados (conocida como *crowdsourcing*) puede ser problemática debido a malas condiciones laborales y falta de supervisión ética (Moorkens *et al.,* 2024; Vieira *et al.,* 2023). En línea con las condiciones laborales, la profesión del traductor también se ve afectada por la falta de transparencia en la adopción de la TA, que puede perjudicar a los profesionales reduciendo sus tarifas (Canfora & Ottmann, 2020).

El uso de *software* para hacer traducciones sin intervención humana también trae aparejada la asunción de riesgos y una adjudicación de responsabilidades incierta (Moorkens, 2022). Dado que las máquinas no pueden ser legalmente responsables, podría considerarse que son los traductores humanos encargados de la revisión los responsables finales de errores críticos en los textos, en caso de que se produjeran. Además, existen preocupaciones sobre la seguridad de los datos introducidos en sistemas de TA, especialmente con herramientas en línea gratuitas.

Desde el punto de vista lingüístico, debe considerarse también el impacto de la TA en la diversidad lingüística. La mayoría de los desarrollos en TA han favorecido a lenguas hegemónicas, desplazando a lenguas minoritarias o de menor difusión (Aranberri & Iñurrieta, 2024), en muchas ocasiones, debido a la falta de datos disponibles en dichas lenguas (Moorkens, 2022).

3. Implicaciones del uso de inteligencia artificial de traducción e interpretación en contextos sanitarios

A lo largo de este capítulo hemos tratado de demostrar que, si bien existe una evidente necesidad de servicios de TeI en contextos sanitarios y que, en efecto, podrían existir algunos beneficios para los pacientes, y en general para toda la población, en el uso de herramientas de IA de TeI en contextos sanitarios, el uso de este tipo de tecnologías podría también implicar una serie de riesgos éticos de gran calado. En el siguiente apartado se mencionarán los beneficios y riesgos más importantes que puede implicar el uso de estas herramientas.

3.1. Beneficios del uso de la IA de TeI en contextos sanitarios

El primer beneficio tiene que ver con la capacidad de facilitar el acceso al sistema sanitario y la comunicación médico-paciente, ya que el panorama dibujado por la literatura precedente indica que la falta de comunicación entre pacientes y profesionales sanitarios afecta negativamente a la población migrante (Jiménez-Castro *et al.,* 2022; Plaza del Pino & Veiga, 2014). Por ese motivo, se presentan tres contextos en los que el uso de herramientas de TeI basadas en IA puede facilitar el acceso al sistema sanitario y la comunicación médico-paciente:

1) **En contextos cotidianos,** donde se utiliza para la comunicación inmediata y de bajo riesgo. Se trata de situaciones como la solicitud de un médico de atención primaria en un centro de salud, la aportación o modificación de datos de contacto, la recepción del paciente a la llegada al centro sanitario, la solicitud y aportación de indicaciones para ubicarse dentro del centro, etc. En estos contextos, las herramientas de IA apoyan la

comunicación agilizando trámites administrativos, evitando retrasos innecesarios, aumentando el conocimiento de los pacientes migrantes sobre el sistema sanitario y mejorando la confianza en él.

2) **En contextos semiespecializados,** en los que la comunicación es necesaria y, *de facto,* la presencia de traductores, intérpretes o de material traducido es escasa o inexistente. Por ejemplo, indicaciones para la toma de signos vitales, entrega de indicaciones simples posconsulta, orientación a familiares sobre cuidados posoperatorios en el domicilio, entrega de pruebas diagnósticas sin valores alterados, etc. En estas situaciones, el uso de la IA tiene potenciales beneficios en el impacto en la salud de los pacientes, ya que puede mejorar la adherencia a los tratamientos y reducir el número de visitas al centro de salud o los ingresos hospitalarios.
3) **En contextos especializados,** en los que es necesaria y crucial la comunicación. Se trata de casos como la comunicación de diagnósticos y tratamientos, la prestación de consentimientos informados, la gestión de crisis clínicas con familiares presentes, la notificación de fallecimientos a familiares, etc. De la misma manera que en los contextos semiespecializados, la literatura científica precedente prueba que en estas situaciones la presencia de profesionales de la TeI es también escasa. Aunque es deseable que en estos contextos se cuente con intérpretes y/o traductores, existen barreras presupuestarias que hace complicado conseguir profesionales que dispongan las combinaciones lingüísticas adecuadas o, incluso, que haya una predisposición institucional sobre los idiomas disponibles. Por ello, la adopción de estas herramientas de TA que pueda facilitar la comunicación entre profesionales de la salud y pacientes se vuelve imperiosa.

El segundo beneficio tiene que ver con la potencial mejora de la confidencialidad de los pacientes. En este sentido, la confidencialidad de los pacientes migrantes se ve en muchas ocasiones vulnerada por el uso de intérpretes *ad hoc,* es decir, personas sin formación específica que prestan ayuda para facilitar la comunicación médico-paciente. Puede tratarse de familiares del paciente (en ocasiones, menores de edad), amigos, conocidos o, incluso, otros pacientes del centro sanitario. Estas personas pueden tener niveles de competencia lingüística variables, así como distintos grados de confianza con el paciente. La presencia de personas externas en la consulta puede generar errores de traducción e incomodidad en el paciente, además de la vulneración de su privacidad y confidencialidad. Por ello, el uso de herramientas de IA para la traducción podría solventar estos problemas de manera preliminar. Sin embargo, uno de los principales riesgos atribuidos a la IA es el tratamiento de los datos confidenciales (Moorkens, 2022), por lo que este potencial beneficio también será discutido como un posible riesgo.

Por último, la implementación de herramientas de IA de TeI en contextos sanitarios puede contribuir a reservar la autonomía del paciente y su capacidad de toma de decisiones sobre su propia salud, que pueden verse dañadas, en particular, en situaciones de comunicación especializada y de alto riesgo. La literatura precedente recoge testimonios de pacientes que aseguran haber firmado consentimientos informados sin conocer su contenido, haber recibido tratamientos que no deseaban o haber abandonado el centro sanitario sin conocer ni su diagnóstico ni su tratamiento (Plaza del Pino & Veiga, 2014). Aunque se trata de contextos en los que sería deseable la presencia de traductores e intérpretes profesionales, el uso de herramientas de IA ayudaría a solventar situaciones en las que se necesita comunicación de manera inmediata y aumentaría la capacidad de los pacientes de tomar decisiones sobre su propia salud.

3.2. Riesgos y perjuicios de la IA de TeI en contextos sanitarios

Varios autores han escrito sobre los riesgos éticos que puede conllevar el uso de la IA y sobre cómo manejarlos (Green, 2020). Entre los riesgos más comunes se encuentran cuestiones relacionadas con la seguridad de la tecnología implicada en el proceso, con los sesgos en los datos y en los modelos de entrenamiento (Bird *et al.,* 2020), los problemas asociados a la falta de trasparencia y privacidad de las herramientas de IA (Horváth, 2022), de explicabilidad y responsabilidad (Llorca Albareda, 2025), la desigualdad social que la implementación de estas herramientas de forma no equitativa puede generar (Capraro *et al.,* 2024) y los perjuicios medioambientales que el funcionamiento de las IA requieren en sí mismas (Moyano-Fernández & Rueda, 2023). A continuación, se profundiza en aquellos riesgos que, de forma más específica, pueden afectar al uso de la IA de TeI en contextos sanitarios.

El primero de estos riesgos es la potencial existencia de sesgos y mala calidad en los datos. El uso de la TA neuronal y otras herramientas basadas en IA conlleva una serie de riesgos asociados, muchos de los cuales están directamente relacionados con la calidad y los sesgos presentes en los datos utilizados para entrenar estos sistemas (Moorkens, 2022). La TA se considera especialmente poco fiable en contextos donde la precisión léxica y conceptual o la expresión cultural son fundamentales, como en textos sanitarios. En estos casos, una mala traducción no solo puede distorsionar el significado, sino también tener consecuencias graves.

Otro aspecto crítico es el impacto en lenguas minoritarias (Aranberri, 2024). La mayoría de los conjuntos de datos empleados para entrenar inteligencias artificiales están compuestos mayoritariamente por textos en inglés y otras lenguas hegemónicas (Ofosu-Asare, 2024). Esto genera una clara desventaja para las lenguas de menor difusión, que suelen estar poco representadas o directamente ausentes, lo que no solo afecta la calidad de las traducciones, sino que perpetúa desequilibrios culturales y lingüísticos. Esto provoca que varias comunidades de migrantes no puedan beneficiarse del uso de estas herramientas, perpetuando, también, una desigualdad en la atención sanitaria.

Además, existe la posibilidad de que la IA no solo reproduzca los sesgos ya existentes en los datos, sino que los amplifique (Moorkens, 2022), generando traducciones que refuercen estereotipos o errores sistemáticos. Este riesgo se agrava en contextos donde la seguridad es crítica, como la atención sanitaria, ya que un error de traducción podría causar daños reales a los usuarios.

Del mismo modo, la privacidad y propiedad en los datos puede verse en peligro por el uso de estas herramientas. Los usuarios de servicios de herramientas de IA desconocen si los datos que se están introduciendo serán utilizados posteriormente sin su consentimiento, si serán o cómo serán almacenados, ni si se aplicarán medidas de protección adecuadas para sus datos (Cadwell *et al.,* 2018). Esta falta de transparencia genera incertidumbre respecto al uso adecuado de los contenidos traducidos, especialmente en el caso de información tan sensible como la que se proporciona a un profesional de la salud.

Por último, los problemas asociados a la falta de transparencia pueden suponer un importante riesgo en el uso de estas tecnologías. Como ya se ha mencionado, la mayoría de los proveedores de motores de IA no son transparentes acerca de sus fuentes de obtención de datos para entrenar a motores de TA ni a otras herramientas (Canfora & Ottmann, 2020). Asimismo, el uso de sistemas de aprendizaje con *Deep Learning* en traducción puede suponer una barrera en el acceso a los procedimientos que llevan a la IA a convertir un texto original en una traducción de este a otro idioma (cajas negras) (Hassija *et al.,* 2024). La transparencia es necesaria para crear confianza en la IA *(explainable AI),* y eso incluye conocer su proceso de toma de decisiones y los datos que utiliza.

3.3. Recomendaciones éticas para la implementación de herramientas de IA de TeI en contextos sanitarios

Los potenciales riesgos y beneficios del uso de la IA son difíciles de ponderar en un cálculo. Tal y como se estableció en el apartado anterior, existen tres contextos sanitarios en los que la IA podría ser útil para mejorar la comunicación entre profesionales sanitarios y pacientes (contextos cotidianos, semiespecializados y especializados). Nuestra recomendación principal consiste en evaluar el riesgo del uso de la IA en cada uno de estos contextos, decidiendo así si es razonable tomar tal riesgo. Se han establecido tres niveles de riesgo posible: bajo (no hay ningún tipo de peligro para la vida del paciente), medio (puede producir un peligro para la vida del paciente con el paso del tiempo o riesgos menores para la salud pública) y alto (donde un malentendido entre profesional y paciente podría provocar un riesgo inminente para la vida del segundo además de riesgos altos para la salud pública).

Contexto sanitario / Nivel de riesgo	Cotidiano	Semiespecializado	Especializado
Bajo	*Ej.: aportación o modificación de datos de contacto, indicaciones para ubicarse dentro del centro de salud.* Uso recomendado.	*Ej.: indicaciones para la toma de signos vitales, entrega de pruebas diagnósticas sin valores alterados.* Uso recomendado.	*Ej.: comunicación de diagnósticos y tratamientos, notificación de fallecimientos a familiares.* Uso recomendado con precauciones.
Medio	*No se han identificado situaciones de riesgo medio en contextos cotidianos.*	*Ej.: entrega de indicaciones simples post-consulta, orientación a familiares sobre cuidados postoperatorios en el domicilio.* Uso recomendado con precauciones.	*Ej.: gestión de crisis clínicas con familiares presentes.* Uso recomendado con precauciones.

Contexto sanitario / Nivel de riesgo	Cotidiano	Semiespecializado	Especializado
Alto	*No se han identificado situaciones de riesgo en contextos cotidianos.*	*Ej.: indicaciones sencillas para la administración de tratamientos.* Uso recomendado con precauciones.	*Ej.: prestación de consentimientos informados, indicaciones complejas sobre la administración de tratamientos.* Uso no recomendado.

Tabla 1. Recomendaciones para el uso de IA en contextos sanitarios multilingües

Si bien algunos riesgos de la implementación de estas tecnologías afectan a los tres contextos (como las cuestiones relacionadas con la privacidad o la trasparencia), creemos que en el contexto cotidiano sería aceptable introducir el uso de estas tecnologías de forma inmediata, dado que, *de facto,* ya se usan informalmente en consultas médicas y atención de urgencias (Khoong *et al.,* 2019).

Por su parte, el uso de estas herramientas en contextos semiespecializados y especializados puede ser más controversial, no solo por cuestiones éticas, sino también por razones técnicas. Los errores en ámbitos clínicos tan especializados podrían repercutir en graves problemas de salud para los pacientes, por lo que abogamos por mejorar el desarrollo de estas tecnologías antes de su uso. En este sentido, la inversión en desarrollo y en traductores e intérpretes humanos también permitiría mejorar el servicio actual.

4. Conclusiones

La necesidad de comunicación entre profesionales sanitarios y pacientes en contextos médicos sigue siendo un reto. Ya que los fenómenos migratorios son cada vez más frecuentes, es natural que los sistemas sanitarios mundiales reciban a más personas que no hablan el idioma local. Por lo tanto, urge encontrar soluciones a este problema de comunicación que supone un riesgo para la salud de los pacientes y la salud pública global. De forma paralela, el surgimiento de las IA ha supuesto una revolución tecnológica sin parangón, auspiciando nuevas formas de configurar la forma en la que nos relacionamos con el entorno y con nosotros mismos. En este capítulo, hemos tratado de esbozar una serie de recomendaciones éticas para el uso de herramientas de inteligencia artificial de traducción e interpretación en este tipo de entornos médicos.

Somos conscientes de los potenciales riesgos que el uso de este tipo de tecnologías puede entrañar. Precisamente, la prevención de estos riesgos es la que fomenta una paradoja —que los mayores beneficios potenciales de estas tecnologías puedan encontrarse precisamente en contextos especializados (donde podrían contribuir a que el paciente comprenda mejor su diagnóstico y sus opciones terapéuticas, fortaleciendo así su autonomía) y que, a su vez, sea en estos entornos donde se identifican mayores riesgos y donde, en consecuencia, se desaconseja su uso—. Esta paradoja puede ser resuelta con el mejor desarrollo de este tipo de tecnologías y la implementación de directrices éticas que garanticen, entre otras cosas, la salvaguarda de la confidencialidad del paciente.

A pesar de ello, y tras observar la falta de recursos humanos y económicos que afrontan los servicios nacionales de salud, así como los posibles riesgos y beneficios de las herramientas con IA de TeI, creemos que estas pueden ser de gran utilidad para los profesionales sanitarios, en particular, en contextos de atención primaria y urgencias, y, en definitiva, que pueden mejorar la vida de los pacientes migrantes.

Bibliografía

Aranberri, N., & Iñurrieta, U. (2024). When minoritized languages encounter MT: perceptions and expectations of the Basque community. *Journal of Specialised Translation,* 41, 179-205. https://doi.org/10.26034/cm.jostrans.2024.4718.

Barreto, M. da S., Wolf, I., Souza, N. C. de, Buzzerio, L. F., Vieira, V. C. de L., Figueiredo-Barbieri, M. do C., & Marcon, S. S. (2024). Experiences of providers and immigrants/refugees with health care: a meta-synthesis of the Latin American context. *Canadian Journal of Nursing Research,* 56(2), 151-163. https://doi.org/10.1177/08445621231215845.

Barrio-Ruiz, C., Ruiz de Viñaspre-Hernandez, R., Colaceci, S., Juárez-Vela, R., Santolalla-Arnedo, I., Durante, A., & Di Nitto, M. (2023). Language and cultural barriers and facilitators of sexual and reproductive health care for migrant women in high-income European countries: an integrative review. *Journal of Midwifery and Women's Health,* 69(1), 71-90. https://doi.org/10.1111/jmwh.13545.

Bird, J. J., Faria, D. R., Premebida, C., Ekart, A., & Ayrosa, P. P. S. (2020). Overcoming Data Scarcity in Speaker Identification: Dataset Augmentation with Synthetic MFCCs via Character-level RNN. 2020 IEEE International Conference on Autonomous Robot Systems and Competitions, ICARSC 2020, 146-151. https://doi.org/10.1109/ICARSC49921.2020.9096166.

Cadwell, P., O'Brien, S., & Teixeira, C. S. C. (2018). Resistance and accommodation: factors for the (non-) adoption of machine translation among professional translators. *Perspectives: Studies in Translatology,* 26(3), 301-321. https://doi.org/10.1080/0907676X.2017.1337210.

Canfora, C., & Ottmann, A. (2020). Risks in neural machine translation. *Translation Spaces,* 9(1), 58-77. https://doi.org/10.1075/ts.00021.can.

Capraro, V., Lentsch, A., Acemoglu, D., Akgun, S., Akhmedova, A., Bilancini, E., Bonnefon, J. F., Brañas-Garza, P., Butera, L., Douglas, K. M., Everett, J. A. C., Gigerenzer, G., Greenhow, C., Hashimoto, D. A., Holt-Lunstad, J., Jetten, J., Johnson, S.,

KUNZ, W. H., LONGONI, C., … VIALE, R. (2024). The impact of generative artificial intelligence on socioeconomic inequalities and policy making. *PNAS Nexus,* 3(6), 191. https://doi.org/10.1093/pnasnexus/pgae191.

DE FREITAS, C., MASSAG, J., AMORIM, M., & FRAGA, S. (2020). Involvement in maternal care by migrants and ethnic minorities: a narrative review. *Public Health Reviews,* 41, 5. https://doi.org/10.1186/s40985-020-00121-w.

FAIR, F., RABEN, L., WATSON, H., VIVILAKI, V., VAN DEN MUIJSENBERGH, M., & SOLTANI, H. (2020). Migrant women's experiences of pregnancy, childbirth and maternity care in European countries: a systematic review. *PLoS ONE.* https://doi.org/10.1371/journal.pone.0228378.

GAMA, F., TYSKBO, D., NYGREN, J., BARLOW, J., REED, J., & SVEDBERG, P. (2022). Implementation frameworks for artificial intelligence translation into health care practice: scoping review. *Journal of Medical Internet Research,* 24(1). https://doi.org/10.2196/32215.

GERCHOW, L., BURKA, L. R., MINER, S., & SQUIRES, A. (2021). Language barriers between nurses and patients: a scoping review. *Patient Education and Counseling,* 104, 534-553. https://doi.org/10.1016/j.pec.2020.09.017.

GREEN, B. P. (2020). Artificial intelligence and ethics: ten areas of interest. *Markkula Center for Applied Ethics.* https://www.scu.edu/ethics/all-about-ethics/artificial-intelligence-and-ethics-sixteen-challenges-and-opportunities/.

HASSIJA, V., CHAMOLA, V., MAHAPATRA, A., SINGAL, A., GOEL, D., HUANG, K., SCARDAPANE, S., SPINELLI, I., MAHMUD, M., & HUSSAIN, A. (2024). Interpreting black-box models: a review on explainable artificial intelligence. *Cognitive Computation,* 16, 45-74. https://doi.org/10.1007/s12559-023-10179-8.

HORVÁTH, I. (2022). AI in interpreting: ethical considerations. *Across Languages and Cultures,* 23(1), 1-13. https://doi.org/10.1556/084.2022.00108.

INTERNATIONAL ASSOCIATION OF CONFERENCE INTERPRETERS. (2022). *AIIC Code d'éthique professionnelle-AIIC Code of professional ethics.* https://aiic.org/document/10277/CODE_2022_E&F_final.pdf.

International Organization for Migration. (2024). *World Migration Report 2024.* https://publications.iom.int/books/world-migration-report-2024.

Jiménez-Castro, M., Rivera-Trigueros, I., & Olvera-Lobo, M. D. (2022). Overview of translational activities to promote the inclusion of migrant population in health communication. En A. Gbadamosi (ed.), *Critical perspectives on diversity, equity, and inclusion in marketing* (pp. 17-36). IGI Global. https://doi.org/10.4018/978-1-6684-3590-8.ch002.

Jiménez-Ivars, A., & León-Pinilla, R. (2018). Interpreting in refugee contexts: a descriptive and qualitative study. *Language and Communication,* 60, 28-43. https://doi.org/10.1016/j.langcom.2018.01.009.

Khoong, E. C., Steinbrook, E., Brown, C., & Fernández, A. (2019). Assessing the use of Google Translate for Spanish and Chinese translations of emergency department discharge instructions. *JAMA Internal Medicine,* 179(4), 580-582. https://doi.org/10.1001/jamainternmed.2018.7653.

Kwan, M., Jeemi, Z., Norman, R., & Dantas, J. A. R. (2023). Professional interpreter services and the impact on hospital care outcomes: an integrative review of literature. *International Journal of Environmental Research and Public Health,* 20, 5165. https://doi.org/10.3390/ijerph20065165.

Llorca Albareda, J. (2025). Uncovering the gap: challenging the agential nature of AI responsibility problems. *AI Ethics.* https://doi.org/10.1007/s43681-025-00685-w.

Martínez-López, M. V., Díaz-Cobacho, G., Astobiza, A. M., & Rodríguez López, B. (2024). Exploring the ethics of interaction with care robots. En F. Lara & J. Deckers (eds.), *Ethics of artificial intelligence* (pp. 149-167). Springer. https://doi.org/10.1007/978-3-031-48135-2.

Moorkens, J. (2022). Ethics and machine translation. En D. Kenny (ed.), *Machine translation for everyone: empowering users in the age of artificial intelligence* (pp. 121-140). Language Science Press. https://doi.org/10.5281/zenodo.6653406.

Moorkens, J., Castilho, S., Gaspari, F., Toral, A., & Popović, M. (2024). Proposal for a triple bottom line for translation automation and sustainability: an editorial position paper. *Journal of*

Specialised Translation, 41, 2-25. https://doi.org/10.26034/cm.jostrans.2024.4706.

Moyano-Fernández, C., & Rueda, J. (2024). AI, sustainability, and environmental ethics. En F. Lara & J. Deckers (eds.), *Ethics of artificial intelligence* (pp. 149-167). Springer. https://doi.org/10.1007/978-3-031-48135-2.

Ofosu-Asare, Y. (2024). Cognitive imperialism in artificial intelligence: counteracting bias with indigenous epistemologies. *AI & Society.* https://doi.org/10.1007/s00146-024-02065-0.

Plaza del Pino, F. J., & Veiga, M. (2014). Communication with African patients: the reality in the hospitals of southern Spain. *Procedia - Social and Behavioral Sciences,* 132, 454-460. https://doi.org/10.1016/j.sbspro.2014.04.336.

Rivera-Trigueros, I. (2022). Machine translation systems and quality assessment: a systematic review. *Language Resources and Evaluation,* 56(2), 593-619. https://doi.org/10.1007/s10579-021-09537-5.

Rousseau, C., & Frounfelker, R. L. (2019). Mental health needs and services for migrants: an overview for primary care providers. *Journal of Travel Medicine,* 26(2), tay150. https://doi.org/10.1093/jtm/tay150.

Sawadogo, P. M., Sia, D., Onadja, Y., Beogo, I., Sangli, G., Sawadogo, N., Gnambani, A., Bassinga, G., Robins, S., & Nguemeleu, E. T. (2023). Barriers and facilitators of access to sexual and reproductive health services among migrant, internally displaced, asylum seeking and refugee women: a scoping review. *PLoS ONE,* 18. https://doi.org/10.1371/journal.pone.0291486.

Thonon, F., Perrot, S., Yergolkar, A. V., Rousset-Torrente, O., Griffith, J. W., Chassany, O., & Duracinsky, M. (2021). Electronic tools to bridge the language gap in health care for people who have migrated: systematic review. *Journal of Medical Internet Research,* 23(5), 1-14. https://doi.org/10.2196/25131.

Vange, S. S., Nielsen, M. R., Michaëlis, C., & Smith Jervelund, S. (2023). Interpreter services for immigrants in European healthcare systems: a systematic review of access barriers and facilitators. *Scandinavian Journal of Public Health.* https://doi.org/10.1177/14034948231179279.

Vieira, L. N., O'Sullivan, C., Zhang, X., & O'Hagan, M. (2023). Machine translation in society: insights from UK users. *Language Resources and Evaluation,* 57, 893-914.

17. Integración de datos para el trasplante pediátrico en el proyecto PROTECT-CHILD: un análisis desde la ética de la salud pública[1]

Nerea M. Molina, Mar Vallès Poch, José Antonio Castillo Parrilla, Janet Delgado, Gonzalo Díaz-Cobacho, Jon Rueda, Irene Sánchez Frías y David Rodríguez-Arias

1. Introducción

El trasplante pediátrico es un área prioritaria para la investigación y la salud pública y presenta desafíos clínicos, sociales y éticos que requieren un enfoque integral. La variabilidad en la respuesta inmunológica, el riesgo de rechazo y la toxicidad de los tratamientos hacen que la personalización del cuidado

[1] Este proyecto ha recibido financiación del programa de investigación e innovación Horizonte Europa de la Unión Europea (ref. 101137423). No obstante, las opiniones expresadas son responsabilidad exclusiva de los autores y no reflejan necesariamente los puntos de vista de la Unión Europea ni la Agencia Ejecutiva Europea en materia de Salud y Digitalización (HADEA). Ni la Unión Europea ni la autoridad que concede la ayuda pueden considerarse responsables de las mismas.

sea esencial para mejorar la supervivencia y la calidad de vida de los menores trasplantados. Sin embargo, el desarrollo de estrategias terapéuticas precisas y equitativas requieren infraestructuras de datos que integren información clínica y genómica de manera segura.

El proyecto PROTECT-CHILD[2] (A Privacy-Protecting Environment for Child Transplants Health-Related and Genomic Data Integration in the European Reference Network) es una iniciativa europea que busca superar estos desafíos mediante la creación de una plataforma para la integración de datos clínicos y genómicos en el ámbito del trasplante pediátrico. A través de inteligencia artificial (IA), aprendizaje automático y análisis de *big data,* el proyecto pretende desarrollar modelos predictivos que mejoren la toma de decisiones médicas y reduzcan complicaciones a largo plazo en estos pacientes. Como parte de esta iniciativa, se llevará a cabo un estudio piloto clínico con doscientos menores trasplantados de hígado o riñón, con el objetivo de demostrar y evaluar el impacto de la integración de datos en la personalización del tratamiento.

Si bien PROTECT-CHILD representa un avance en la innovación biomédica, su implementación plantea una serie de retos éticos que requieren un examen riguroso. En este capítulo, analizaremos estas cuestiones desde la perspectiva de la ética de la salud pública, que busca equilibrar la protección de los derechos individuales con la promoción del bienestar colectivo. Por un lado, la protección de datos es clave, ya que el proyecto maneja información altamente sensible, lo que exige protocolos para garantizar la confidencialidad y minimizar riesgos de reidentificación. Por otro, el uso secundario de datos puede potenciar el conocimiento biomédico y beneficiar a futuros pacientes, pero requiere, como se verá, garantizar un consentimiento de los menores o sus familiares otorgado de

2 Sitio web del proyecto: https://protect-child.eu/.

forma válida, con información suficiente sobre los usos futuros de los datos. Puesto que el análisis genómico puede revelar información inesperada con implicaciones clínicas para el menor y su familia, ¿debe comunicarse siempre esta información? ¿Cómo se equilibra el derecho a no saber con la responsabilidad ética de actuar en beneficio del paciente y de la salud pública? Por otro lado, una implementación ética de algoritmos de IA requiere transparencia y explicabilidad en los modelos, prevención de sesgos algorítmicos y un enfoque sostenible para minimizar el impacto ambiental (Rueda *et al.*, 2024; Moyano-Fernández *et al.*, 2024). Tradicionalmente, la investigación biomédica ha tendido a invisibilizar diferencias biológicas y sociales que pueden influir en la efectividad de los tratamientos. Incorporar un enfoque de género y sexo en todas las fases de la investigación es clave para evitar sesgos y garantizar una atención médica equitativa para menores trasplantados.

Estos aspectos evidencian ciertas tensiones subyacentes entre la ética clínica, que prioriza la autonomía individual y el consentimiento informado, y la ética en salud pública, que enfatiza la necesidad de aprovechar los datos biomédicos para mejorar la salud de poblaciones enteras. En este capítulo, exploraremos cómo PROTECT-CHILD navega estos desafíos asegurando la protección de los participantes, el respeto de sus derechos y una implementación justa y responsable de la innovación tecnológica en salud.

2. Retos éticos

2.1. Protección de datos y privacidad

El derecho fundamental a la protección de datos personales está estrechamente ligado al derecho fundamental a la intimidad, aunque no son idénticos. Valga como ejemplo la Carta Europea de Derechos Fundamentales, que regula la intimidad en su artículo 7 y la protección de datos en el artículo 8, estableciendo una distinción clave: no toda situación íntima implica necesariamente un tratamiento de datos personales, ni todo tratamiento de datos supone por sí mismo una invasión de la intimidad. Mientras que el derecho a la intimidad protege contra injerencias en la vida personal y familiar, el derecho a la protección de datos otorga a cada persona el poder de disposición y control sobre sus propios datos personales, sean íntimos o no, incluyendo quién puede acceder a ellos, con qué finalidad y durante cuánto tiempo y, en su caso, oponerse al tratamiento o solicitar la rectificación o supresión de los datos personales. Esto último podría expresarse de manera muy sintética en que solo el titular de los datos debe responder a las *WH questions* en relación con sus datos personales: (1-*who*) quién trata los datos; (2-*what*) qué datos están siendo objeto de tratamiento; (3-*why*) por qué y para qué se están tratando esos datos; (4-*when*) cuándo y durante cuánto tiempo se van a tratar; (5-*where*) dónde van a quedar almacenados y bajo qué medidas de seguridad.

El derecho a la protección de datos personales se rige en la Unión Europea (UE) por el Reglamento General de Protección de Datos (RGPD), que establece normas estrictas para el tratamiento de datos personales, en particular los de categorías especiales como los datos de salud, que proporcionan información sobre el estado físico o mental de una persona. A esta norma se ha añadido otra a la que nos referiremos en este trabajo, como es el recientemente aprobado Reglamento relativo al Espacio Europeo de Datos de Salud (REEDS), que es una norma especial respecto del RGPD y, por lo tanto, se aplica de forma prevalente, quedando el RGPD como «norma general» aplicable en lo no dispuesto por el REEDS.

En el contexto de PROTECT-CHILD, que integra datos clínicos y genómicos para mejorar el trasplante pediátrico, deben tenerse en cuenta dos aspectos importantes. En primer lugar, aunque sobre el papel el consentimiento no tiene mayor jerarquía que el resto de las bases de legitimación para el tratamiento de los datos, en la práctica sigue siendo una base de legitimación fundamental: por un lado, porque ofrece mayor seguridad jurídica al responsable del tratamiento; por otro, porque cuando se tratan datos de categorías especiales debe seleccionarse no solo una base de legitimación (art. 6 del RGPD), sino también una excepción a la prohibición general de tratamiento de datos (art. 9.2 del RGPD). El consentimiento del titular de los datos figura en ambos artículos y esto facilita la tarea de quien recolecta y procesa los datos personales. Cuando los participantes son menores, la decisión recae en sus representantes legales, lo que plantea dilemas éticos respecto a la autonomía progresiva del menor y su derecho a participar en decisiones que afecten a su futuro. De esta manera, PROTECT-CHILD reconoce la importancia del asentimiento de los menores maduros. Esto significa que, si un menor con suficiente madurez se opone a participar en el estudio, su decisión será respetada, incluso si sus tutores han dado su consentimiento, garantizando así que la voz del menor sea escuchada y respetada.

Otro aspecto importante de la regulación europea es que el RGPD no solo pretende la protección de los datos personales, sino también su «libre circulación» (acompañada de seguridad y protección de derechos). El impulso a la libre circulación de datos ha venido acompañado por otras iniciativas, como el Reglamento de Gobernanza de Datos que incluye el fomento de mecanismos de «altruismo de datos», que pretenden impulsar no solo el mero altruismo (entendido, siguiendo a Comte, como «el conjunto de las inclinaciones benevolentes de un individuo»), sino la solidaridad; esto es, la puesta a disposición de datos de manera desinteresada (Rachut & Maurer, 2024). Hay que decir, no obstante, que por el momento han tenido un éxito modesto, por no decir testimonial en la UE.

Ahora bien, la protección de datos no debe abordarse únicamente desde una perspectiva jurídica o técnica, sino también ética y social. En salud pública, la integración de datos permite generar conocimiento que puede mejorar los resultados de los trasplantes pediátricos y optimizar la asignación de órganos. Estos beneficios colectivos deben equilibrarse con la protección de los derechos individuales, garantizando que la investigación no comprometa la privacidad ni la autonomía de los participantes. Al logro de este equilibrio, así como a la superación de ciertas rigideces asociadas al RGPD, se encamina el REEDS, del que nos ocuparemos a continuación.

2.2. Uso secundario de datos

El uso secundario de datos, es decir, su reutilización para fines distintos a los originalmente previstos, es una práctica cada vez más común en la investigación biomédica. En el contexto de PROTECT-CHILD, este uso plantea importantes cuestiones éticas, legales y sociales. El nuevo REEDS (UE) 2025/327 del Parlamento Europeo y del Consejo, de 11 de febrero de 2025, busca facilitar el acceso y reutilización de datos de salud electrónicos en la UE, superando la fragmentación normativa existente y estableciendo mecanismos de gobernanza comunes que impulsen el uso secundario de datos sanitarios en beneficio de la sociedad y del interés general.

Desde una perspectiva jurídica, uno de los principales retos es la interacción del REEDS con el RGPD. En PROTECT-CHILD, el uso secundario de datos debe respetar el principio de compatibilidad, lo que significa que cualquier tratamiento ulterior debe ajustarse a las finalidades iniciales o basarse en una justificación legal adecuada. Dado que el proyecto maneja datos especialmente sensibles, como información genética y médica de menores, se aplican estrictos criterios de minimización y proporcionalidad para evitar tratamientos innecesarios o invasivos.

Desde una perspectiva de ética, el uso secundario de datos requiere equilibrar la autonomía y privacidad individual con el beneficio colectivo. Aunque el REEDS busca facilitar el acceso a datos para fines de investigación, es esencial garantizar que este acceso no comprometa la confidencialidad de la información personal ni vulnere los derechos de los pacientes. En PROTECT-CHILD, la pseudoanonimización de datos se presenta como una medida para mitigar estos riesgos; sin embargo, la posibilidad de reidentificación sigue siendo una preocupación latente.

En términos de salud pública, la reutilización de datos clínicos puede acelerar descubrimientos científicos y optimizar los tratamientos en trasplantes pediátricos. Sin embargo, para que esta reutilización sea ética, es fundamental que los menores y sus familias mantengan el control sobre su información. El consentimiento informado desempeña aquí un papel clave. Aunque el RGPD permite el uso secundario compatible sin necesidad de un nuevo consentimiento en ciertos casos, PROTECT-CHILD busca garantizar la transparencia y la participación de las familias en la toma de decisiones sobre sus datos.

El REEDS prevé la creación de organismos nacionales y europeos encargados de facilitar el acceso a los datos y, en este marco, PROTECT-CHILD debe asegurar que la reutilización de datos se realice de manera equitativa, evitando que el acceso beneficie solo a ciertos actores, y asegurando la transparencia y rendición de cuentas. Así, aunque el REEDS abre una vía para aprovechar los datos de salud en beneficio de la sociedad, su aplicación en proyectos como PROTECT-CHILD requiere un equilibrio entre el interés público y la privacidad, respetando los principios éticos y jurídicos del tratamiento de datos de salud en menores.

2.3. Hallazgos incidentales

Además de los desafíos del uso secundario de datos, otro aspecto crítico en esta investigación biomédica es la gestión de los hallazgos incidentales. Estas variantes genéticas inesperadas surgen durante el análisis del genoma y, aunque no están relacionadas con el objetivo inicial del estudio, podrían tener implicaciones para la salud del menor y su familia.

Las pruebas genómicas están diseñadas para reducir la incertidumbre en el ámbito clínico o investigador, pero a menudo generan nuevas dudas, especialmente cuando revelan información sobre predisposiciones a enfermedades graves. La frecuencia de estos hallazgos aumenta con el número de genes analizados (Richer & Laberge, 2019), estimándose que entre el 1 % y el 3 % de las personas sanas sometidas a secuenciación del exoma o del genoma completo presentan hallazgos incidentales patogénicos (Amendola *et al.,* 2015; Ding *et al.,* 2015; Yang *et al.,* 2014).

En el contexto de PROTECT-CHILD, que analiza datos genómicos para mejorar los trasplantes pediátricos de hígado y riñón, podría detectarse, por ejemplo, una predisposición hereditaria a desarrollar un cierto tipo de cáncer. Este escenario plantea dilemas éticos y prácticos: ¿cómo debe tratarse este hallazgo en un entorno de investigación? ¿Qué responsabilidades tienen los investigadores que no necesariamente son profesionales clínicos? ¿Quién debe comunicar estos hallazgos y asumir su seguimiento o incluso tratamiento si fuera necesario? ¿Desean realmente los participantes —o sus familiares— conocer este tipo de información? Y dado que se trata de una población pediátrica, ¿están los menores preparados para recibir y manejar esta información?

Siguiendo las directrices de la Comisión Europea sobre la autoevaluación ética, que considera la gestión de estos hallazgos como una obligación ética en investigaciones con humanos (European Commission, 2019), PROTECT-CHILD ha considerado este desafío desde sus primeras fases. El grupo de trabajo centrado en los aspectos éticos, legales y sociales, junto con el Independent Ethical Advisory Board, ha asumido la responsabilidad de definir una política específica para el manejo de hallazgos incidentales.

Uno de los principales retos es delimitar qué hallazgos deben comunicarse y bajo qué condiciones. En PROTECT-CHILD se asume una aproximación autonomista débil, que garantiza el respeto y la toma en consideración de las preferencias de participantes y familiares, pero evitando —también por respeto a sus preferencias— imponerles información que podría generar estrés o ansiedad. En la práctica, lo que se propone es que los participantes y sus familias puedan expresar de antemano si desearían o no recibir esta información.

En la mayoría de los estudios genómicos solo se comunican los hallazgos considerados «accionables», es decir, aquellos para los que existen medidas preventivas, de vigilancia o tratamientos (Vears *et al.,* 2023). Sin embargo, este criterio excluye variantes genéticas de significado incierto o potencialmente patogénicas, que podrían validarse y adquirir relevancia en el futuro. Para abordar esta cuestión, PROTECT-CHILD ha adoptado un enfoque basado en criterios científicos y éticos, clasificando los hallazgos según su impacto y utilidad potencial para los participantes.

Otra situación compleja surge cuando se detectan variantes asociadas a enfermedades sin medidas preventivas ni tratamiento, como el alzhéimer. Aunque esta información no tiene utilidad clínica inmediata, podría influir en decisiones personales importantes, como la planificación del final de vida. En este sentido, algunos expertos proponen ampliar el concepto de «accionabilidad» para incluir criterios de «utilidad personal» (Kohler *et al.,* 2017), permitiendo a los participantes acceder a información relevante para su toma de decisiones.

En cuanto a la protección de datos, el RGPD considera los hallazgos incidentales como datos especialmente protegidos, al igual que el resto de los resultados genéticos. Esto significa que los individuos tienen derecho a acceder a dicha información (Lazcoz-Moratinos *et al.,* 2025; Vears *et al.,* 2023). Sin embargo, sigue existiendo debate sobre la obligación de comunicar hallazgos no accionables y la responsabilidad de los investigadores frente a ellos.

Desde la perspectiva de la salud pública, la identificación de hallazgos incidentales puede beneficiar tanto a los individuos como a la sociedad en su conjunto. La posibilidad de detectar enfermedades genéticas en etapas tempranas no solo podría mejorar la calidad de vida de los afectados, sino que también facilitaría el desarrollo de estrategias preventivas y personalizadas en salud. No obstante, para que este conocimiento tenga un impacto positivo, es esencial que las familias entiendan su significado y las opciones disponibles.

2.4. Inteligencia artificial

El término IA se refiere a la capacidad de los algoritmos computacionales para aprender a partir de datos y realizar tareas automatizadas que suelen asociarse a seres inteligentes (World Health Organization [WHO], 2021). En PROTECT-CHILD, la IA se emplea para análisis mediante aprendizaje automático *(machine learning)* y procesamiento del lenguaje natural. Por un lado, el aprendizaje automático dota a los sistemas de la capacidad de aprender y mejorar sin estar programados para un fin concreto (Sarker, 2021). El procesamiento del lenguaje natural, por su parte, permite convertir información no estructurada en datos útiles (Khurana *et al.,* 2022). El uso de la IA en PROTECT-CHILD plantea retos éticos significativos, entre ellos la privacidad, la explicabilidad y prevención de sesgos algorítmicos, y la sostenibilidad ambiental. A continuación, se detallan las estrategias del proyecto para mitigar esos riesgos.

Para proteger la privacidad de la información, PROTECT-CHILD se basa en aprendizaje federado *(federated learning),* una técnica que permite entrenar modelos de IA sin necesidad de centralizar los datos. Los modelos se entrenan localmente en los centros de origen y solo se comparten parámetros agregados. Esto evita la transferencia de información sensible y cumple con las regulaciones de protección de datos. En particular, el proyecto se apoya en la arquitectura EHDS[3] que posibilita la ciencia de datos colaborativa sin necesidad de agregar los datos en un único repositorio. Gracias a este enfoque, múltiples organizaciones podrán colaborar en el desarrollo de modelos de IA sin compartir directamente datos clínicos sensibles.

La explicabilidad y la prevención de sesgos algorítmicos es una cuestión ética importante. La falta de transparencia de los modelos de IA suele identificarse como desafío a la prevención de sesgos, ya que se dificulta la comprensión humana de por qué se ha llegado a un *output* concreto (Rueda *et al.,* 2024). Garantizar entonces que los sistemas de IA sean explicables (*explainable artificial intelligence* [XAI]) y equitativos es esencial para prevenir daños y fomentar la confianza en la IA mientras se aprovechan sus beneficios. Aunque hay diversas estrategias para prevenir sesgos algorítmicos (De Manuel *et al.,* 2023), PROTECT-CHILD adopta estrategias específicas, como la optimización del paradigma MapReduce[4], que permite analizar datos dentro de la arquitectura EHDS. Otra característica clave es la reproducibilidad de los análisis y los modelos de IA, lo que permite aumentar la confianza y la

---

[3] Sitio web del proyecto: https://health.ec.europa.eu/ehealth-digital-health-and-care/european-health-data-space-regulation-ehds_en. Consultado el 13 de marzo de 2025.

[4] Más información en el sitio web: https://www.ibm.com/docs/en/netezza?topic=guide-mapreduce-paradigm. Consultado el 13 de marzo de 2025.

explicabilidad de los modelos desarrollados dentro del ecosistema PROTECT-CHILD.

Finalmente, otra dimensión ética no despreciable es el impacto ambiental del uso de IA y tecnologías de datos masivos. Aunque estos desarrollos tecnológicos tengan fines terapéuticos, no hay que olvidar que los impactos acumulativos de la IA a largo plazo pueden empeorar la salud ciudadana debido al deterioro ambiental y al cambio climático (Moyano-Fernández *et al.,* 2024). Los costes ecológicos de la IA y de los centros de datos y sus correspondientes desafíos hacia la sostenibilidad están ocupando una creciente atención ética (Crawford, 2022; Heilinger *et al.,* 2023; Moyano-Fernández & Rueda, 2023). Vista la importancia de este asunto, PROTECT-CHILD tiene previsto destinar recursos humanos y financieros para tender a que la infraestructura científica del proyecto no sea solo interoperable, sino también sostenible.

2.5. Dimensiones de género y sexo

El género y el sexo influyen en la calidad y seguridad en la investigación científica, sanitaria y clínica. Mientras que el sexo se refiere a características biológicas, el género abarca normas, identidades y relaciones socioculturales que configuran comunidades y organizaciones, influyen en comportamientos y modelan contextos y conocimientos. Ambos se interrelacionan con otras categorías sociales: la interseccionalidad describe sistemas interdependientes de discriminación derivados de múltiples factores, además del sexo o el género, como edad, discapacidad, etnia, ubicación geográfica, estatus socioeconómico y sexualidad, entre otros (Cameron & Tedds, 2020; Rotz *et al.,* 2021).

En la investigación biomédica, el sesgo de sexo o género puede llevar a omitir aspectos clínicos relevantes para sexos o géneros específicos, o asumir que los hallazgos son universales, lo cual puede conducir a soluciones y tratamientos inadecuados o inapropiados (Schiebinger *et al.,* s. f.). En trasplantes pediátricos, las diferencias biológicas pueden influir en la respuesta inmunológica o la eficacia de los tratamientos, mientras que los factores de género pueden afectar la adherencia al tratamiento o el acceso a cuidados médicos.

El sexo y el género influyen en todas las fases de la investigación, desde la formulación de objetivos hasta el diseño de preguntas, procedimientos y análisis de datos. Por ello, desde el inicio de grandes proyectos como PROTECT-CHILD, proponemos integrar un enfoque basado en sexo, género e interseccionalidad (*sex and gender-based and intersectional analysis* [SGBIA]) (Delgado *et al.,* 2024). Esto implica considerar cómo estos factores afectan al diseño del estudio de investigación, su ejecución e interpretación de los resultados. Sin embargo, aunque existen guías para incorporar estas perspectivas en la investigación biomédica, su aplicación sigue siendo un reto, pues los investigadores carecen de herramientas para evaluar si su estudio presenta un riesgo bajo, moderado o alto de sesgo. Además, no hay consenso ni definición clara sobre qué constituye un sesgo relevante de sexo o género en la investigación biomédica.

Otro problema es la dificultad para abordar estas cuestiones si no se contemplan desde el principio del proyecto. Por ejemplo, debe haber un consenso internacional para abordar la tensión existente entre la flexibilidad y rigidez de los protocolos de investigación clínica para evitar el riesgo de sesgo. A menudo, los equipos de investigación deben seguir un protocolo aprobado por un comité de ética asistencial, y es difícil modificarlo en caso de que se detecten problemas de sesgo en una fase posterior, como la de reclutamiento. También es esencial incluir formación sobre las perspectivas de sexo y género en los cursos de ética en la investigación biomédica y establecer su enseñanza obligatoria sobre estos temas antes de la participación en investigación biomédica financiada.

3. Conclusiones

El proyecto PROTECT-CHILD representa un avance en la integración de datos genómicos y clínicos para mejorar los resultados de los trasplantes pediátricos, pero exige un enfoque ético que garantice la privacidad, la autonomía y los derechos de los pacientes. En este capítulo, hemos analizado la intersección entre innovación tecnológica y derechos individuales, abordando cuestiones como la protección de datos, el uso secundario de datos, los hallazgos incidentales, la IA y las dimensiones de género y sexo. Equilibrar la protección de los menores con el avance de la investigación biomédica es delicado: la privacidad y el control sobre los datos es esencial, pero regulaciones excesivas podrían limitar descubrimientos que beneficien a toda la sociedad. En este sentido, PROTECT-CHILD apuesta por una gobernanza ética de los datos que cumpla con los marcos normativos y fomente la confianza de familias y profesionales sanitarios.

Bibliografía

Amendola, L. M., Dorschner, M. O., Robertson, P. D., Salama, J. S., Hart, R., Shirts, B. H., Murray, M. L., Tokita, M. J., Gallego, C. J., Kim, D. S., Bennett, J. T., Crosslin, D. R., Ranchalis, J., Jones, K. L., Rosenthal, E. A., Jarvik, E. R., Itsara, A., Turner, E. H., Herman, D. S., ... Jarvik, G. P. (2015). Actionable exomic incidental findings in 6503 participants: Challenges of variant classification. *Genome Research,* 25(3), 305-315. https://doi.org/10.1101/gr.183483.114.

Cameron, A., & Tedds, L. M. (2020). Gender-Based Analysis Plus (GBA+) and intersectionality: overview, an enhanced framework, and a British Columbia case study. *SSRN Electronic Journal.* https://dx.doi.org/10.2139/ssrn.3781905.

Crawford, K. (2022). Atlas of AI: power, politics, and the planetary costs of artificial intelligence. *Perspectives on science and Christian Faith,* 74(1), 61-62. https://doi.org/10.56315/pscf3-22crawford.

DE MANUEL, A., DELGADO, J., JOUNOU, I. P., AUSÍN, T., CASACUBERTA, D., CRUZ, M., GUERSENZVAIG, A., MOYANO, C., RODRÍGUEZ-ARIAS, D., RUEDA, J., & PUYOL, À. (2023). Ethical assessments and mitigation strategies for biases in AI-systems used during the COVID-19 pandemic. *Big Data & Society,* 10(1). https://doi.org/10.1177/20539517231179199.

DELGADO, J., CANO-ABADÍA, M., AKYÜZ, K., GOISAUF, M., & RODRÍGUEZ-ARIAS, D. (2024). Uncovering the persistent gap: the ongoing challenge of integrating sex and gender in biomedical research. *Journal of Biomedical Research,* 39(1), 18-22. https://doi.org/10.7555/JBR.38.20240157.

DING, L., BURNETT, L., & CHESHER, D. (2015). The impact of reporting incidental findings from exome and whole-genome sequencing: predicted frequencies based on modeling. *Genetics in Medicine,* 17(3), 197-204. https://doi.org/10.1038/gim.2014.94.

EUROPEAN COMMISSION. (2019). *Horizon 2020 ethics self-assessment* (versión 6.1). https://ec.europa.eu/research/participants/data/ref/h2020/grants_manual/hi/ethics/h2020_hi_ethics-self-assess_en.pdf.

HEILINGER, J. C., KEMPT, H., & NAGEL, S. (2023). Beware of sustainable AI! Uses and abuses of a worthy goal. *AI and Ethics,* 4(2), 201-212. https://doi.org/10.1007/s43681-023-00259-8.

KHURANA, D., KOLI, A., KHATTER, K., & SINGH, S. (2022). Natural language processing: state of the art, current trends and challenges. *Multimedia Tools and Applications,* 82(3), 3713-3744. https://doi.org/10.1007/s11042-022-13428-4.

KOHLER, J. N., TURBITT, E., & BIESECKER, B. B. (2017). Personal utility in genomic testing: a systematic literature review. *European Journal of Human Genetics,* 25(6), 662-668. https://doi.org/10.1038/ejhg.2017.10.

LAZCOZ-MORATINOS, G., NICOLÁS-JIMÉNEZ, P., & AYUSO-GARCÍA, C. (2025). Regulación de los hallazgos secundarios e incidentales derivados del análisis genético: desde el ámbito clínico hasta el Espacio Europeo de Datos de Salud. *Revista de Bioética y Derecho,* (63), 88-106. https://doi.org/10.1344/rbd2025.63.47664.

MOYANO-FERNÁNDEZ, C., & RUEDA, J. (2023). AI, sustainability, and environmental ethics. En F. Lara & J. Deckers (eds.), *The Inter-*

national Library of Ethics, Law and Technology (pp. 219-236). Springer Nature Switzerland. https://doi.org/10.1007/978-3-031-48135-2_11.

Moyano-Fernández, C., Rueda, J., Delgado, J., & Ausín, T. (2024). May artificial intelligence take health and sustainability on a honeymoon? Towards green technologies for multidimensional health and environmental justice. *Global Bioethics,* 35(1). https://doi.org/10.1080/11287462.2024.2322208.

Rachut, S., & Maurer, J. W. (2024). Altruismo de datos en el marco del Reglamento Europeo de Gobernanza de Datos, ¿un acierto o mejorable? *Revista de Derecho Comunitario Europeo,* 78, 183-213. https://doi.org/10.18042/cepc/rdce.78.06.

Richer, J., & Laberge, A. (2019). Secondary findings from next-generation sequencing: what does actionable in childhood really mean? *Genetics in Medicine,* 21(1), 124-132. https://doi.org/10.1038/s41436-018-0034-4.

Rotz, S., Rose, J., Masuda, J., Lewis, D., & Castleden, H. (2021). Toward intersectional and culturally relevant sex and gender analysis in health research. *Social Science & Medicine,* 292, 114459. https://doi.org/10.1016/j.socscimed.2021.114459.

Rueda, J., Rodríguez, J. D., Jounou, I. P., Hortal-Carmona, J., Ausín, T., & Rodríguez-Arias, D. (2024). «Just» accuracy? Procedural fairness demands explainability in AI-based medical resource allocations. *AI & Society,* 39(3), 1411-1422. https://doi.org/10.1007/s00146-022-01614-9.

Sarker, I. H. (2021). Machine learning: algorithms, real-world applications and research directions. *SN Computer Science,* 2(3). https://doi.org/10.1007/s42979-021-00592-x.

Schiebinger, L., Klinge, I., Sánchez de Madariaga, I., Schraudner, M., & Stefanick, M. (eds.). (2011-2021). *Gendered innovation in science, health & medicine, engineering, and environment. Case studies.* https://genderedinnovations.stanford.edu/fix-the-knowledge.html.

Vears, D. F., Hallowell, N., Bentzen, H. B., Ellul, B., Nøst, T. H., Kerasidou, A., Kerr, S. M., Mayrhofer, M. T., Mežinska, S., Ormondroyd, E., Solberg, B., Sand, B. W., & Budin-Ljøsne, I. (2023). A practical checklist for return of results from genomic research in the European context. *European Journal of Human Genetics,* 31(6), 687-695. https://doi.org/10.1038/s41431-023-01328-6.

World Health Organization. (2021). *Ethics and governance of artificial intelligence for health.* https://www.who.int/publications/i/item/9789240029200.

Yang, Y., Muzny, D. M., Xia, F., Niu, Z., Person, R., Ding, Y., Ward, P., Braxton, A., Wang, M., Buhay, C., Veeraraghavan, N., Hawes, A., Chiang, T., Leduc, M., Beuten, J., Zhang, J., He, W., Scull, J., Willis, A., ... Eng, C. M. (2014). Molecular findings among patients referred for clinical whole-exome sequencing. *JAMA,* 312(18), 1870. https://doi.org/10.1001/jama.2014.14601.

18. Salud mental pública y tecnologías emergentes: desafíos éticos en la protección de la integridad psíquica y la privacidad mental

Antonio Letelier Soto

1. Introducción

El avance sostenido e incontenible de las tecnologías digitales (TD) ha transformado profundamente la sociedad contemporánea, redefiniendo las formas en que los individuos se relacionan, trabajan, habitan los espacios públicos o privados y gestionan la información (Castells, 2009). En este contexto, herramientas como la inteligencia artificial (IA), el análisis de grandes volúmenes de datos *(big data)* y el uso de algoritmos predictivos han impactado significativamente en diversos ámbitos de la vida cotidiana, incluyendo la salud mental (López-Santin & Álvaro, 2018).

Si bien las TD ofrecen una amplia gama de oportunidades para optimizar la detección, diagnóstico y tratamiento de diversos trastornos mentales, plantean interrogantes y desafíos éticos sin precedentes. Entre ellos, los temas relacionados con la privacidad mental y el derecho a la integridad psíquica, que hasta hace muy poco tiempo eran considerados dimensiones inviolables del ser humano. Autores como Torous y Neberek (2017) señalan que la recopilación masiva de datos a través de aplicaciones móviles ha generado preocupación por los límites de la vigilancia algorítmica en el espacio mental subjetivo, poniendo en riesgo derechos como el del consentimiento informado o el de la privacidad mental.

Algunos autores plantean que los derechos humanos no son suficientes para lo que implica el desafío de las neurotecnologías actuales, que anuncian incluso la posibilidad de una «lectura de la mente», cuyo principal riesgo es la transgresión de la privacidad mental (Wanjerman-Paz, 2024).

El uso de algoritmos y la aplicación de conocimientos neurocientíficos no tienen como efecto una «lectura» directa de los procesos mentales, pero permite inferir procesos, secuencias cognitivas e incluso estados emocionales que se traducen, en su totalidad, en la predisposición de la conducta de los sujetos. Tener a disposición este conocimiento pone en entredicho los límites éticos, en tanto su uso puede manipular e incidir directamente en los estados subjetivos de las personas. El debate se abre, entonces, en torno a la necesidad de protección de la autonomía y, sobre todo, de la dignidad humana, en niveles que nunca antes se habían pensado ni previsto.

En contraste con los riesgos que implica la reconfiguración de los límites de la integridad psíquica, es posible encontrar ciertos beneficios, como el desarrollo de herramientas de IA que permiten optimizar la detección, el diagnóstico y el tratamiento de los trastornos mentales. Por ejemplo, se puede pensar que la implementación de dichas herramientas podría traducirse en una mejora sustantiva de la aplicación de políticas públicas en salud mental, como en el caso de Canadá y otros países que han implementado la plataforma eMental Health u otras similares, que ofrece recursos terapéuticos personalizados (Mental Health Commission of Canada, 2023). Sin embargo, la masividad de los datos que pueden generar las plataformas digitales también conlleva un riesgo, que es perder la capacidad de control racional de los dispositivos. De este modo, se hace urgente regular los mecanismos de protección, atendiendo a sus dinamismos y poniendo en el centro la protección de la autonomía de las personas.

La salud mental, pensada desde el punto de vista de las políticas públicas, enfrenta un desafío ético impensado: el uso masivo de datos puestos al servicio de la predicción y el monitoreo de estados psicológicos, que permite una vigilancia mental casi permanente, puede al mismo tiempo ser una forma de responder a la actual crisis de salud mental, en tanto que promete mejorar sustantivamente el alcance y la efectividad de las políticas en el tema. El riesgo no resulta evidente, pero se erige como una potencial amenaza a la integridad mental de la población. El equilibrio entre aprovechar los beneficios de las TD y no comprometer los derechos y la dignidad de las personas se transforma en una frágil bisagra ético-jurídica (Sepúlveda, 2023).

La reflexión ética en torno a las tecnologías emergentes se hace acuciante, no solo porque están transformando la realidad y la materialidad del mundo, sino porque al modificar o redefinir los límites del psiquismo y la integridad mental, parece incluso amenazar la posibilidad de que el ser humano defina los parámetros de la realidad objetivable.

La discusión bioética sobre los derechos digitales le ha dado una particular relevancia al tema de la privacidad mental, entendiéndola como un derecho fundamental y basándose en que los pensamientos y los estados psicológicos no deben ser utilizados sin el consentimiento explícito de las personas (Ienca y Andorno, 2017).

En Chile se ha producido un movimiento pionero en este campo, al promover una reforma constitucional orientada a salvaguardar la actividad y la información cerebral de sus ciudadanos, reconociendo además la necesidad de adaptar los marcos legales a los desafíos éticos que plantea el desarrollo científico y tecnológico en el ámbito de la neurociencia. La reciente ley chilena 21331, conocida como la ley de «derechos de las personas en la atención en salud mental» y promulgada en el año 2021 (Ley 21331, 2021), representa un avance consistente en la protección de los derechos de las personas en el ámbito de la atención en salud mental. Esta normativa garantiza, entre otras cosas, el derecho a la privacidad y la autonomía de quienes reciben atención en el área, promoviendo un enfoque de derechos, regido por el respeto a la dignidad y los derechos humanos.

El caso chileno demuestra que hay una preocupación emergente y creciente de los Gobiernos por regular los problemas que implica el uso de las TD en el campo de la salud mental, solo por mencionar algunos ejercicios recientes: la Unión Europea, con su Reglamento General de Protección de Datos (GDPR), trata como «datos sensibles» que requieren consentimiento explícito a los referidos a la salud mental (Unión Europea, 2016). En España, por su parte, se publicó la Carta de Derechos Digitales (Gobierno de España, 2021), que establece principios éticos sobre el respeto a la libertad cognitiva, la identidad personal y la integridad mental en relación con el uso de algoritmos.

Sin duda, la mayor concientización sobre el tema y el desarrollo de proyectos académicos de investigación en el área se va a traducir, en el mediano o corto plazo, en la necesidad de desarrollar normativas más precisas que logren abordar los múltiples matices y alcances que tiene la regulación jurídica de los procesos mentales en su relación con los cambios tecnológicos.

2. El impacto de las tecnologías emergentes en la salud mental pública

Las tecnologías digitales como la IA, las plataformas basadas en algoritmos y el *big data* se constituyen en las aristas de una triada que ha generado una transformación sin precedentes en la historia de la humanidad. Entre los numerosos efectos que estas tecnologías ejercen en la vida cotidiana de las personas, la gestión de la salud pública destaca como una de las áreas con mayor impacto individual y social.

En el caso específico de la salud mental, la administración de los procesos que van desde la prevención y la promoción hasta el diagnóstico y tratamiento de enfermedades mentales ha sufrido múltiples modificaciones, siendo el dispositivo tecnológico un eslabón esencial en la cadena de interacciones que actualmente configura la relación entre el sistema terapéutico y el paciente o usuario. En la actualidad, el vínculo no está mediado solo por intervenciones humanas, sino que se utilizan comúnmente programas informáticos diseñados desde la IA para simular conversaciones *(chatbots)* y terapeutas virtuales para hacer más accesible la psicoterapia (Cortés *et al.,* 2025).

Se puede pensar, en principio, que la tecnología contribuye a una optimización del trabajo terapéutico. Sin embargo, puede ocurrir precisamente lo contrario: una aplicación técnica de escasa racionalidad, que estandariza un método que acaba por deshumanizar el vínculo. El componente ético de la diada terapeuta paciente es precisamente la consideración empática del otro.

En el escenario controversial que implica renunciar a este tipo de vínculo, las TD imponen desafíos de complejidad inusitada, especialmente en lo referente a la redefinición de los límites tradicionales entre lo mental y lo corporal. Las innovaciones tecnológicas, tales como las interfaces entre el cerebro y las computadoras, la neuroestimulación o la inteligencia artificial aplicada a la diagnosis han proyectado un escenario donde las nociones clásicas de mente, subjetividad o psiquismo se ven tensionadas por marcos ontológicos y epistemológicos emergentes. Esta transformación ha reactivado preguntas filosóficas de enorme relevancia para las ciencias, como la distinción cartesiana entre la *res cogitans* y la *res extensa,* que se vuelve cada vez más difícil de sostener en un campo donde lo mental puede ser cuantificado, intervenido o representado digitalmente. Conceptos como el de «metapresencialidad» proponen una nueva forma de presencia que trasciende la dicotomía entre lo físico y lo virtual. Este punto de vista implica reconsiderar la experiencia subjetiva en entornos digitales y su impacto en el contexto de la salud mental (Almeida, 2023).

A pesar de lo acuciante del problema, las disciplinas que estudian la interacción mente-cerebro no han logrado desarrollar una reflexión o conclusión que oriente un «saber-hacer» ante la presión permanente de una tecnología que parece querer develar los límites de la privacidad mental (Rivera Estrada & Sánchez Salazar, 2016).

Desde un punto de vista técnico, las nuevas herramientas facilitan y optimizan el desarrollo de sistemas diagnósticos más precisos o tempranos para cuadros psicológicos o psiquiátricos de alta complejidad, incluso mediante el análisis de comportamientos en línea, el procesamiento del lenguaje natural y la identificación de biomarcadores digitales (Domingos, 2015).

Uno de los temas más delicados en este contexto es la consideración ética y los cuidados que deben recibir los pacientes con padecimientos mentales. En cualquier vínculo terapéutico, el reconocimiento del otro es el elemento fundante de cualquier noción de cuidado posible. En este sentido, la ética de Levinas ofrece un punto de apoyo para pensar la centralidad que tiene el rostro del otro en ese encuentro (Navarro, 2007). Es en el diálogo que inaugura el ejercicio terapéutico donde se construye un espacio fenoménico intersubjetivo. En esa instancia, la lógica de la automatización que conlleva la IA pierde todo propósito.

La particularidad y la intimidad de la conexión emocional que requiere el espacio terapéutico se ven amenazadas por el uso de herramientas que, al automatizar la interacción, ponen en entredicho la privacidad de la información y diluyen la posibilidad de un genuino consentimiento informado. Según la psiquiatría fenomenológica (Figueroa, 2000), el encuentro dialógico es fundamental, pues implica un ejercicio de comprensión de un paciente. Es solo a través de una relación intersubjetiva que se hace posible captar la vivencia del sufrimiento mental. La mediación tecnológica empobrece la relación, transformándola en una mera transferencia de datos y, de paso, socavando la dimensión humana del diagnóstico y la terapia, lo que compromete gravemente la autenticidad del vínculo clínico.

La incorporación de tecnologías avanzadas en el ámbito de la salud mental es un hecho que no puede ignorar una reflexión ética urgente, ya que modifica los elementos fundantes de toda teoría psicoterapéutica. La aparición de enfoques como la ciberterapia, la terapia asistida por realidad virtual o el uso de IA para abordar trastornos mentales, ha modificado sustantivamente el modelo de la relación terapeuta-paciente y, por tanto, su ética subyacente.

Rivera Estrada y Sánchez Salazar (2016) señalan cómo la IA amenaza con sustituir al terapeuta humano, sacando de la ecuación la relevancia de la comprensión empática del paciente, y toman en cuenta los riesgos que implica el manejo de la privacidad de la información y la confidencialidad necesarias en toda práctica clínica. La digitalización de los datos sensibles y su eventual vulneración requieren una nueva forma de pensar la protección de los pacientes.

La eficacia y validez de las intervenciones en salud mental basadas en tecnología contemporáneas se encuentra en una fase de consolidación. Algunas herramientas basadas en realidad virtual han mostrado resultados prometedores en el tratamiento de cuadros específicos como las fobias, el trastorno de estrés postraumático o los trastornos de ansiedad. Las tecnologías posibilitan la creación de un entorno controlado, donde los pacientes pueden expresar sus emociones y experimentar situaciones de estrés, y aprender a responder a ellas en un formato seguro (Spytska, 2024).

En este contexto, es imperativo que la integración de nuevas tecnologías aplicadas a técnicas canónicas de una disciplina, como la psicoterapia, se realice de manera crítica y reflexiva, considerando no solo los beneficios potenciales, sino también los desafíos éticos y prácticos que puedan surgir, con el objetivo de preservar la integridad y calidad de la atención en salud mental.

Finalmente, las tecnologías aplicadas a la salud mental se inscriben en un marco más amplio que involucra no solo el desarrollo de herramientas terapéuticas, sino también el diseño de políticas públicas orientadas al bienestar de la población. La implementación de inteligencia artificial, el desarrollo de terapias digitales y las neurotecnologías, ha reconfigurado las prácticas clínicas y la comprensión misma de los trastornos mentales (Rose, 2019).

3. El uso de tecnologías de análisis de datos en la salud mental pública

Las plataformas de *big data* se han consolidado como una herramienta fundamental en la identificación, predicción y gestión de problemas de salud mental a nivel global en la población. Los dispositivos personales de salud, las redes sociales y los mismos registros clínicos permiten identificar con relativa precisión ciertos patrones de riesgo y anticiparse a crisis de salud mental en grupos específicos. La IA puede analizar grandes masas de datos biomédicos a distancia, favoreciendo así la práctica clínica y la toma de decisiones (Biscaia-Fernández *et al.,* 2024). No obstante, el uso de estas plataformas plantea interrogantes éticas sobre la privacidad y el consentimiento informado, ya que el monitoreo permanente puede vulnerar la autonomía psíquica de los usuarios.

En el campo de la salud mental, la aplicación de las TIC ha mostrado promisorios resultados, particularmente en la optimización del diagnóstico y seguimiento de trastornos psiquiátricos. Algunas investigaciones recientes han desarrollado sistemas de detección de condiciones como la depresión o el trastorno bipolar mediante el análisis de datos pasivos y activos obtenidos a partir de dispositivos personales de salud instalados en *smartphones* (Jukka-Pekka & Rauch, 2016). Estas tecnologías permiten no solo incrementar la precisión diagnóstica mediante patrones conductuales y fisiológicos, sino también optimizar la asignación de recursos sanitarios y personalizar las estrategias terapéuticas. Así, se contribuye de manera significativa a la eficiencia, accesibilidad y calidad de la atención en salud mental, consolidando un enfoque más preventivo y centrado en el paciente.

En este contexto, resulta imperativo que la integración de nuevas tecnologías aplicadas a técnicas tradicionales, como la psicoterapia, se realice de manera crítica y reflexiva, considerando no solo sus beneficios potenciales, sino también los desafíos éticos y prácticos que puedan surgir con el objetivo de preservar la integridad y calidad de la atención en salud mental.

En última instancia, las tecnologías aplicadas a la salud mental se inscriben en un marco más amplio que involucra no solo el desarrollo de herramientas terapéuticas, sino también el diseño de políticas públicas orientadas al bienestar de la población. La implementación de la inteligencia artificial, el desarrollo de terapias digitales y las neurotecnologías han reconfigurado las prácticas clínicas y la comprensión misma de los trastornos mentales (Rose, 2019). En este orden de cosas, algunos enfoques filosóficos y teóricos afines, como el transhumanismo y el posthumanismo han contribuido a problematizar el estatuto ontológico del ser humano en su relación con la tecnología, planteando dilemas éticos asociados a la autonomía, la identidad y la dignidad (Bostrom, 2005).

Un concepto clave en este debate es el de *enhancement,* entendido como la mejora o potenciación de las capacidades humanas a través de medios tecnológicos, que es el fundamento del transhumanismo y que, en sí mismo, constituye un desafío a las categorías tradicionales de enfermedad mental, el deterioro orgánico, el envejecimiento y en última instancia, la muerte misma, reconfigurándose así los límites entre la normalidad y la patología (Savulescu & Bostrom, 2009). A medida que las tecnologías emergentes avanzan en el ámbito de la salud mental, se vuelve crucial considerar sus implicaciones éticas y sociales en relación con la subjetividad y la experiencia humana (Clausen & Levy, 2015).

Más allá de las posibles proyecciones que desafían hasta las más férreas convicciones de lo que se entiende como la vida psíquica de los seres humanos, la tecnología aplicada a una intervención masiva, administrada y ejercida sobre la globalidad de la población, sin distinciones individuales particulares, corre el riesgo de transformarse en una nueva forma de vigilancia digital, donde los sistemas pueden predecir estados emocionales o potenciales trastornos mentales sin la intervención de profesionales de la salud, lo que deviene en un riesgo de patologización excesiva de la vida cotidiana y una eventual manipulación comercial de la información psicológica de los individuos.

4. Desafíos éticos en la protección de la integridad psíquica y la privacidad mental

Uno de los principales desafíos éticos en el uso de tecnologías emergentes en el campo de la salud mental pública es el manejo de la privacidad de los datos de las personas, que incide directamente en la protección de su integridad psíquica.

En la actualidad, hay una rápida expansión de las tecnologías de la información y la comunicación en los países desarrollados y, a partir de la vía del mercado, han ingresado de lleno en el campo de la psiquiatría y la salud mental pública, operando con un criterio más orientado por intereses económicos que por la búsqueda activa de una mejoría del bienestar de la población. La Organización Mundial de la Salud (OMS) ha sugerido el uso de estas tecnologías como algo beneficioso, y los mismos profesionales han generado algunas propuestas. En 2016, la American Psychiatric Association publicó un documento que ayuda a los profesionales a evaluar el uso de algunas aplicaciones electrónicas. A partir de esto, se han promovido iniciativas como la Connected and Open Research Ethics con la intención de proporcionar una guía para una práctica ética de la salud mental digital (López-Santin & Álvaro, 2018).

Uno de los problemas éticos fundamentales del uso de los datos psicológicos es la falta de regulación legal, lo que eventualmente permite a empresas privadas utilizar esta información sin el control y la transparencia suficientes. La privacidad mental se encuentra en riesgo por el uso de las TD que pueden interferir en estados emocionales o cognitivos a partir de la actividad digital de los usuarios (Zuboff, 2019). Esto podría interferir directamente en el derecho de los individuos a mantener sus pensamientos y emociones fuera del alcance de la vigilancia tecnológica.

5. Consideraciones normativas y regulatorias en el contexto chileno

En Chile, la Ley 21331 establece principios fundamentales para la protección de los derechos en la atención de salud mental, tales como la privacidad, la dignidad, la no discriminación y la autonomía del paciente. Esta normativa reconoce la importancia de resguardar la integridad física y psíquica de las personas que reciben atención en salud mental, garantizando su derecho a un trato digno y respetuoso, así como el acceso a servicios de calidad basados en principios éticos fundamentales (Ministerio de Salud, 2021). Sin embargo, a pesar de los avances logrados en la regulación de los derechos de los usuarios en contextos clínicos y comunitarios, la ley aún presenta vacíos significativos frente al uso de tecnologías emergentes en el ámbito de la salud mental.

El rápido avance de herramientas tecnológicas como la inteligencia artificial y el análisis de grandes volúmenes de datos *(big data)* en salud plantea nuevos desafíos éticos y legales que la Ley 21331 no aborda explícitamente. Estas tecnologías permiten procesar enormes cantidades de información psicológica y conductual, generando diagnósticos automatizados o intervenciones terapéuticas basadas en algoritmos predictivos (He *et al.,* 2019). Sin embargo, el uso de estos recursos conlleva riesgos significativos para la privacidad y la autodeterminación cognitiva de los individuos, ya que los datos recopilados pueden ser utilizados con fines que vulneren la autonomía del paciente o que expongan información sensible sin su consentimiento adecuado.

La falta de regulación específica en torno al uso de tecnologías digitales en salud mental abre la posibilidad de prácticas que, aunque puedan parecer eficientes, no necesariamente respetan la integridad psicológica de los usuarios. Por ejemplo, el uso de algoritmos que realizan análisis de patrones de comportamiento en redes sociales para predecir crisis de salud mental puede resultar en la vulneración de la privacidad y el estigma asociado a ciertos trastornos. Además, el uso de plataformas de telemedicina que recopilan datos biométricos plantea interrogantes sobre el almacenamiento, acceso y tratamiento de dicha información, especialmente cuando intervienen terceros no profesionales de la salud.

Para abordar estos desafíos es necesario avanzar en el desarrollo de normativas específicas que regulen el uso de IA y *big data* en salud mental, incorporando salvaguardas éticas que aseguren la protección de la información personal y el respeto por la autodeterminación cognitiva de los ciudadanos.

Esto implica la creación de protocolos claros sobre la recopilación, almacenamiento, procesamiento y uso de los datos psicológicos, así como la implementación de medidas que aseguren el consentimiento informado continuo y la transparencia en el manejo de la información.

De igual manera, es fundamental promover la formación ética de los profesionales de salud mental respecto al uso de estas tecnologías, garantizando que cuenten con las competencias necesarias para evaluar los riesgos asociados y adoptar prácticas que prioricen el bienestar del paciente por sobre los intereses tecnológicos o económicos. Solo a través de un enfoque interdisciplinario que considere tanto los avances tecnológicos como los principios éticos fundamentales será posible garantizar una atención en salud mental que respete la dignidad y la autonomía de las personas en la era digital.

6. Conclusiones

El avance global de las tecnologías de la información plantea enormes desafíos en el ámbito de la salud mental que todavía no pueden ser plenamente resueltos, en tanto ponen en entredicho saberes que creíamos estables. La reflexión crítica en torno a los alcances de la IA, el uso de algoritmos y el análisis de datos en los procesos de prevención, diagnóstico y tratamiento de trastornos mentales ha generado grandes expectativas sobre los procesos de gestión en el ámbito de la salud mental pública, pero anuncia una amenaza de grandes proporciones a la integridad del sujeto. El factor de riesgo latente más considerable es la potencial transgresión a la privacidad mental, que se sustenta en el monitoreo constante y el registro permanente de todas las actividades que los sujetos realizan a través de internet sin la consideración de la autonomía o el consentimiento de los sujetos. El control mental que esto supone se suma a un tipo de intervención tecnocrática que impulsa una concepción deshumanizante de la salud mental en general y de la relación paciente-terapeuta en particular, reduciendo la riqueza fenomenológica del proceso dialógico a indicadores digitales que diluyen el reconocimiento empático del sufrimiento humano. La cuestión dilemática surge precisamente porque estos procesos de automatización ofrecen un notorio mejoramiento de la eficiencia diagnóstica y la administración de la salud mental a nivel público (He *et al.,* 2019).

Desde la perspectiva de la justicia social es posible pensar que la implementación de un esquema tecnológico a la salud mental implica una potencial distribución inequitativa de los recursos, lo que también socava los principios de justicia social, responsabilidad y solidaridad en el ámbito de la salud pública.

Respecto de la dimensión diagnóstica, se hace necesario plantear diversos riesgos asociados al uso de algoritmos, pues la aplicación masiva de criterios diagnósticos sin el debido cuidado y reconocimiento del contexto situado puede afectar gravemente a algunos grupos de la población, en los que podrían exacerbarse estereotipos, estigmas y prácticas discriminatorias.

La indiscutible celeridad en el desarrollo de estas tecnologías exige un marco normativo sólido que proteja con efectividad los derechos de los pacientes. Las políticas públicas deben garantizar la transparencia y el tratamiento confidencial de los datos personales en el contexto del uso de plataformas que se orienten al tratamiento de la salud mental de la población. Hay un desfase entre algunas legislaciones que abordan el tratamiento de datos con normas que son, incluso, previas a la aparición de internet. La imprevisibilidad del desarrollo tecnológico hace casi imposible establecer normas rígidas o permanentes, razón por la cual es más atendible la necesidad de un cuerpo ético reflexivo que se traduzca en criterios de orientación, tanto para los profesionales como para la población general.

La salud mental hoy en día no puede ser tratada exclusivamente como un tema disciplinario cerrado en los saberes académicos. Es imprescindible que, en el contexto de la complejidad actual, el diálogo se abra a la necesidad de buscar intersecciones entre la academia, el derecho, la sociedad civil y todas las disciplinas que comparezcan a las nuevas formas de pensar los límites de lo mental y el consecuente derecho a preservarlos.

Bibliografía

Almeida, N. (2023). Metapresencialidad: concepto fundante de una teoría crítica de la salud digital. *Salud Colectiva,* 19. https://revistas.unla.edu.ar/saludcolectiva/article/view/4655.

Biscaia-Fernández, J. M., Mohedano-del Pozo, R. B., & Biscaia-Fernández, C. J. (2023). La inteligencia artificial en la prevención de conductas suicidas: aspectos técnicos y consideraciones ético-legales. *Revista de Bioética y Derecho,* 59, 181-204. https://dx.doi.org/10.1344/rbd2023.59.42759.

Bostrom, N. (2005). In defense of posthuman dignity. *Bioethics,* 19(3), 202-214.

Castells, M. (2009). *Comunicación y poder.* Alianza Editorial.

Clausen, J., & Levy, N. (2015). *Handbook of neuroethics.* Springer. https://link.springer.com/referencework/10.1007/978-94-007-4707-4.

Cortés Torres, J. E., Saldaña Moreno, C. E., Mendoza Moncada, J. S., & Perdomo Pineda, J. D. (2025). El chatbot aplicado a salud. Una revisión bibliométrica [The chatbot applied to health. A bibliometric review]. *Revista de Comunicación y Salud,* 15, 1-18. https://doi.org/10.35669/rcys.2025.15.e355.

Domingos, P. (2015). *The master algorithm: how the quest for the ultimate learning machine will remake our world.* Basic Books.

Figueroa, L. (2000). *El encuentro terapéutico desde la psiquiatría fenomenológica.* Editorial Universitaria.

Gobierno de España. (2021). *Carta de derechos digitales.* Ministerio de Asuntos Económicos y Transformación Digital. https://www.derechosdigitales.gob.es.

He, J., Baxter, S. L., Xu, J., & Xu, J. (2019). The practical implementation of artificial intelligence technologies in medicine. *Nature Medicine,* 25(1), 30-36.

Ienca, M., & Andorno, R. (2017). Towards new human rights in the age of neuroscience and neurotechnology. *Life Sciences, Society and Policy,* 13, 5. https://lsspjournal.biomedcentral.com/articles/10.1186/s40504-017-0050-1.

Jukka-Pekka, o., & Rauch, S. L. (2016). Harnessing smartphone-based digital phenotyping to enhance behavioral and mental health. *Neuropsychopharmacology*, 41(7), 1691–1696. https://doi.org/10.1038/npp.2016.7.

Ley 21.331: Sobre el Reconocimiento y Protección de los Derechos de las Personas en la Atención de Salud Mental. (2021). *Diario Oficial de la República de Chile.* https://www.bcn.cl/leychile/navegar?idNorma=1159383.

López-Santin, M., & Álvaro, J. L. (2018). Ética y salud mental digital: perspectivas y desafíos. *Revista de Salud Pública,* 20(4), 515-528.

Mental Health Commission of Canada. (2023). *eMental Health: transforming care through technology*. https://mentalhealthcommission.ca/what-we-do/e-mental-health/.

Navarro, M. (2007). La ética del rostro en Levinas: implicaciones para la psicoterapia. *Revista de Filosofía y Psicología,* 22(1), 12-28.

Rivera Estrada, R., & Sánchez Salazar, M. (2016). Los desafíos éticos de la inteligencia artificial en la práctica psicoterapéutica. *Revista de Salud Mental y Tecnología,* 8(2), 88-101.

Rose, N. (2019). *Our psychiatric future: the politics of mental health.* Polity Press.

Savulescu, J., & Bostrom, N. (2009). *Human enhancement.* Oxford University Press.

Sepúlveda, R. (2023). Desafíos y perspectivas en la política pública de salud mental en Chile: comprender el proceso de salud/enfermedad/atención-prevención desde la mirada de las personas. *Revista del Departamento de Trabajo Social de la Universidad Alberto Hurtado,* 13(1), 1-17.

Spytska, L. (2024). The use of virtual reality in the treatment of mental disorders such as phobias and post-traumatic stress disorder. *SSM-Mental Health*.

Torous, J., & Neberek, C. (2017). Navigating ethics in the digital age: Introducing Connected and Open Research Ethics (CORE), a tool for researchers and institutional review boards. *Journal of Medical Internet Research,* 19(2). https://www.jmir.org/2017/2/e38/.

Unión Europea. (2016). Reglamento UE 2016/679 del Parlamento Europeo y del Consejo de 27 de abril de 2016 relativo a la protección de las personas físicas en lo que respecta al tratamiento de datos personales y a la libre circulación de estos datos (Reglamento General de Protección de Datos). *Diario Oficial de la Unión Europea, L119,* 1-88. https://eur-lex.europa.eu/legal-content/ES/TXT/?uri=CELEX%3A32016R0679.

Wanjerman-Paz, A. (2024). La privacidad mental como fundamento de la identidad y la autonomía relacional. *RHV,* 26, 205-221.

Zuboff, S. (2019). *The age of surveillance capitalism: the fight for a human future at the new frontier of power.* PublicAffairs.

Notas biográficas

Marcos Alonso Fernández es profesor ayudante doctor e investigador en la Universidad Complutense de Madrid (UCM), Facultad de Medicina. Su formación comprende un doctorado europeo (2013-2017) en la UCM y dos estancias posdoctorales: en la Universidad Autónoma de Madrid (2017-2018) y en la Universidad de Oxford (2018-2019). Su campo de estudio se sitúa entre la bioética, la ética aplicada y la antropología filosófica. Sus investigaciones se han ido desplazando desde la filosofía de la técnica de Ortega y Gasset hacia un enfoque bioético más amplio. Ha ocupado posiciones docentes e investigadoras permanentes en la Universidad Yachay Tech de Ecuador (2018-2019) y en la Universidad Adolfo Ibáñez de Chile (2020-2022). Autor de más de setenta artículos en revistas indexadas de prestigio, nacionales e internacionales, también ha publicado el libro *Ortega y la técnica* (CSIC-Plaza y Valdés, 2021).

Aníbal M. Astobiza es investigador y profesor del Departamento de Filosofía I (Programa Emergia) de la Universidad de Granada (UGR); graduado en Filosofía por la Universidad de Deusto; máster en Psicología Social; Diploma de Estudios Avanzados (DEA) y doctor en Ciencias Cognitivas y Humanidades por la Universidad del País Vasco (Euskal Herriko Unibertsitatea). Investiga en la intersección de las ciencias cognitivas, biológicas y sociales y ha publicado sobre estos y otros temas. Ha realizado estancias de investigación posdoctoral en el IFS-CSIC, en el Oxford Uehiro Centre for Practical Ethics de la Universidad de Oxford y en el Center for Bioethics, Harvard Medical School, de la Universidad de Harvard. Es miembro de la Red Temática Espacyos: Ética de la Salud Pública, financiada por el Ministerio de Ciencia, Innovación y Universidades y de la red Laboratorio Iberoamericano de Ética y Salud Pública (LIBERESP), financiada por el Programa Iberoamericano de Ciencia y Tecnología para el Desarrollo (CYTED).

Lucía Angélica Brienza es doctora en Humanidades por la Universidad Nacional de Rosario (UNR); profesora titular en la Facultad de Psicología del Instituto Universitario Italiano de Rosario y profesora asociada en la Facultad de Psicología de la UNR. Sus investigaciones principales se centran en la salud mental perinatal, la salud mental desde una perspectiva de género y la centralidad de la vida onírica como fuente de acceso a procesos sociales colectivos. Fue directora del proyecto sobre violencia obstétrica, financiado por la provincia de Santa Fe (Argentina), en la convocatoria Proyectos de Ciencia y Tecnología con Perspectiva de Género & Quot (2021-2022).

Magdalena Caccia es licenciada en Ciencias Antropológicas por la Universidad de la República de Uruguay; diplomada en Género y Políticas de Igualdad por la Facultad Latinoamericana de Ciencias Sociales (FLACSO, Uruguay); máster en Género e Igualdad por la Universidad Pablo de Olavide (España) y especialista en Políticas de Cuidado con Perspectiva de Género por la Red de Posgrados del Consejo Latinoamericano de Ciencias Sociales (CLACSO). Actualmente, cursa un doctorado en Ciencias Sociales en la Universidad del País Vasco. Sus principales líneas de investigación comprenden los derechos sexuales y reproductivos y las técnicas de reproducción asistida desde una perspectiva feminista. Integra redes de investigación internacionales y es investigadora y docente del Programa Género, Cuerpo y Sexualidad de la Facultad de Humanidades (Universidad de la República de Uruguay) y del Programa Género y Cultura de FLACSO Uruguay.

José Antonio Castillo Parrilla es investigador con contrato Ramón y Cajal en la Universidad de Granada (UGR), donde ha desarrollado la línea de investigación denominada «Régimen jurídico de las nuevas formas de riqueza digital». Doctor en Derecho Digital por la Universidad de Bolonia y en Derecho Civil por la Universidad de Granada, ha recibido el Premio Anual de la Real Academia de Jurisprudencia y Legislación de Granada (2021). Lidera el paquete de trabajo sobre economía de datos con respeto a los derechos fundamentales y valores éticos en el proyecto de la Fundación para la Internacionalización de las Administraciones Públicas (FIIAPP) «Calesa Digital», en colaboración con el Tribunal Supremo y la Academia Judicial de Filipinas. Sus líneas de investigación se centran en el derecho digital y de la propiedad, especialmente en el estudio jurídico de las nuevas formas de riqueza digital.

Maite Cruz Piqueras es socióloga, docente e investigadora en la Escuela Andaluza de Salud Pública, donde dirige, en colaboración con la Universidad de Granada, el Diploma Universitario de Especialización en Bioética. En investigación, forma parte de la Red EOLRed de Investigación del Final de la Vida, de la red Laboratorio Iberoamericano de Ética y Salud Pública (LIBERESP), financiada por el Programa Iberoamericano de Ciencia y Tecnología para el Desarrollo (CYTED), y de la Red Temática Espacyos: Ética de la Salud Pública, financiada por el Ministerio de Ciencia, Innovación y Universidades. Sus investigaciones se basan, fundamentalmente, en la utilización de métodos y técnicas cualitativas de investigación social. Sus publicaciones y líneas de interés giran en torno al final de la vida —en particular, la eutanasia y la objeción de conciencia—, así como a la ética narrativa y a la ética de la salud pública, con especial atención a la reticencia frente a la vacunación.

María Graciela de Ortúzar es doctora en Filosofía por la Universidad Nacional de La Plata (UNLP); Diploma de Estudios Avanzados (DEA) en Filosofía, Bioética (España, UNESCO); especialista en Políticas de la Integración Latinoamericana (Facultad de Ciencias Jurídicas y Sociales, UNLP) y profesora de Filosofía en la UNLP. Ha recibido becas del CONICET, de la UNLP, de la Fundación Antorchas-British Council, de los National Institutes of Health y del Programa Fulbright para investigar sobre los siguientes temas: ética al final de la vida, trasplantes de órganos, justicia y genética, telemedicina, tecnologías de la información y la comunicación (TIC). A nivel posdoctoral, fue *visiting researcher* en McGill University (2005-2006); profesora visitante en España y Francia (en la Escuela Andaluza de Salud Pública y en la École des Hautes Études en Santé Publique, 2010) e investigadora en la Universidad Complutense de Madrid (UCM, 2016). Ha dirigido diversos proyectos de investigaciones en las siguientes instituciones: Universidad Nacional de La Plata, Universidad Nacional de la Patagonia Austral, CONICET y la Agencia Nacional de Promoción de la Investigación, el Desarrollo Tecnológico y la Innovación (Agencia I+D+i). Actualmente, dirige el proyecto PICT-2021- GRF [1]TI-00786 I GRF-T1, Ética y Derecho Humano a la Salud desde una Mirada Interseccional, proponiendo enfoques críticos, integrales e interseccionales, para la resolución de problemas complejos. También participa del proyecto PI 29/C094 (T1), Ética, Territorio y Ambiente. Además, es integrante fundadora del Grupo de Investigación Latinoamericano para la Educación Inclusiva (GILEI), integrado por dieciséis universidades de América Latina y la red Laboratorio Iberoamericano de Ética y Salud Pública (LIBERESP), financiada por el Programa Iberoamericano de Ciencia y Tecnología para el Desarrollo (CYTED).

Janet Delgado es doctora en Filosofía por la Universidad de La Laguna y profesora de Enfermería en la Universidad de Yamaguchi (Japón). Actualmente, es editora jefa de la revista *Nursing & Health Sciences*. Ha sido investigadora posdoctoral en la Universidad de Granada y colaboradora externa de la Agencia de Evaluación de Tecnologías Sanitarias del Servicio Canario de Salud (SESCS). También es profesora colaboradora en el máster en Bioética y Bioderecho de la Universidad de La Laguna y la Universidad de Las Palmas de Gran Canaria.

Gonzalo Díaz-Cobacho es investigador posdoctoral en la Cátedra Youngner de Bioética Empírica en el Departamento de Filosofía I de la Universidad de Granada. Es graduado en Humanidades por la Universidad de Cádiz (2017). Obtuvo un máster en Filosofía Contemporánea (2018), un diploma de especialización en Bioética y un doctorado con mención internacional en Bioética (2024), todo ello por la Universidad de Granada. Sus temas de interés son la bioética clínica (en particular, las cuestiones relacionadas con el final de la vida), la ética empírica y experimental y la ética de la inteligencia artificial.

Mar Díaz-Millón es profesora ayudante doctora en el Departamento de Traducción e Interpretación de la Universidad de Granada. En 2023, se doctoró en Lenguas, Textos y Contextos, por la misma universidad, con la tesis *La transcreación en la gestión lingüística de sitios web corporativos del sector sanitario: análisis y caracterización.* Ha publicado varios artículos en revistas de alto impacto, como «Perspectives, the interpreter and translator trainer» y «Education and information technologies». Sus líneas de investigación son las siguientes: traducción, transcreación, didáctica de la traducción y traducción y transcreación para la inclusión. Ha participado en varios proyectos de I+D centrados en estas líneas de investigación.

Luis Espericueta es docente e investigador en formación en la Universidad de Granada, integrante del proyecto INEDyTO II (Bioética y Final de la Vida) e investigador principal del proyecto ARIADNA (Evaluación de los Factores que Condicionan los Procesos de Duelo antes y después de la Muerte por Eutanasia). Pertenece a la Red Temática Espacyos: Ética de la Salud Pública, financiada por el Ministerio de Ciencia, Innovación y Universidades, y a la red Laboratorio Iberoamericano de Ética y Salud Pública (LIBERESP), financiada por el Programa Iberoamericano de Ciencia y Tecnología para el Desarrollo (CYTED). Ha sido profesor en la Université Le Havre-Normandie y en la Université du Littoral Côte d'Opale, en Francia. Asimismo, ha asesorado a diferentes Gobiernos en materia de bioética y cuenta con experiencia como defensor jurídico de comunidades indígenas en conflictos socioambientales en su ciudad natal, San Luis Potosí, en México.

Francisco Javier Gil Martín es profesor titular en el Departamento de Filosofía de la Universidad de Oviedo, en donde imparte asignaturas sobre ética aplicada a situaciones de emergencias y desastres en el máster universitario en Análisis y Gestión de Emergencia y Desastres y en el Erasmus Mundus Joint Master Degree in Public Health in Disasters. Entre 2022 y 2024, dirigió el proyecto de investigación Deberes Éticos en Contextos de Desastres (DESASTRE), financiado por la Fundación BBVA. Es investigador responsable del Grupo de Investigación en Bioética y Éticas Aplicadas (BIOÉTICA), de la Universidad de Oviedo, y miembro de la Red Temática Espacyos: Ética de la Salud Pública, financiada por el Ministerio de Ciencia, Innovación y Universidades, y de la red Laboratorio Iberoamericano de Ética y Salud Pública (LIBERESP), financiada por el Programa Iberoamericano de Ciencia y Tecnología para el Desarrollo (CYTED).

Irene Gómez-Franco es filósofa y escritora especializada en ética. Actualmente, es profesora de la Universitat Autònoma de Barcelona. Doctora por la Universidad Técnica de Berlín y la Universidad Nacional de Educación a Distancia, durante su trayectoria académica, ha realizado numerosas estancias de investigación de las que cabe destacar las llevadas a cabo como becaria dentro del programa Marie Curie en Chicago, México, Berlín y Potsdam. Sus líneas de investigación incluyen la justicia global y la justicia intergeneracional, la teoría feminista y la ética aplicada, con especial atención a los problemas de bioética, la ética animal y la ética ecológica. Ha publicado en revistas y volúmenes internacionales y es autora del libro *Deudas pendientes. La justicia entre generaciones* (CSIC-Plaza y Valdés, 2020).

María Fernanda González es doctora en Psicología por la Universidad Autónoma de Madrid y profesora titular en la Facultad de Ciencias de la Salud de la Universidad Nacional de Entre Ríos (Argentina). Su línea principal de investigación se centra en la salud mental perinatal en el marco de los derechos humanos, la salud mental perinatal digital y la formación de recursos humanos en salud. Es participante del proyecto International Platform on Obstetric Violence (IPOV) dentro del programa Horizonte Europa de la Unión Europea (Acción Marie Sklodowska-Curie, 2022).

Joaquín Hortal-Carmona es médico de familia en el Centro de Salud Albayzín-Haza Grande-Sacromonte (Granada) y profesor asociado en la Facultad de Ciencias de la Salud de la Universidad de Granada (UGR). Previamente, fue médico de urgencias hospitalarias. Doctorado en Bioética por la Universidad de Granada con la tesis *Ética de la distribución recursos sanitarios escasos*. Docencia e investigación en ética de salud pública, equidad, bioética y medicina de familia. Miembro de la Red Temática Espacyos: Ética de la Salud Pública, financiada por el Ministerio de Ciencia, Innovación y Universidades.

Pilar Jubany-Roig es psicóloga con formación en salud mental perinatal. Es estudiante de doctorado en la Universidad de Granada, en el programa de doctorado en Filosofía (línea: Bioética). Su investigación se centra en las experiencias de mujeres encarceladas en relación con la lactancia materna, la salud mental perinatal, la violencia obstétrica y los derechos humanos. Es investigadora del proyecto Política y Ética y Salud Pública (POyETICAS, PID2023-148517NB-I00).

Antonio Letelier Soto (Chile, 1976) es psicólogo clínico (psicoterapeuta) y profesor de Psicología. Doctor en Psicología por la Universidad de Santiago de Chile. Escritor (miembro de la Sociedad de Escritores de Chile). Actualmente, es académico de la Escuela de Psicología de la Universidad de Santiago de Chile y presidente del Comité de Ética de la Investigación en Ciencias Sociales y Humanidades de la Facultad de Filosofía y Humanidades de la Universidad de Chile. Miembro del Centro de Estudios de Ética Aplicada (CEDEA) y miembro de la directiva de la Comunidad de Diálogos en Ética y Sociedad (CODES) de la Universidad de Santiago de Chile. En la actualidad, se encuentra investigando temas de ética profesional en el campo de la psicología y otras ciencias.

Fernando Lolas Stepke es profesor e investigador de la Universidad de Chile y la Universidad Central de Chile. Director del Centro Interdisciplinario de Estudios en Bioética y del Programa en Ética Global del Instituto de Estudios Internacionales de la Universidad de Chile. *International distinguished fellow* en la American Psychiatric Association. Director de la revista *Acta Bioethica*.

María Teresa López de la Vieja de la Torre es catedrática emérita honorífica de Filosofía en la Universidad de Salamanca, *adjunct professor* en el Department of Bioethics, Case Western Reserve University. Forma parte de la Red Temática Espacyos: Ética de la Salud Pública, financiada por el Ministerio de Ciencia, Innovación y Universidades, y de la red Laboratorio Iberoamericano de Ética y Salud Pública (LIBERESP), financiada por el Programa Iberoamericano de Ciencia y Tecnología para el Desarrollo (CYTED). Entre sus publicaciones se encuentran las siguientes: *Principios morales y casos prácticos* (Tecnos, 2000); *Ética y literatura* (Tecnos, 2003); *Bioética y ciudadanía* (Biblioteca Nueva, 2008); *La mitad del mundo. Ética y critica feminista* (Publicaciones Universidad de Salamanca, 2004); *La pendiente resbaladiza* (ed.) (Plaza y Valdés, 2011), *E-Éthique/E-Ethics* (L'Harmattan, 2011); *Bioética y Literatura* (ed.) (Plaza y Valdés, 2013); *Bioética traslacional* (Plaza y Valdés, 2022), *Dominio o ciudadanía. Políticas de la razón* (Plaza y Valdés, 2025).

Berta Lorenzana es graduada en Sociología (2021) y Filosofía (2024) por la Universidad de Barcelona. En los años siguientes ha realizado el Diploma de Especialización en Bioética en la Escuela Andaluza de Salud Pública y el máster interuniversitario en Lógica y Filosofía de la Ciencia, en los que investigó sobre la percepción de la autonomía y la agencia en los procesos de eutanasia de personas que padecen enfermedades mentales. Sus principales temas de investigación dentro del ámbito de la bioética y la ética aplicada son el final de la vida y las distintas actitudes de la población general ante la muerte.

María Victoria Martínez-López es graduada en Enfermería por la Universidad de Jaén (UJA, 2014), graduada en Filosofía por la Universidad de Granada (UGR, 2021) y doctora en Filosofía con mención internacional (UGR, 2024), con un contrato predoctoral de Formación de Personal Investigador (FPI) por el Ministerio de Ciencia, Innovación y Universidades (España). Máster en Gerontología Social: Longevidad, Salud y Calidad de Vida (2015), diploma de Especialización en Bioética (Escuela Andaluza de Salud Pública, EASP), diploma de especialización en Género y Salud (EASP) y diploma de especialización en Gestión de Cuidados (EASP). Trabaja en la Facultad de Enfermería de la UGR como colaboradora docente en la EASP y como evaluadora experta de proyectos en la Agencia Estatal de Investigación del Ministerio de Ciencia, Innovación y Universidades. Es miembro del Comité de Ética de Andalucía.

Ester Massó Guijarro es profesora titular de Filosofía Moral en la Universidad de Granada (UGR). Antropóloga y filósofa especializada en lactancia materna y violencia obstétrica, entre otras líneas de investigación. Responsable por la UGR del proyecto europeo IPOV RESPECTFUL CARE. Investigadora de la Unidad Científica de Excelencia FiloLab y de la Red Temática Espacyos: Ética de la Salud Pública, financiada por el Ministerio de Ciencia, Innovación y Universidades, entre otras adscripciones y proyectos, como el de Política y Ética de la Salud Pública, del Ministerio de Ciencia, Innovación y Universidades. Ha sido miembro de quince proyectos de investigación. Ha realizado estancias en las universidades de Lisboa, Namibia y Buenos Aires, además del Nordiska Afrikainstitutet de Suecia y el Hospital de San Isidro de Argentina. Tiene tres sexenios CNAI de investigación y el certificado DOCENTIA con la calificación «Excelente».

Nerea M. Molina es investigadora en la Cátedra Youngner de Bioética Empírica, Departamento de Filosofía I de la Universidad de Granada. Graduada en Bioquímica (2018) y doctora en Biomedicina con mención internacional (2023), su trayectoria combina investigación biomédica y bioética. Colabora en proyectos sobre salud reproductiva, ética clínica y de la investigación biomédica. Actualmente, gestiona los paquetes de trabajo encargados de la supervisión ética en varios proyectos europeos (PROTECT-CHILD, PREDI-LYNCH, LATE-AYA), en los que se integran datos clínicos y genómicos con diferentes condiciones médicas.

Liliana Mondragón Barrios es investigadora de la Dirección de Investigaciones Epidemiológicas y Psicosociales del Instituto Nacional de Psiquiatría Ramón de la Fuente. Docente del posgrado de la Facultad de Psicología y del Departamento de Historia y Filosofía de la Medicina de la Facultad de Medicina de la Universidad Nacional

Autónoma de México. Miembro del Sistema Nacional de Investigadores, nivel I, Grupo Observatorio Mexicano de Bioética de la red Laboratorio Iberoamericano de Ética y Salud Pública (LIBERESP, nodo México), financiada por el Programa Iberoamericano de Ciencia y Tecnología para el Desarrollo (CYTED).

Cristian Moyano Fernández es filósofo y doctor en Ciencia y Tecnología Ambientales por la Universidad Autónoma de Barcelona. Actualmente trabaja como investigador posdoctoral en el programa Juan de la Cierva en el Instituto de Filosofía del Consejo Superior de Investigaciones Científicas (CSIC), donde estudia la relación humana con la vida silvestre en contextos de crisis ecológica. Ha participado en numerosos congresos internacionales y ha coordinado el proyecto de investigación interdisciplinar ERA-CERES. Cuenta con más de treinta publicaciones académicas y es autor de cinco libros: *Ética del rewilding* (Plaza y Valdés, 2022), *Límites ambientales y justicia ecosocial. Un diálogo filosófico con la igualdad de capacidades* (CSIC-Plaza y Valdés, 2023), *Puentes salvajes. Una filosofía integradora para renaturalizar el Antropoceno* (Plaza y Valdés, 2024), *Asilvestrarse. Volver a lo salvaje* (CSIC-Zahorí Books, 2025) y *Rewilding and ecological justice* (Routledge, 2025).

Ramón Ortega Lozano es doctor en Filosofía de la Ciencia por la Universidad Complutense de Madrid. Es profesor de Bioética y de Psicología de la Salud en la Escuela de Enfermería y Fisioterapia San Juan de Dios adscrita a la Universidad Pontificia Comillas. Es coordinador de la red Laboratorio Iberoamericano de Ética de la Salud Pública (LIBERESP), financiada por el Programa Iberoamericano de Ciencia y Tecnología para el Desarrollo (CYTED). También es coinvestigador principal del proyecto Confianza y Nuevas Formas de Integración de la Inteligencia Artificial (CONFIIA: PID2024-156166OA-I00), financiado por el Ministerio de Ciencia, Innovación y Universidades, Agencia Estatal de Investigación (MICIU/AEI/10.13039/501100011033 y por el FSE+). Es miembro del Instituto de Ética Clínica Francisco Vallés y de la Red Temática Espacyos: Ética de la Salud Pública, financiada por el MICIU. También es investigador en el proyecto INEDyTO-2 sobre bioética y prácticas relacionadas con el final de la vida. Ha publicado diversos artículos científicos y capítulos de libros en el área de la bioética, la ética de la salud pública y la filosofía de la medicina.

Iris Parra Jounou es diplomada en Enfermería por la Universidad de Barcelona (2011), graduada en Humanidades por la Universidad Pompeu Fabra (2019) y doctorada en Filosofía por la Universidad Autónoma de Barcelona (2025), con una tesis sobre ética del cuidado y las dimensiones sociales y políticas del final de la vida. Integrante de la Red Temática Espacyos: Ética de la Salud Pública, financiada por el Ministerio de Ciencia, Innovación y Universidades; de la red Laboratorio Iberoamericano de Ética y Salud Pública (LIBERESP), financiada por el Programa Iberoamericano de Ciencia y Tecnología para el Desarrollo (CYTED); Junior Academics International Network on End of Life (JAINEoL) y Care Ethics Research Consortium (CERC), forma parte de los grupos de investigación Política y Ética de la Salud Pública (POyÉTICAS) (PID2023-148517NB-I00) e INEDyTO II: Bioética y Prácticas Relacionadas con el Final de la Vida (PID2020-118729RB-I00). Sus líneas de investigación incluyen las éticas y políticas del cuidado, la bioética feminista, el final de la vida (especialmente la eutanasia y el suicidio asistido) y la salud pública. Es la traductora al catalán de los libros *Caring democracy* y *Who cares?,* de Joan C. Tronto.

Àngel Puyol es catedrático de Ética en la Universidad Autónoma de Barcelona, miembro del Comité de Bioética de Catalunya y del CEA del Hospital Universitari Vall d'Hebron de Barcelona. Ha sido *visiting scholar* en The London School of Economics, en la New York University y en la Sapienza (Roma). Autor de más de cien artículos académicos y capítulos de libros, así como de diversas obras, entre ellas: *Political Fraternity. Democracy beyond freedom and equality* (Routledge, 2019), *El derecho a la fraternidad* (Catarata, 2017), *Rawls. El filósofo de la justicia* (Batiscafo, 2015 y 2025), *El sueño de la igualdad de oportunidades* (Gedisa, 2010), *El discurso de la igualdad* (Crítica, 2001) y *Justícia i salut. Ètica per al racionament dels recursos sanitaris* (UAB, 1999). Ha coeditado libros sobre temas de ética y política de la salud pública en las editoriales Springer, L'Harmattan, CSIC y Plaza y Valdés.

David Rodríguez-Arias es catedrático de Ética en la Universidad de Granada (UGR), director de la Cátedra Youngner de Bioética Empírica y subdirector de la Unidad Científica de Excelencia FiloLab-UGR. Doctor en Filosofía Moral y en Ética Médica por las universidades de Salamanca y París. Ha trabajado como investigador posdoctoral en las universidades de Salamanca (ayudante de universidad), Toronto *(bioethics fellow),* el País Vasco (investigador contratado) y Granada (programa Ramón y Cajal), así como en el Consejo Superior de Investigaciones Científicas, en el programa Juan de la Cierva. Ha realizado estancias en el Hastings Center (Nueva York), el Case Western Reserve University Department of Bioethics (Ohio) y el Uehiro Centre for Practical Ethics (Oxford). Sus investigaciones abordan la ética de la investigación biomédica, la donación y trasplante de órganos y el final de la vida, con un interés particular en los aspectos aplicados y empíricos.

Susana Rostagnol es doctora en Antropología por la Universidad de Buenos Aires, profesora titular en el Departamento de Antropología Social de la Universidad de la República en Uruguay y nivel III del Sistema Nacional de Investigadores. Entre sus publicaciones más relevantes se cuentan los libros *Aborto voluntario y relaciones de género. Políticas del cuerpo y de la reproducción* (2016), *Entre jugar de manos y querer cambiarlo todo. Etnografía de la socialización sexual de adolescentes en Montevideo* (en coautoría, 2023) y *Trayectorias trans. Una aproximación antropológica* (en coautoría, 2021). Ha sido profesora visitante en la Universidad de Granada (España), en la Universidad Nacional de Córdoba (Argentina) y en la Universidad Federal de Río Grande del Norte (Brasil).

Jon Rueda es investigador y profesor especializado en bioética, ética aplicada y filosofía de la tecnología. Actualmente, desarrolla su labor en el Gabinete de Presidencia y el Departamento de Ética de la Investigación, en el Consejo Superior de Investigaciones Científicas (CSIC), mediante un contrato Momentum financiado por *NextGenerationEU.* Anteriormente, fue investigador posdoctoral en la Universidad del País Vasco y se doctoró en Filosofía en la

Universidad de Granada gracias a un contrato La Caixa INPhINIT Retaining. Ha realizado estancias de investigación en la Universidad de Oxford, la Universidad de Utrecht y la Universidad de California-San Diego (como becario Fulbright). También es profesor de Ética de la Salud Global en el Instituto de Tecnología de Deggendorf.

Irene Sánchez Frías es profesora en Derecho Mercantil en el CEU Cardenal Herrera (Valencia) y doctora en Derecho por la Universidad de Málaga, con la tesis *Prácticas comerciales personalizadas mediante sistemas de inteligencia artificial. La explotación desleal de datos sensibles y factores de vulnerabilidad.* Sus principales áreas de especialización son el derecho publicitario, la competencia desleal, la IA, la protección de datos, los mercados digitales y la propiedad intelectual e industrial. Es graduada *cum laude* en el máster Propiedad Industrial e Intelectual y Derecho de las TIC (KU Leuven), que cursó como beneficiaria única del Premio Manuel Olivencia, otorgado por la Fundación Cuatrecasas. Fue ganadora del Premio Cátedra de Comercio y Transformación Digital. Su tesis doctoral versa sobre prácticas comerciales personalizadas mediante IA, con un especial énfasis en la explotación desleal de datos sensibles y vulnerabilidades. Cuenta con formación internacional en Bélgica, Reino Unido e Italia.

Jorge Suárez es graduado en Filosofía por la Universidad de Málaga en 2018. En los años posteriores, realizó un máster en Filosofía, Ciencia y Ciudadanía y otro máster en Sociología Aplicada, ambos en la Universidad de Málaga. Actualmente, realiza su investigación doctoral como personal docente e investigador con contrato predoctoral de Formación de Personal Investigador (FPI) en el Departamento de Filosofía I de la Universidad de Granada. Sus principales líneas de investigación se centran en diversos temas de bioética y ética aplicada, con especial atención a la aplicación de metodologías experimentales y empíricas en estos campos.

Mar Vallès Poch es investigadora predoctoral en Bioética en la Universidad de París Cité y la Universidad de Granada (UGR). Investigadora colaboradora en la Cátedra Youngner de Bioética Empírica, Departamento de Filosofía I de la UGR. Graduada en

Bioquímica por la Universidad Autónoma de Barcelona, cuenta con un posgrado en Genética Médica y Genómica en la Universidad Rey Juan Carlos y un máster en Ética Médica y Bioética en la Universidad París Descartes. Sus principales líneas de investigación abordan la ética de la medicina genómica, la ética de la investigación biomédica, el final de la vida y la investigación cualitativa en bioética.

Weronika Lucrecia Weil Parodi es doctora en Filosofía con mención en Filosofía Moral y Política por la Universidad de Chile y magíster en Filosofía por la misma institución. Es cirujana dentista y especialista en Periodoncia por la Universidad de Chile, con formación en Ética de la Investigación Biomédica y en Metodología de Discusión de Dilemas Morales (KMDD). Su trabajo se centra en la ética, bioética, estética y en las relaciones entre ética, estética y medioambiente. Ha desarrollado líneas de investigación en filosofía kantiana, ética profesional, ética docente-asistencial y ética de la investigación científica. Está vinculada a la Universidad de Chile y, como investigadora asociada al Centro Internacional Cabo de Hornos (CHIC), participa en el nodo chileno de la red Laboratorio Iberoamericano de Ética y Salud Pública (LIBERESP), financiada por el Programa Iberoamericano de Ciencia y Tecnología para el Desarrollo (CYTED). Colabora en proyectos sobre ética y salud pública desde un enfoque interdisciplinar y contextual.